Joachim-F. Grätz

Sind Impfungen sinnvoll?

Ein Ratgeber
aus der homöopathischen Praxis

9. überarbeitete und erweiterte Auflage

Bücher für Ihre Gesundheit
www.TISANI-VERLAG.de

Weitere Werke von Dr. Grätz:

Bücher:
- *Klassische Homöopathie für die junge Familie* – Kinderwunsch, Schwangerschaftsbegleitung und Geburt, Kleinkindbetreuung, Entwicklungsstörungen und Behinderungen, natürliche Entwicklung, 2 Bände
- *Die homöopathischen Potenzen* – Ein Ratgeber aus der Praxis
- *Sanfte Medizin* – Die Heilkunst des Wassermannzeitalters

Anamnese-Unterlagen für die homöopathische chronische Behandlung:
- Fragebogen für Ihre homöopathische antimiasmatische Behandlung, 32 Seiten DIN A4
- Homöopathische Behandlung Ihres Kindes – Fragebogen, 16 Seiten DIN A4 (Mitautorin: Inge Plattner)
- Klassische Homöopathie – ein Naturgesetz, Patienteninfo, 6-seitiges Faltblatt DIN A4

Anamnese-Unterlagen für die homöopathische chronische Behandlung auf Englisch:
- Questionnaire for Your Homoeopathic Anti-Miasmatic Treatment
- Questionnaire for the Homoeopathic Treatment of Your Child (Mitautorin: Inge Plattner)

Wichtiger Hinweis:
Alle wissenschaftlichen Aussagen in diesem Buch wurden vom Autor nach bestem Wissen und Gewissen in seiner langjährigen homöopathischen Praxis erarbeitet und minutiös geprüft. Dennoch kann keine Gewähr seitens Autor und Verlag übernommen werden. Insbesondere versteht sich dieses Buch nicht als Anleitung zur Selbstbehandlung. Die Behandlung chronischer Erkrankungen gehört immer in die Hände eines erfahrenen Therapeuten. Konsultationen eines Spezialisten sind im Einzelfall unumgänglich. Eine Haftung des Autors, des Verlages oder seiner Beauftragten für Personen-, Sach- und/oder Vermögensschäden ist ausgeschlossen.

1. Auflage Juli 1994
9. Auflage September 2012

ISBN 978-3-940382-12-2

Printed in Germany.

Gewidmet meiner lieben Frau Andrea
sowie meinen lieben Kindern
Christina Elisabeth, Sarah Irina und Jan-Niklas,
die alle ohne Impfungen aufwachsen dürfen.

Die Wahrheit zu sagen ist ein *Akt der Liebe*,
der *nur* dem *Ganzen* dienen kann.

Jo Conrad

Was wahr ist, ist eine *Macht*;
nicht dadurch erst, dass es gesagt wird,
sondern dadurch, dass es *ist*.

Dr. med. Arthur Lutze, 1861, Homöopath in Cöthen

Was kann der Mensch dem Menschen *Höheres* bieten als die Wahrheit?

Friedrich Schiller

Das Wahre ist so *einfach*.

Johann Wolfgang von Goethe

Es muss einen anderen Zugang zur Wahrheit geben
als den der Stützung durch Autorität.
Ich muss zur Wahrheit selbst kommen.
Eine Möglichkeit ist, dass ich alles anzweifle,
und was dann übrig bleibt, ist wahr.

René Descartes

Wein ist stark, ein König ist stärker, Frauen sind sogar noch stärker –
aber die Wahrheit *besiegt alles*.

Lateinische Inschrift im Stein von Rosslyn, Schottland

Wenn die Wissenschaft die Menschen dazu bringt,
nur Stückwerk zu schauen, dann eignet sie sich nicht.

Plato

Inhaltsverzeichnis

Vorwort zur 9. Auflage

Auffällig im Kindergarten – Ärzte warnen vor Zunahme von Entwicklungsstörungen:

München – Jedes fünfte Kind in bayerischen Kindergärten ist laut einer neuen Studie verhaltensauffällig. Von 4318 untersuchten Kindern zeigten 943 Verhaltensauffälligkeiten, wie der Berufsverband der Kinder- und Jugendärzte (BVKJ) in München mitteilte. Dazu wurden die Ergebnisse von Vorsorgeuntersuchungen vier- und fünfjähriger Kinder von 90 Betriebskrankenkassen in Bayern ausgewertet.

„Wir sehen immer mehr Kinder mit Entwicklungsstörungen, Konzentrationsschwächen und seelischen Problemen", sagte der bayerische BVKJ-Landesvorsitzende Martin Lang. Zu diesen „neuen Krankheiten" zählen Störungen der sozialen Kompetenz, der Feinmotorik, der Körperkoordination und der Konzentrationsfähigkeit.

Und nicht nur im Kindergarten finden sich Verhaltensauffälligkeiten, sondern auch bei den Vorsorgeuntersuchungen im Grundschulalter. Mehr als 15 Prozent der von Eltern und Lehrern ausgefüllten Fragebögen, die im Rahmen der Vorsorgen U 10 (7- bis 8-Jährige) und U 11 (9- bis 10-Jährige) ausgewertet wurden, zeigen nach Angaben des Ärzteverbandes Fehlentwicklungen. „Wir sehen nicht nur eine Zunahme der sogenannten ‚ADHS-Kinder' – also von hyperaktiven und oft auch unkonzentrierten Kindern, die nicht selten Schulprobleme haben –, sondern auch Kinder mit emotionalen Problemen und leider auch viele, die im Umgang mit Gleichaltrigen Schwierigkeiten haben", sagte Lang. „Das ist jetzt schon ein großes gesellschaftliches Problem." (Weilheimer Tagblatt, Titelseite, 29. 3. 2011)

Dieselbe Zeitung meldet am selben Tag auf derselben Titelseite unter der Rubrik: *Die gute Nachricht:*

Spendenfreudig – Bill Gates greift der deutschen Entwicklungshilfe unter die Arme. Der Microsoft-Gründer habe Staatssekretär Hans-Jürgen Beerfeltz (FDP) in New York dazu angeregt, den deutschen Beitrag für das Impfprojekt „Global Alliance for Vaccination and Immunisation" auf 20 Millionen Dollar (14,2 Mio. Euro) zu erhöhen, berichtet der „Spiegel". Dann werde seine Stiftung den gleichen Betrag einschießen.

Zwei Zeitungsmeldungen unserer Zeit, die typisch sind. Zum einen tut man so, als ob man nichts wüsste, als ob man ratlos sei bzw. der gesundheitlichen Entwicklung unserer Gesellschaft fassungslos gegenüberstehe, und suggeriert darüber hinaus in demselben Atemzug, dass alles zufällig passiere, ohne Grund. Und zum anderen werden die Impfungen hoch gepriesen und mit horrenden Summen gesponsert. Mittel, die man sicherlich besser einsetzen könnte auf unserem zunehmend geplünderten Planeten. Der gut Informierte allerdings durchschaut solcherlei Desinformation sofort und reagiert bei derartigen Meldungen mit Trauer und absolutem Unverständnis: „verkehrte Welt".

Aus diesem Grund ist es wichtig, weiterzumachen und unsere Mitmenschen weltweit wachzurütteln und sachlich gut zu informieren, damit sie sich selbst ein Bild machen können von der ganzen Misere und die Zusammenhänge verstehen lernen und last, (but) not least, sich und ihre Kinder schützen können. So wurde das vorliegende Grundlagenwerk für die neunte Auflage komplett überarbeitet und erweitert.

„Sind Impfungen sinnvoll?" war das erste impfkritische Buch, das nicht hinsichtlich Statistik und Zahlen argumentiert, sondern anhand von *Naturgesetzmäßigkeiten* (also 100%-Regeln!), und welches aufzeigt, dass Impfungen ein *grober Verstoß gegen Naturgesetze* sind. Das Gros der anderen Literatur zum Thema „arbeitet" nur anhand von Statistik und Zahlen sowie Inhaltsstoffen. Aber beim Thema Impfen handelt es sich um ein Grundsatzthema! Somit ist es müßig zu fragen, ob diese oder jene Impfung sinnvoll ist, um dann alle einzelnen Impfungen separat durchzusprechen. Die Stichworte der Impfthematik lassen sich auf grundsätzliche Themen zurückführen; das artfremde Eiweiß, das Quecksilber und andere Gifte (Phenole, Aluminiumverbindungen etc.) sind nur ein kleiner Teil davon. Das Thema Impfen ist ein Schwarz-Weiß-Thema, eine Grauzone gibt es nicht! – Ein bisschen schwanger geht nicht.

Kurz: *Impfungen sind das medizinische Danaergeschenk*[1] *unserer heutigen Zeit!* – Aber bitte, überzeugen Sie sich selbst.

Ich wünsche Ihnen viel Spaß beim Lesen und viel Erfolg beim Umsetzen der gewonnenen Erkenntnisse! Vielleicht auch noch ein wenig Mut, andere Mitmenschen auf diese so wichtige Thematik unserer Zeit mit all ihren Gefahren hinzuweisen.

Dr.-Ing. Joachim-F. Grätz, Oberhausen i. Obb., im September 2012

---

[1] Unheilbringendes Geschenk der Danaer (Griechen), das Trojanische Pferd.

Vorwort zur 8. Auflage

Aufgrund der Vielzahl von leichteren aber auch schweren Impfschadensfällen in meiner Praxis samt langjähriger Beobachtungen globaler Zusammenhänge wird immer offensichtlicher, dass Impfungen nicht nur den Einzelnen und die Familie angehen, sondern mit der Zeit eine große Gefahr für den Fortbestand der gesamten Menschheit darstellen. Aus diesem Grunde ist es wichtiger denn je, eine sachlich fundierte Aufklärung zu betreiben, ohne Polemik und Tabus. Denn – um mit Johann Wolfgang von Goethes Worten zu sprechen – *„man muss das Wahre immer wiederholen, weil auch der Irrtum um uns her immer wieder gepredigt wird; und zwar nicht nur von einzelnen, sondern von der Masse. In Zeitungen und Enzyklopädien, auf Schulen und Universitäten – überall ist der Irrtum obenauf! Und es ist ihm wohl und behaglich – im Gefühl der Majorität, die auf seiner Seite ist.“*

Somit fühle sich ein jeder mündige Bürger dazu aufgerufen, aktiver an der Informationsweitergabe mitzuwirken, damit schlussendlich etwas in Bewegung kommt, denn mit impf-aufklärendem Material hat man leider keinerlei Chance, in den Medien Beiträge zu platzieren So ist es – im Sinne von Goethe – eminent wichtig, das erarbeitete bzw. erfahrene Wissen von Mensch zu Mensch weiterzugeben, beispielsweise indem man auf entsprechende Veranstaltungen oder Literatur hinweist, vorsichtig aufklärende Gespräche mit seinen Mitmenschen führt und/oder dieses Büchlein oder ähnliche verleiht oder verschenkt.[1] Ein kleiner Beitrag zur Gesundung unserer gesamten Welt. – Warum oder Schwarzmalerei, möchten Sie wissen? – Dann lesen und studieren Sie die nachfolgend aufgezeigten Zusammenhänge!

Dr.-Ing. Joachim-F. Grätz, im Januar 2005, Oberhausen i. Obb.

---

[1] Nachtrag 2012: Im Zeitalter des Internets böte es sich auch an, auf verschiedene Impfseiten aufmerksam zu machen, beispielsweise auf *www.tisani-verlag.de/impfen* und *www.tisani-verlag.de/impfschaden*, oder Impf-Flyer weiterzureichen, wie z. B. *„Impfen macht chronisch krank!“*.

Vorwort zur 6. Auflage

„Mit der 20er Nadel ist es ein Kinderspiel." „Wenn Stiche das Leben retten. – Ärzte raten dringend zu Schutzimpfungen, aber es herrscht ‚Impfmüdigkeit'." – Überschriften aus renommierten Tageszeitungen sowie der Regenbogenpresse. Oder: „Die Experten sind sich sicher: Im kommenden Jahrtausend werden wir uns durch Impfungen sogar gegen die meisten Allergien, gegen Krebs, Aids und Alzheimer schützen können." – Focus, 35/1999. „Impfen ist für mich *Naturmedizin*. Denn wenn ich impfe, imitiere ich nur die natürliche Infektion im Körper." – Zitat eines Impfexperten in demselben Focus-Heft. – Derartige Schlagzeilen bedeuten bereits für viele Mitmenschen gezielte Desinformation! Für wie dumm halten die sog. Experten heutige junge Eltern eigentlich?

Meldungen wie „Nach Impfungen auftretende Krankheiten des zentralen Nervensystems" oder „30 Patienten erkranken an Epilepsie und anderen neurologischen Krankheiten. Impfschäden: Schreckliche Bestätigung." – beides: Orizzonti Mitteilungen, 9/1997, stehen in krassem Widerspruch zu obigen Wunschträumen. Auch das gehäufte Auftreten von MS (Multiple Sklerose) nach verabreichter Hepatitis-B-Impfung in Frankreich wird von den großen Meinungsmachern verschwiegen. – Umso mehr freue ich mich, dass sich immer mehr junge Eltern gezielt und unvoreingenommen mit dieser schwierigen Thematik auseinandersetzen und dieser Ratgeber sich bereits als Standardwerk etabliert hat. Ich wünsche allen Lesern viel Courage und Durchhaltevermögen, denn der Weg ist nicht immer einfach, aber in der Impfproblematik liegt ein zentraler Schlüssel zur Gesundheit unserer Kinder sowie zu unserer Volksgesundheit im Allgemeinen.

Dr.-Ing. Joachim-F. Grätz, im Januar 2001, Oberhausen i. Obb.

Vorwort zur 5. Auflage

Noch nie zuvor hat es eine so heftige Diskussion bezüglich der Impfungen gegeben wie in den letzten fünf Jahren, und dies, obwohl in Deutschland seit fast 15 Jahren kein Impfzwang mehr besteht: Broschüren und großflächig angelegte Werbeplakate in Arztpraxen, Apotheken und einschlägigen Zeitschriften oder als Fachbeitrag von „kompetenten" Kinderärzten getarnte Werbungen in Kindergartenzeitschriften, was besonders verwerflich ist, da hier gezielt das Vertrauen junger unbedarfter Eltern zutiefst missbraucht wird. Des weiteren neueste „wissenschaftliche Erkenntnisse" in Rundfunk, Fernsehen bzw. der Tagespresse sowie Talkshows oder Sendungen mit dem Anspruch von Wissenschaftlichkeit. Werbespots zu den besten Sendezeiten oder sogar Hinweise in der Tagesschau. – Das Thema ist brandaktuell.

In der Regel wird unter dem Deckmantel der Aufklärung für Impfungen geworben. Besonders mit dem allgemeinen Machtmittel der Angst und unsachgemäßer Darstellung der Zusammenhänge. Ja, sogar mit Hilfe von bewussten oder unbewussten Unwahrheiten, die jeglicher Realität entbehren. Die Impfungen werden bagatellisiert und jedes Risiko als unbegründet abgetan. Letztendlich wird suggeriert, eine Impfung sei synonym mit einem Schutz verleihendem Piks.

Aber auch der Staat versucht Stellung zu beziehen und in diese Entwicklung einzugreifen. So war die in unserem Nachbarland Österreich bis vor kurzem gewährte sog. Geburtenbeihilfe (entspricht in etwa unserem Kindergeld) an den ausgefüllten Impfpass gekoppelt! Und bei uns in Deutschland fordert man in den Schulen immer wieder zum Impfen auf. Darüber hinaus wurde im Raum München sogar den Lohnsteuerkarten 1998 ein Werbeblättchen pro Impfungen beigelegt, eine Maßnahme mit der man so ziemlich jeden Haushalt erreicht. Bleibt nur die berechtigte Frage, warum der Staat solch ein Interesse an den Impfungen hat, dass er sich dazu hinreißen lässt, bundesweite Werbung für die ohnehin milliardenschwere Pharmaindustrie zu betreiben. (Auf der anderen Seite kann dies auch als Offenbarungseid gewertet werden, denn die Bürger sind immer weniger für das Impfen zu überzeugen und man kommt – mangels schlagkräftigen Argumenten – kaum anders mehr an sie heran.)

Der Hauptgrund dieser breit angelegten Kampagne ist wohl darin zu sehen, dass junge Eltern – allen voran die Mütter – in zunehmendem Maße erkennen, dass sie *mündige Bürger* sind, und vieles – anders als bislang gewohnt – hinterfragen. Sie übernehmen Verantwortung und beschäftigen sich selbständig mit Dingen, die man in der älteren Generation – kraft Autorität – einfach hinnahm und glaubte. *Die Eltern von heute wollen verstehen, fragen nach dem Warum.* Sie besinnen sich – gerade zum jetzigen Zeitpunkt der Jahrtausendwende mit dem Eintritt in das Wassermannzeitalter – auf ihren *gesunden Menschenverstand* und ihre *Intuition*, welche in unserer Gesellschaft – „dank" unserer Erziehung – zuvor kaum gefragt waren.

Darüber hinaus sind mittlerweile zirka zehn impfkritische Bücher im deutschsprachigen Raum verfügbar, die wohl auch eindeutig Wirkung zeigen. Hier können sich Eltern zum ersten Male sachkundig informieren und werden auf diese Weise nicht unvorbereitet und nicht erst in der kinderärztlichen Praxis mit dieser schwierigen Thematik konfrontiert bzw. überrumpelt, was leider immer noch allzu häufig zum Praxisalltag gehört.

Besonders erfreulich ist, dass zunehmend mehr Eltern aktiv in die Aufklärung eingreifen. Eine herausragende Leistung in dieser Hinsicht bestand in der zweitägigen Impfkritiker-Konferenz 1997 in Augsburg, die von einer betroffenen und sehr engagierten jungen Mutter, Frau Angelika Kögel, ins Leben gerufen wurde und auch großen Anklang fand. Doch leider nicht – wie zu erwarten war – in den Medien. Obwohl namhafte Nachrichtenmagazine, TV-Sender sowie andere Presseorgane vertreten waren und sogar Berichte und Filme verfasst bzw. produziert haben (allerdings nie publiziert/gesendet!), wurde dieser Kongress mit keinem Wort auch nur irgendwie erwähnt. Ein totaler Presseboykott also! – Und dann, nur knapp drei Monate später, eine ganze Seite in der Süddeutschen Zeitung pro Impfungen unter einem großen Aufgebot namhafter Persönlichkeiten, jedoch ohne eigentliche Argumente; für den Eingeweihten eher als gut getarnte Werbung zu erkennen. Da kann man immer wieder nur staunen! – Oder doch nicht? Steckt etwa System dahinter? Warum wird die Wahrheit um die Impfungen so gezielt unterdrückt?

Aus diesem Grunde habe ich mich entschlossen, die vorliegende Auflage nochmals deutlich zu erweitern und gewisse Aussagen und zentrale Abschnitte hinsichtlich Verständlichkeit und Transparenz gänzlich zu überarbeiten sowie einige Kapitel, Beispiele und Begriffserläuterungen neu aufzunehmen. Ich denke, dass dadurch vieles noch klarer und einleuchtender wird, als es ohnehin schon war, und dass jeder einzelne auch mehr Gespür dafür bekommt, worauf er achten sollte, um die Gegebenheiten *selbst überprüfen und beurteilen zu können.*

Sie als Eltern haben viel „Macht". Es ist nicht der Arzt oder Heilpraktiker, der entscheidet, was zu tun ist, auch wenn dies oft so hingestellt wird. *Sie allein tragen die volle Verantwortung für Ihr Kind.* Und – Sie sind in jedem Falle ein *mündiger Bürger bzw. Patient.* Sie sollten sich Ihrer Macht bewusst werden und sich nicht einschüchtern lassen. Dies können Sie jedoch nur dann, wenn Sie *gut informiert* sind und sich mit der Thematik auseinandergesetzt haben. Und dies wiederum ist eine sog. „Holschuld“; d. h., sich informieren und Wissen aneignen muss jeder selbst, das nimmt einem keiner ab. Nur dann können Sie auch Zusammenhänge beurteilen und bestimmen, „wo es lang geht“. Im Sinne von Professor Hackethals „GIMPs“ (gut informierte mündige Patienten). Ein *gelebtes Wissen* kann uns niemand mehr nehmen, denn wir haben *seine Echtheit in der Praxis erfahren!*

In meinen Augen handelt es sich bei den Unentschlossenen und den Impf-Befürwortern nur um ein stark ausgeprägtes *Informationsdefizit.* (Bitte prüfen Sie diese Aussage hinsichtlich Wahrheitsgehalt nach der Lektüre dieses Buches selbst!) Durch Äußerungen wie „Wichtigtuer“, „Extremisten“, „fanatische Impfgegner“, „unverantwortlich“, „kriminalistisch“ disqualifizieren sie sich selbst und offenbaren, dass sie sich noch nie ernsthaft mit dieser Thematik auseinandergesetzt haben.

Dr.-Ing. Joachim-F. Grätz, Starnberg, im Mai 1998

Vorwort zur 4. Auflage

Die 4. Auflage ist wiederum komplett durchgesehen, verbessert und ergänzt. Es ergaben sich auf 42 Seiten kleinere und auch einige größere Änderungen. Darüber hinaus wurde ein Nachwort (Epilog) aufgenommen, in dem anschaulich aufgezeigt wird, dass Impfungen nicht nur den Einzelnen und die Familie angehen, sondern mit der Zeit eine große Gefahr für den Fortbestand der gesamten Menschheit darstellen. Dadurch stieg der Umfang von 123 auf 128 Seiten.

Dr.-Ing. Joachim-F. Grätz, Starnberg, im April 1997

Vorwort zur 3. Auflage

Mit Freude kann ich feststellen, dass dieser kleine Ratgeber zunehmenden Anklang findet und nun schon seiner 3. Auflage entgegensieht. Das zeigt deutlich, welchen Stellenwert diese Thematik bei jungen Eltern hat und welch Informationsdefizit bislang bestand.

Von verschiedenen Seiten wurde als sehr positiv hervorgehoben, dass dieses Werk – als einziges impfkritisches Buch – erstmals biologische Zusammenhänge und Naturgesetzmäßigkeiten anschaulich aufzeigt sowie auch Lösungsmöglichkeiten präsentiert, zum einen vorbeugend und zum anderen in praxi, „wenn das Kind bereits in den Brunnen gefallen ist".

Auf Anregung vieler Gespräche mit jungen Müttern und Therapeuten erscheint diese Ausgabe abermals in erweiterter Form. Insbesondere wurde ein schwer pathologischer Impfschaden in die Liste der Fallbeispiele mitaufgenommen samt seinen therapeutischen Konsequenzen und Heilungsverlauf (epileptische BNS-Krämpfe, Hypsarrhythmie und Entwicklungsstörungen). Hierbei wird einmal mehr offensichtlich, dass es für Impfschäden durchaus Lösungs- und Therapiemöglichkeiten gibt, selbst wenn die herkömmlichen Prognosen sehr ernst sind und in Richtung schwere Behinderung weisen.

Dieser Ratgeber – ein wissenschaftliches Buch in Volkssprache, wie Professor Hackethal sagen würde – ist in erster Linie für interessierte und/oder betroffene Eltern geschrieben; aber auch Therapeuten finden Hilfe zur Aufklärung und Argumentation bzgl. dieser schwierigen Thematik. Es geht nicht um das Für und Wider *einzelner* Impfungen, sondern hier werden primär *globale Zusammenhänge* entwickelt, die *für alle Impfungen* gelten. Zentralthema ist also das Grundsätzliche: ob Impfungen überhaupt (positiv, im Sinne von krankheitsverhütend) wirken können. – Die Form dieses Buches erhebt keinen Anspruch auf Wissenschaftlichkeit im strengen Sinne; dennoch wurde in der jetzigen Auflage ein umfangreiches Quellenverzeichnis aufgenommen.

Dr.-Ing. Joachim-F. Grätz, Starnberg, im März 1996

Vorwort zur 1. Auflage

„Wer nicht zum Impfen geht, setzt sein Leben aufs Spiel". Diese Schlagzeile war im Januar 1992 auf der Titelseite einer Bayrischen Lokalzeitung im Fettdruck zu lesen. Anlass solch panikmachender Überschriften ist die zunehmende Impfmüdigkeit der Bundesbürger. Doch die Hintergründe dieser Impfmüdigkeit bleiben für die Öffentlichkeit nach wie vor im Dunkeln. Dass heutige junge Mütter sich mit der Impfthematik sehr gezielt und intensiv auseinandersetzen und dass deshalb im Grunde genommen von einer Impfmüdigkeit beziehungsweise von Desinteresse oder gar Gleichgültigkeit überhaupt keine Rede sein kann, erfährt der homöopathisch arbeitende Arzt oder Heilpraktiker täglich in seiner Praxis. Zudem besteht ein erhebliches Informationsdefizit bezüglich der Impfungen seitens Eltern aber auch Therapeuten, zumal große Werbekampagnen in den Medien (incl. Fernsehen), ja sogar in einschlägigen Kindergartenzeitschriften, versuchen, die Impfungen zu verharmlosen und zu verniedlichen, indem sie sie auf nur einen Piks reduzieren. Schwerpunkt nachfolgender Darstellung sind deshalb die verschiedenen Aspekte der Impfproblematik, so dass die betroffenen Eltern die Möglichkeit haben, sich unvoreingenommen mit dieser schwierigen Thematik zu befassen.

Dr.-Ing. Joachim-F. Grätz, Starnberg, im März 1994

Teil 1: Sind Impfungen sinnvoll?

1.1 „Impfmüdigkeit“

Viele Mediziner sehen schlimme Zeiten auf uns zukommen. „Wir liegen bei den Impfungen in manchen Bereichen schlechter als ein Entwicklungsland wie Ghana!“, beklagt ein Erlanger Professor die Impfmüdigkeit der Deutschen vor der Landesversammlung des Berufsverbandes der Kinderärzte in Bayern.

Seinen Zahlen zufolge sind heute nur noch 70 Prozent aller Kinder gegen Diphtherie und Tetanus „geschützt“ (früher waren es über 90 Prozent!). Bei Keuchhusten sank die Quote sogar von 60 auf mittlerweile 30 Prozent. Eine MMR-Impfung (Masern, Mumps, Röteln) weise nur noch jedes zweite Kind auf. „Damit können Epidemien nicht mehr ausgeschlossen werden“, so der Erlanger Hochschulmediziner.

„Wir wissen bei vielen Impfungen nicht, welche Schäden sie auslösen können“, erklärt demgegenüber der Internist Dr. med. Gerhard Buchwald seine Skepsis. In der Tat birgt seine Kartei – er ist seit mehr als 25 Jahren ärztlicher Berater des Schutzverbandes für Impfgeschädigte e. V. (Stand: 1994) – Tausende von schwer impfgeschädigten Schicksalen.

Unbestritten ist, dass immer weniger Mütter ihre Kinder impfen lassen wollen, beziehungsweise den Impfungen allgemein sehr skeptisch gegenüberstehen und völlig verunsichert sind. Wenn schon impfen, dann höchstens gegen Diphtherie, Tetanus (Wundstarrkrampf) und Polio (Poliomyelitis – Kinderlähmung) – ist eine weit verbreitete Anschauung. Die Angst vor etwaigen Impfschäden gewinnt immer mehr an Raum, zumal Kritiker angesichts der Unsicherheiten nicht nur zur Vorsicht raten, sondern darüber hinaus auch einige Impfungen völlig ablehnen.

Auch zunehmend mehr Kinderärzte nehmen eine differenziertere Haltung gegenüber den herkömmlichen Impfgepflogenheiten ein. Nicht selten wurden sie durch die geballte Ablehnung der jungen Mütter ihrer kleinen Patienten zum Nachdenken angeregt. Dazu kommt, dass bestimmte Impfungen von den Gesundheitsämtern gar nicht mehr öffentlich empfohlen werden (z. B. Keuchhusten seit 1988 nicht mehr[1]), was von vielen Kinderärzten leider allzu häufig verschwiegen wird.

---

[1] Der neue Pertussis-Impfstoff, für den z. Zt. (Stand: 1994) viel geworben wird – weil öffentlich doch wieder empfohlen –, ist nur für die 2. und 3. Auffrischungsimpfung (Booster-Impfung) zugelassen, nicht aber für die Erstimpfung, was die wenigsten Eltern wissen!

Wie kommt es nun zu solch unterschiedlichen Auffassungen und welche Alternativen gibt es zum Impfen? Oder ganz ketzerisch gefragt: Wird durch das Impfen nicht eine falsche Sicherheit erzeugt? Kann Impfen überhaupt nützen?

1.2 Immunität laut offizieller Lehrmeinung

Um diese Fragen hinreichend beantworten zu können, lassen Sie uns zunächst den Begriff der Immunität, wie er in der Schulmedizin gelehrt wird, ein wenig beleuchten.

Immunität kommt aus dem Lateinischen und bedeutet so viel wie „Resistenz gegen krank-machende Organismen, insbesondere gegen Infektionserreger oder deren Stoffwechselprodukte". Man unterscheidet zwei Grundtypen von Immunität: zum einen die unspezifische und zum anderen die spezifische Immunität.

Erstere richtet sich nicht gegen eine bestimmte Substanz und wird durch eine Vielzahl verschiedener physikalischer und biologischer Schutzmechanismen gewährleistet (z. B. Haut, Schleimhäute, Rachen-, Gaumen- und Zungengrundmandeln, Salzsäure des Magens, lymphatisches Gewebe des Darms [Peyersche Plaques], Wurmfortsatz [sog. Blinddarm], Leber, Makrophagen [eine Form von Abwehrzellen] etc. pp.). Sie ist angeboren, wird deshalb auch als konstitutionelle oder genetische Immunität bezeichnet.

Die spezifische Immunität dagegen wird erworben. Sie richtet sich gegen ganz bestimmte Antigene – vereinfachend ausgedrückt, nicht-körpereigene Substanzen –, welche vom Körper als solche erkannt und durch eine festgelegte Immunantwort dingfest gemacht werden. Dies erfolgt – so die heutige Lehrmeinung, die mittlerweile sehr umstritten ist (siehe Kapitel 1.5.1) – im wesentlichen durch die sogenannten Antikörper, die im Ernstfall von bestimmten Abwehrzellen mit Gedächtnisfunktion in großen Mengen produziert werden. – Bei einer Erstinfektion läuft diese Abwehrreaktion noch verzögert ab, da die Zellen zunächst „lernen" müssen, den neuen Erreger zu erkennen und zu bekämpfen. Im Verlaufe einer späteren wiederholten Ansteckung reagiert dann das Immunsystem ganz spontan – das Gedächtnis der Abwehr gegen diesen spezifischen Erreger ist „trainiert" – und die Immunantwort erfolgt augenblicklich und gezielt.

1.3 Immunität eines Säuglings

Die Immunität eines Säuglings nach der Geburt und in den ersten Lebenstagen umfasst trotzdem – auch ohne „Training“ – eine ganze Reihe von Krankheiten. Im Wesentlichen besteht sie durch die körper-eigene unspezifische Abwehr sowie durch eine Vielzahl von Antikörpern gegen ganz bestimmte Erkrankungen, welche via Plazenta (Mutterkuchen) im Mutterleib erworben wurden. Mit der Zeit werden diese Antikörper allerdings ausgeschieden, so dass damit der kleine Organismus für bestimmte Krankheiten empfänglich wird. Solange das Baby gestillt wird, lässt sich dies aber noch für eine gewisse Zeit hinausschieben, denn auch mit der Muttermilch erhält das Kleine genügend Antikörper und ist somit weiterhin resistent gegenüber einer Vielzahl von Infektionskrankheiten. Erst später, wenn das Immunsystem vollständig auf sich gestellt ist und die „passive Immunisierung“ via Plazenta oder Muttermilch nicht mehr gegeben ist, geht dieser natürliche spezifische Nestschutz verloren. Der Organismus des Kindes muss nun selbständig Antikörper produzieren. Dies kann allerdings erst im Falle einer Infektion durch einen sogenannten Krankheitserreger erfolgen.

1.4 Grundgedanke der Impfungen

Der Wunsch, Infektionskrankheiten zu verhindern, ist sehr alt; ebenso die Erkenntnis, dass der Mensch viele Erkrankungen nur einmal in seinem Leben durchmacht. Die Idee der Impfungen, diese Erkrankungen in einer abgeschwächten Form und darüber hinaus zu einem selbst gewählten „günstigen“ Zeitpunkt künstlich hervorzurufen, um so im weiteren Leben geschützt zu sein, klingt auf den ersten Blick sehr überzeugend.

Der Grundgedanke der Vaccination (ursprünglich Kuhpockenimpfung) – wie die Schutzimpfung mit lebenden oder toten Erregern seit Pasteurs Begriffserweiterung 1881 heißt – besteht also im Training des Immunsystems. Der Körper soll in die Lage versetzt werden, sich mit der Krankheit in ihrer abgeschwächten Form aktiv auseinanderzusetzen, um die Abwehrzellen zu instruieren, bestimmte, gegen diese Krankheit spezifische Antikörper zu produzieren. Da diese Zellen eine Art Gedächtnis haben, welches sie an ihre Nachkommen weitergeben, kann das Immunsystem im Falle einer ernsthaften Krise schnellstmöglich reagieren. In diesem Sinne erscheint das Konzept der vorbeugenden Impfung durchaus als logisch und folgerichtig.

Grundsätzlich gesehen unterscheidet man zwei verschiedene Formen der Impfung: die aktive und die passive Immunisierung.

Bei der *aktiven Immunisierung* wird das Immunsystem quasi trainiert, selbständig spezifische Antikörper für den Ernstfall zu bilden (Abwehrreaktion wie oben beschrieben). Dies erfolgt, so behauptet die offizielle Medizin, zumeist durch Inokulation (Einführen) abgetöteter Erreger, geschwächter Erreger oder Toxine – wie Stoffwechselprodukte von Erregern. Die Immunantwort des geimpften Organismus besteht in einer aktiven Reaktion zur Ausbildung des Gedächtnisses der Abwehrzellen. (Beispiele von Aktivimpfungen: Pocken, Polio [Kinderlähmung], Tuberkulose, Diphtherie, Tetanus [Wundstarrkrampf])

Die *passive Immunisierung* erfolgt durch direkte Zufuhr von spezifischen Immunglobulinen (Antikörpern), meist während einer bereits bestehenden Erkrankung. Der Organismus wird also hier nicht in die Lage versetzt, aktiv zu reagieren, sondern – im Gegenteil – ihm wird die Reaktion auf die Antigene durch zugeführte Antikörper weitestgehend abgenommen. Die Globuline werden dann nach ein paar Monaten wieder ausgeschieden, so dass der Schutz der passiven Immunisierung nur für kurze Zeit besteht. – Der Nachteil dieser Impfung besteht darin, dass auf das artfremde Tierserum, welches von einem aktiv immunisierten Tier gebildet worden ist, im Wiederholungsfall eine allergische Reaktion, wie zum Beispiel der lebensgefährliche anaphylaktische (allergische) Schock, auftreten kann. Aus diesem Grund muss bei wiederholter passiver Impfung das Serum der Tierart, aus welchem der Impfstoff gewonnen wurde, gewechselt werden. (Beispiele von Passivimpfungen: Diphtherie, Tollwut)

Beide Immunisierungen haben unterschiedliche Zielrichtungen: Während die aktive primär zur Vorbeugung von virulenten oder lebensbedrohlichen Infektionskrankheiten gedacht ist (Vergleich: Ausbildung der eigenen Truppen zu Friedenszeiten für den Ernstfall mittels Manöver mit Gefechtsfeldsimulation), hat die passive Impfung ihren Schwerpunkt bei schon bereits bestehenden Erkrankungen (Vergleich: Zuhilferuf einer Division des „großen Bruders“ bei bereits bestehendem Krieg).

Darüber hinaus gibt es auch noch die sogenannte *Simultanimpfung*, eine kombinierte Aktiv-Passiv-Impfung. Hier wird das Immunsystem einerseits aktiv trainiert, andererseits wird der Organismus für die bereits bestehende Infektion durch Immunglobuline passiv unterstützt.

Die oben genannte natürliche Immunisierung des Säuglings via Plazenta oder Muttermilch ist vergleichbar mit einer breit angelegten passiven Immunisierung.

1.5 Neuere Erkenntnisse bezüglich der Mikroben

Soweit die offizielle Medizin! Neuere Forschungsergebnisse zeigen allerdings, dass dieses Gedankengebäude – konzipiert aufgrund *rein theoretischer Überlegungen* – in sich wackelig geworden ist. So folgerichtig es auf den ersten Blick erscheint, so unhaltbar ist es geworden – nicht nur unter homöopathischen Aspekten, sondern auch aus allgemeinmedizinischer Sicht.

Es ist genauso wie in der Mathematik: Ist schon der Ansatz verkehrt, so nützt es nichts, wenn man sich noch so bemüht und richtig rechnet; das Ergebnis bleibt falsch!

Und so verhält es sich auch mit den Impfungen. Ihrem Konzept liegt nämlich eine völlig falsche Vorstellung darüber zugrunde, *wie* unser Immunsystem funktioniert. *Ein gezieltes Training dieses Abwehrsystems derart, wie man sich dies bislang vorstellte, kann es deshalb nicht geben!*

1.5.1 Lückenhafte schulmedizinische Hypothesen

Gemäß schulmedizinischem Denkansatz wird Immunität gleichgesetzt mit dem Vorhandensein von Antikörpern. Logische Schlussfolgerung aus dieser Sicht ist, dass Impfungen, wenn sie denn Antikörper hinterlassen, auch Immunität verleihen. – Also eine rein *materialistisch begründete Hypothese*, basierend auf einer *sehr vereinfachten Vorstellung von Immunsystem.*

Doch unser Immunsystem ist viel komplexer! Es lässt sich niemals reduzieren auf das bloße Vorhandensein der einen oder anderen Antikörperkonzentration; dies erweist sich als zu einfach und darüber hinaus auch als falsch!

Am Beispiel der Cholera-Epidemie mit einer großen Anzahl Schwerkranker und etlichen Todesfällen sollen im folgenden die Lücken der schulmedizinischen Hypothesen aufgezeigt werden. So haben Forscher zu ihrer eigenen Verwunderung immer wieder herausgefunden, dass bei vielen Cholerakranken bzw. auch bei an Cholera Verstorbenen kein einziger Kommabazillus (bzw. Vibrio, der vermeintliche Erreger dieser Seuche) isoliert werden konnte! Hingegen bestätigte sich wiederholt, dass viele Gesunde (!) in dem jeweilig betroffenen Epidemiegebiet häufig sog. Bazillenträger waren; Leute also, von denen man erwartet hätte, dass sie zumindest in irgendeiner Form reagierten und erkrankten. Anderen Untersuchungen zufolge widerstehen Menschen mit sehr wenig oder fehlenden Antikörpern äußerst virulenten Krankheiten, wohingegen andere, die erkrankt sind, durchaus hohe Antikörpertiter aufweisen! Darüber hinaus ist in Forscherkreisen seit langem bekannt, dass der Kommabazillus – so wie die „Erreger" der meisten anderen Humankrankheiten auch – im Tier augenblicklich stirbt!

Wie passt dies alles mit der schulmedizinischen Hypothese von Erregern und Antikörpern sowie Tierversuchen zusammen?

Schließlich gipfelt dies in Professor Max von Pettenkofers[1] berühmtem „Cholera-Vibrionen-Selbstversuch", live vor den Augen seines international anerkannten Kollegen Robert Koch: „‚Was zählt, das ist der Organismus! Wenn Ihre Theorie stimmte (zu Koch gewandt), wäre ich in 24 Stunden ein toter Mann.' Er entriss Koch eine Retorte mit einer Reinkultur von Cholerabazillen, die genügt hätten, ein Regiment zu infizieren, und schluckte vor den Augen seiner entsetzten Kollegen den ganzen Inhalt. – Aber nur Koch fühlte sich elend." – Die Postulate Robert Kochs für Krankheitserreger sind übrigens nie bewiesen worden!

Die Jagd nach materiellen Substanzen ist also ungenügend. Neuere Forschungsergebnisse verweisen die Antikörper ganz klar in den Hintergrund! Sie besagen, dass die *Antikörper nur eine Begleiterscheinung einer extrem komplexen immunologischen Reaktion* und bestenfalls *als letztes Glied einer langen Reihe von Abwehrmechanismen anzusehen* sind und *im gesunden Zustand selten* hervorgerufen werden. So gab es von jeher Menschen mit natürlicher Immunität, die aber keine positiven Antikörpertiter aufweisen.

Mit anderen Worten: Der herkömmliche (rein materialistische) Denkansatz, an dem die Schulmedizin so hartnäckig festhält, ist mittlerweile schon in den eigenen Reihen – allerdings noch hinter den Kulissen – sehr umstritten.

Besonders offensichtlich wird die lückenhafte Hypothesenlehre der Immunologen auch bei den Impfungen gegen Tuberkulose, Tetanus und HIB, denn diese drei Erkrankungen hinterlassen keinerlei natürliche Immunität. Das heißt, wenn man beispielsweise eine Tuberkulose glücklich überstanden hat, kann man später durchaus nochmals (u. U. sogar mehrmals) daran erkranken. Wie soll sich nun durch Impfungen Immunität einstellen, wenn es jene *nicht einmal in der Natur gibt* und die Impfungen – von ihrem Grundverständnis her – versuchen, die Natur nachzuahmen?

Kurz: *Die Antigen-Antikörper-Theorie (im Sinne von zentraler Säule der Abwehr) ist schon unter schulmedizinischen Aspekten keinesfalls schlüssig und haltbar!* Beziehungsweise, sie war es noch nie! *Das Gleichsetzen von Immunität mit einem positiven Antikörpertiter ist reine Spekulation bzw. Willkür oder Definition und Wunschdenken!* Schon Pasteur hatte damals die

---

[1] Max von Pettenkofer (1818–1901) – Hygieneprofessor – hatte, durch die Einführung sanitärer Einrichtungen, München zur gesündesten Stadt in Europa gemacht.

Öffentlichkeit bewusst „getäuscht“ und mehrfach wissenschaftlichen Betrug begangen, indem er die in Wahrheit weniger überzeugenden Ergebnisse seiner Studien „schönte“. Dies konnte allerdings erst 1993 – nach fast 20-jährigem Studium von Pasteurs privaten Aufzeichnungen seiner Laborarbeit (ca. 10 000 Seiten) – durch Dr. Gerald L. Geison vom Historischen Institut der Universität Princeton (USA) aufgedeckt werden.

1.5.2 Biologische Naturgesetzmäßigkeiten

Darüber hinaus existieren noch weitaus schlagkräftigere Argumente, dass das Immunsystem ganz anders geartet ist, als bislang angenommen. Eine herausragende Betrachtung in dieser Diskussion ist die Tatsache der *Zweiphasigkeit der Erkrankungen* (Bild 1), welche rein empirisch gefunden wurde und sich als echtes Naturgesetz herauskristallisiert hat.

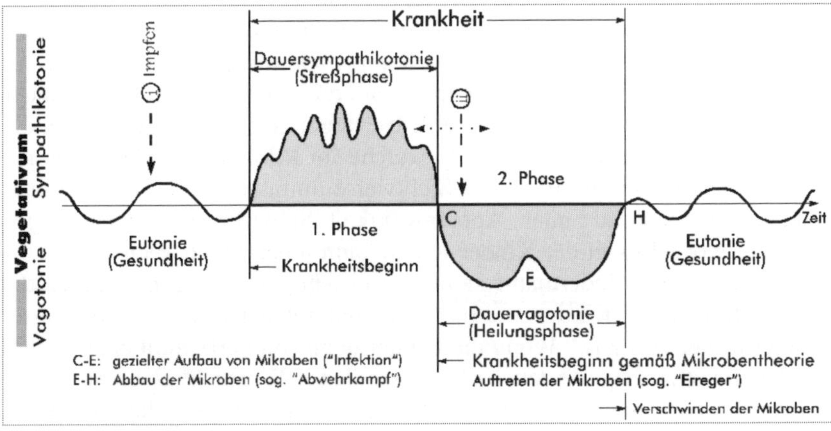

Bild 1: Zweiphasigkeit der Erkrankungen mit Dauersympathikotonie und Dauervagotonie

Vegetative Innervierung

Im gesunden Zustand pendelt der Organismus zwischen den beiden „Zügeln“ des sog. vegetativen Nervensystems (VNS)[1], also desjenigen Teils des Nervensystems, der den vegetativen Funktionen dient (Regelung der unbewussten und vom Willen unabhängigen inneren Lebensvorgänge und deren Anpassung an die Erfordernisse unserer Umwelt). Dieses VNS setzt sich aus zwei Anteilen zusammen: dem sog. Sympathikus – dem Stressanteil – und

[1] siehe Begriffserläuterungen

dem Parasympathikus bzw. Vagus – dem Regenerationsanteil. Der Sympathikus dominiert in biologischen Situationen wie Kampf, Stress, Flucht und Abwehr und mobilisiert alle Kräfte, um – übertragend gesagt – „den Kampf" zu gewinnen bzw. seine „nackte Haut" in Sicherheit zu bringen, wohingegen der Vagus für die Regulation von Ruhe, Erholung und Regeneration steht. Unter dominant vagotoner Innervierung arbeiten vornehmlich die Verdauungsorgane, um Vitalstoffe aus der Nahrung zu assimilieren und wieder in die Zellen einzuspeisen, damit der nächste Tag – im vegetativen Sinne von Kraftverbrauch – erfolgreich bestanden werden kann. Global betrachtet, geht es also um den groben Tag-Nacht-Rhythmus.

Gesundheit und Krankheit nerval gesehen

Der gesunde Zustand, die sog. *Eutonie*, bedeutet normale Innervation und ist charakterisiert durch den steten Wechsel von sympathischem und parasympathischem Anteil des vegetativen Nervensystems. Diese gleichförmige sinusartige Schwingung wird im Falle einer Erkrankung jedoch jäh gestört. Der Organismus schaltet um auf *Dauersympathikotonie*, das heißt, es herrscht – nerval gesehen – Dauerstress vor und kommt vorläufig nicht mehr zu einer vagotonen Erholungsphase. Diese vegetative Dauerstressphase, die kalte Phase der Gesamterkrankung, welche im Prinzip die Frühsymptome der Erkrankung gemäß offizieller Sichtweise umfasst, ist häufig erkennbar an kalten Händen und Füßen, Appetitlosigkeit, Schlaflosigkeit, Unausgeglichenheit, Nörgeligkeit der Kinder – man kann ihnen nichts recht machen – und vielem mehr. Jedermann kennt derlei Situationen, wenn Mütter die Veränderung ihrer Kinder wahrnehmen und meinen: „Ich glaube, unser Kleiner brütet was aus." Wenn die Kinder dann (im herkömmlichen Sinne) krank und bettlägerig werden, befinden sie sich in Wirklichkeit bereits in der *zweiten Phase der Gesamterkrankung*, der warmen Phase, die häufig mit Schlappheit und Fieber einhergeht und *bislang als die eigentliche Krankheit angesehen* wurde. Sie wird durch die vagotone (parasympathische) Innervierung, den anderen Teil und Funktionszustand des vegetativen Nervensystems, bestimmt, der sog. *Dauervagotonie*. Hierhin gehören Erkrankungen gemäß alter Auffassung, wie sämtliche Entzündungen (z. B. Bronchitis, Lungenentzündung, Mittelohrentzündung etc.), aber auch Scharlach, Neurodermitisschübe, epileptische Krampfanfälle, akute rheumatische Beschwerden, Ovarialzysten (Eierstockzysten) und vieles mehr! Es handelt sich im Grunde genommen um *Heilungsphasen von Erkrankungen*, welche als aktive Erkrankungen schon viel früher begonnen haben und welchen auch immer eine Phase von Dauersympathikotonie vorausging. Diese kann sogar durchaus schon im Mutterleib bestanden haben!

Sinn und Zweck der Mikroben, der sog. „Erreger“, die gar keine sind

Jede Erkrankung, d.h. jede Bagatellerkrankung bis hin zum Krebs, verläuft demnach – grob gesehen – nach einem ganz bestimmten Muster: Sie ist zweiphasig, sofern die zweite Phase überhaupt erreicht wird, und wird im wesentlichen geregelt durch den „Zentralcomputer“ – unser Gehirn. Zunächst beginnt die sogenannte Stressphase, in der der sympathische Anteil des vegetativen Nervensystems dominant ist, die Dauersympathikotonie, gefolgt von der zweiten Phase, der eigentlichen Heilungsphase bzw. der sog. Dauervagotonie, welche bislang fälschlicherweise als (alleinige) eigenständige Erkrankung angesehen wurde. *Erst in dieser zweiten Phase der Erkrankung treten vermehrt die sogenannten „Erreger“ (Mikroben, Mikroorganismen) auf,* die eigentlich überhaupt *keine echten Initiatoren (Verursacher) der Erkrankung* sind, sondern bestenfalls ihre *Indikatoren (Anzeiger).*

Schon Samuel Hahnemann, der Begründer der Homöopathie, der für seine minutiösen Beobachtungen und Schlussfolgerungen bekannt war, sprach vor gut 200 Jahren bezüglich Ansteckung von einem krankmachenden Agens (tätiges Wesen oder Prinzip) und meinte nicht etwa materielle Verursacher, sondern ein *immaterielles geistartiges Agens!* Und auch der bekannte Homöopath und Professor für Haut- und Geschlechtskrankheiten in den USA, John Henry Allen, lehrte bereits vor etwa 100 Jahren, *die Mikroorganismen seien nicht die Ursache krankhafter Zustände, sondern deren Folgen,* was auch James Tylor Kent, ein weiterer sehr bedeutender Homöopath und Professor für Materia Medica in Chicago, in seinen „Lectures on Homoeopathic Philosophy“ um 1900 dozierte: „Die Mikroben sind nicht die Ursache der Krankheiten, sie erscheinen erst, wenn letztere schon deutlich ausgebrochen sind.“ – Den Homöopathen ist dieser Sachverhalt also nicht ganz neu.

Mit Kenntnis des Gesetzes der Zweiphasigkeit der Erkrankungen lässt sich jedoch dieser Sachverhalt sehr viel genauer formulieren: *Die Mikroben sind die Indikatoren der zweiten Phase einer Erkrankung, denn ihnen läuft immer eine sympathikotone Stressphase voraus!*

Sie werden zentral dirigiert und aktiviert durch unser Gehirn und haben ganz bestimmte *Aufräumarbeiten* in Abhängigkeit ihrer *Keimblattzugehörigkeit*[1] zu erfüllen. In diesem Sinne „bearbeitet“ jede der Mikroben-Gruppen jeweils nur ganz bestimmte Organgruppen, welche dieselbe Keimblattzugehörigkeit aufweisen, was *ontogenetisch* – das heißt, entwicklungsge-

[1] In der Embryonalperiode entwickeln sich alle Gewebe der Organe aus den drei Keimblättern: äußeres, mittleres und inneres Keimblatt.

schichtlich – bedingt ist. *(Gesetzmäßigkeit des ontogenetischen Systems der Mikroben).* So sind beispielsweise Viren immer großhirngesteuert (vom Cortex des Großhirns, der Großhirnrinde) und gehören dem Ektoderm (äußeres Keimblatt) an, während Pilze immer vom Stammhirn dirigiert werden, dem entwicklungsgeschichtlich ältesten Teil unseres komplexen Gehirns, und dem Entoderm (inneren Keimblatt) zugehörig sind. Aus dem Mesoderm (mittleres Keimblatt) entwickeln sich Kleinhirn sowie das Marklager des Großhirns, welche wiederum andere Mikrobengruppen steuern, wie z. B. Bakterien. Jedes Organ bzw. bestimmte Teile von Organen werden nun genau von einem dieser Hirnteile bzw. speziellen Arealen dieser Hirnteile innerviert und gesteuert und sind somit nur einem Keimblatt zugehörig, was gleichzeitig bedeutet, dass *im Krankheitsfall auch nur ganz bestimmte Mikrobengruppen zu erwarten* sind. So haben Viren die Aufgabe, Gewebe, welches in der dauersympathikotonen Phase der Erkrankung zerstört wurde im Sinne von mikroskopisch kleinen Ulcera (geschwürige Löcher; Entzündung der Haut oder Schleimhaut mit örtlichem Substanzverlust), in der vagotonen Heilungsphase unter Schwellung und Schleimabsonderung wieder aufzufüllen. Bei den Pilzen ist es genau umgekehrt; sie tragen Gewebe ab, welches in der ersten Phase der Erkrankung überschießend gewuchert hat; sie sind also Abräumarbeiter.

Die Mikroben unterstützen also den Körper bei der Wiederherstellung seiner Gesundheit! – So komisch sich dies im ersten Moment auch anhört, denn uns wurde seit mehr als 100 Jahren etwas anders erzählt. – Sie können ihre Aufgabe jedoch nur bei einer bestimmten Arbeitstemperatur – landläufig als Fieber bezeichnet – optimal erfüllen; deshalb verbietet es sich aufs Strengste, jegliches Fieber zu bekämpfen. Auch der Zeitpunkt, ab wann sie „bearbeiten" dürfen, hängt nicht etwa – wie von der orthodoxen Medizin bisher fälschlicherweise angenommen – von äußeren Faktoren ab, sondern wird vielmehr ausschließlich von unserem Zentralcomputer Gehirn bestimmt. *Die Mikroben haben also ihren Sinn und ihre physiologische Aufgabe, im Sinne eines biologischen Not- oder Sonderprogramms der Natur.* „Und wir glaubten immer, die Mikroben hätten ein Organ ‚befallen' oder angegriffen!", so der Entdecker dieser Gesetzmäßigkeiten, Dr. med. Ryke Geerd Hamer, in einem Vortrag über die „Neue Medizin".

Immunsystem – Kampf von Gut gegen Böse?

Es geht also nicht generell um die „bösen" Mikroben, die es auszurotten gilt, sondern jene verschwinden automatisch, wenn sie nicht mehr gebraucht werden. Der *vermeintliche Abwehrkampf*, welchen man unter dem Mikroskop immer zu sehen glaubte, ist überhaupt *kein echter Kampf*, sondern es handelt sich jeweils nur um *ein anderes Phänomen immunologischer Vorgänge zu einem späteren Zeitpunkt während der Heilungsphase.* Zunächst werden die Mikroben in Abhängigkeit ihrer Keimblatt- und Organzugehörigkeit durch das dafür zuständige Gehirnareal aktiviert, um bestimmte Aufräumarbeiten wahrnehmen zu können (die sog. Infektion nach alter Auffassung), und dann, wenn diese Arbeiten weitgehend erfolgreich abgeschlossen sind, werden diese Mikroben wieder aus dem Verkehr gezogen (ca. ab Zeitpunkt E, Bild 1), was durch die Leukozyten, Makrophagen, Antikörper etc. pp. erfolgt, also durch den „Mitarbeiterstab", der landläufig als Abwehr oder Immunsystem bekannt geworden ist. Nur – um eine reine echte Abwehr kann es sich hierbei wohl kaum handeln, da es – bis auf wenige Ausnahmen – keinen echten Aggressor von außen gibt. Kommen die Mikroben doch von innen und werden zentral aktiviert durch unser Gehirn! Also – *weder Gut noch Böse!* Nur eine *andere Momentaufnahme natürlicher, rein immunologischer Phänomene!*

Die Vorstellung vom Immunsystem als dem Kampf von Gut gegen Böse kann demnach nicht mehr vollständig aufrecht erhalten werden. Das Immunsystem im bisher geglaubten Sinne gibt es nicht! Es bleiben nur die Fakten, nicht aber das vermeintliche System!

Mikroben, Teil eines Not- oder Sonderprogramms der Natur

Das bedeutet nicht, dass derlei Reaktionen völlig harmlos sind! Im Gegenteil – sie können unter Umständen sehr heftig ausfallen und anstrengen, im Einzelfall auch zum Tode führen! Im Grunde genommen ist aber das Auftreten der Mikroben ein Anzeichen für die zweite Phase einer Erkrankung, der vagotonen Heilungsphase.

Mit anderen Worten, *die sogenannten Erreger treten immer erst mit einem bestimmten Terrain auf, unter einer ganz bestimmten Innervierung!* Also niemals bei vollkommener Gesundheit, bei der sich der sympathische und der vagotone Anteil des vegetativen Nervensystems die Waage halten – in der sogenannten Eutonie. Erst die Veränderung des Terrains, des Milieus – bedingt durch die zentrale Fehlsteuerung (eine Art Not- oder Sonderprogramm der Natur) – begünstigt das Wachstum und die Vermehrung der Mikroben.

Mikroben im Fokus unabhängiger Forschungsarbeiten

Dies bestätigen auch die Forschungsarbeiten Dr. Rosenows. Er hat bereits 1910 nachweisen können, dass es *keine bestimmte Bakterienart* gibt und dass alle Mikroben imstande sind, ihre Struktur dem Nährboden anzupassen. Auch heute ist es möglich, einen Pneumococcus in einen Streptococcus oder

Staphylococcus umzuwandeln, indem man im Labor nur den Nährboden verändert. *Entscheidend ist also das Milieu, das den Keim bestimmt und entstehen lässt* – Diese Zusammenhänge lassen erhebliche Zweifel entstehen an der ätiologischen (ursächlichen) Diagnose infektiöser Krankheiten.[1]

Unabhängig davon gelang Professor Enderlein, der auf den Forschungsergebnissen von Antoine Bêchamp, einem Zeitgenossen Pasteurs, aufbaute, schon 1916 der Nachweis, dass *alle Mikroben einen potentiellen Entwicklungskreislauf durchmachen (Bakterien-Cyclogenie)*, der sich morphologisch unter genau festgelegten Voraussetzungen von allerkleinsten Ursprüngen im Bereich lebender Moleküle ultramikroskopischer Größenordnung über die Größen und Formen der Viren, Mikrokokken, Kokken, Spirillen, Plasmodien und Stäbchen bis hin zu den Pilzphasen erstreckt (Pleomorphismus der Mikroben). Durch diese Bakterien-Cyclogenie zeigt sich, „dass keine Lebenseinheit im ‚Kampf ums Dasein' daran denkt, in schrankenlosem Ausbreitungs- und Vermehrungsdrang anders geartete Lebewesen aus dem Dasein zu verdrängen!" (Dr. med. Alfred Braun, Arzt, Bakteriologe und bekannter Schüler von Professor Enderlein) – Die heutige Lehrbuch-Bakteriologie kennt allerdings nur dogmatisch feststehende, als „Krankheitserreger" definierte Einzelstadien aus diesem Kreislauf und teilt die Mikroben in unveränderliche Arten und Gattungen ein.

Zwei grundlegende, sich ergänzende Erkenntnisse, die mit der Naturgesetzmäßigkeit der Zweiphasigkeit der Erkrankungen und mit dem ontogenetisch bedingten System der Mikroben im Einklang stehen. Denn woher sollen die *Mikroben* kommen, wenn schon nicht von außen? Sie kommen *von innen, aus dem eigenen Körper,* und *entwickeln sich „auf Knopfdruck" vom Gehirn aus einer gemeinsamen Stammzelle, wenn sie gebraucht werden.* Sie sind sozusagen „milieubedingt" und treten erst dann auf, wenn die Dauersympathikotonie beendet ist und darüber hinaus auch *nur in ganz*

---

[1] Ein Beispiel aus der Literatur: Aus dem Liquor (Gehirn-Rückenmark-Flüssigkeit) eines Patienten wurden je nach Nährboden unterschiedliche Keimspektren kultiviert. Während zunächst Neisseria meningitidis („Erreger" der Meningitis [Hirnhautentzündung]) und Streptococcus pneumoniae („Erreger" von Lungenentzündung, Bronchitis, Meningitis, Mittelohrentzündung etc.) am häufigsten isoliert werden konnten, zeigte sich nach einer ‚Korrektur' des Nährmediums ein massives Wachsen von Haemophilus influenzae („Erreger" einer Form der Grippe, Meningitis, Arthritis, Lungenentzündung etc.). Dies ist von entscheidender Bedeutung, um die Wertigkeit von HIB-Impfprogrammen einzuordnen. – Entscheiden Sie, welches Resultat Sie haben wollen und wählen Sie den entsprechenden Nährboden!

bestimmten Organbereichen. So fühlen sich beispielsweise die vielerorts verteufelten Streptokokken im Rachenbereich geradezu zu Hause, da sie diesen Organbereich seit Jahrmillionen – im Falle einer „Wiederaufarbeitung“ – zu bearbeiten haben, was wir bei Kenntnis obiger Zusammenhänge auch erwarten würden.

Dr. rer. nat. Stefan Lanka, hochkarätiger Molekularbiologe, Virologe und unabhängiger Wissenschaftler unserer Zeit, bestätigt dies und äußert sich in einem Interview hinsichtlich der Viren ganz unmissverständlich: „Ich habe Molekularbiologie studiert. Während meines Studiums habe ich das erste Virus im Meer, in einer Meeresalge nachgewiesen. Dieser Virusnachweis wurde dem naturwissenschaftlichen Standard entsprechend erstmals 1990 in einer wissenschaftlichen Publikation veröffentlicht. Das von mir nachgewiesene Virus vermehrt sich in der Alge, kann diese verlassen und sich in anderen Algen dieser Art wieder vermehren, ohne irgendeine negative Auswirkung zu haben, und dieses Virus steht in keinem Zusammenhang mit irgendeiner Krankheit. … Biologische Strukturen dagegen, die etwas Negatives machen sollen, hat man nie gesehen. *Die Grundlage des biologischen Lebens ist das Miteinander, ist die Symbiose, und da gibt es keinen Platz für Krieg und Zerstörung. …* Während meiner Studien haben ich und andere nirgendwo einen Beweis für die Existenz krankmachender Viren finden können. Später haben wir das öffentlich vorgetragen und die Menschen aufgefordert, auch uns nicht zu glauben, sondern selbst zu überprüfen, ob es krankmachende Viren gibt. … Viren sind Bestandteile der Zelle, die ihren ganzen Stoffwechsel an die gemeinsame Zelle abgegeben haben und deswegen die Zelle verlassen können. Sie helfen außerhalb der gemeinsamen Zelle anderen Zellen, indem sie Bau- und Energiesubstanz übertragen. Etwas anderes hat man nie beobachtet. *Die tatsächlichen, naturwissenschaftlich nachgewiesenen Viren üben innerhalb des hochkomplexen Geschehnisses der Zellen untereinander eine helfende, eine stützende und keinesfalls eine zerstörende Funktion aus.* Auch bei Krankheiten hat man in der Tat weder im kranken Organismus, noch in einer Körperflüssigkeit jemals eine Struktur gesehen oder isoliert, die man als Virus bezeichnen könnte. Die Behauptung der Existenz irgendeines krankmachenden Virus ist ein durchsichtiger Betrug, eine fatale Lüge mit dramatischen Folgen.“

Mikroben aus Sicht eines der größten Homöopathen

Dies hat der weltberühmte Homöopath Professor Dr. James Tyler Kent mehr oder weniger schon vor über 100 Jahren seinen Studenten in den USA, wie folgt, erklärt: „*Die Allopathen verwechseln Ursache und Wirkung*, nehmen den Effekt für die Ursache und verfallen so einer falschen Theorie, der

Theorie der bakteriellen Erreger. *Man kann die Mikroben zerstören, ohne dass stattdessen die Krankheit vernichtet wird.* Die Krankheitsempfänglichkeit bleibt dieselbe, und allein diejenigen, welche empfänglich sind, können die Krankheit bekommen. Auch die Mikroben haben ihren Daseinszweck, denn es existiert nichts in der Welt, was nicht einen bestimmten Zweck zu erfüllen hätte. Weder Mikrobe noch Virus sind auf unserer Erde versetzt mit der ausdrücklichen Bestimmung, das menschliche Wesen zu zerstören. Die Bakterientheorie will uns glauben machen, die göttliche Vorsehung hätte diese unendlich kleinen Wesen geschaffen, den Menschen krank zu machen.“ (Hervorhebungen durch den Verfasser)

Und an anderer Stelle: „... hier sei es nur gestattet, noch etwas Material zum Nachdenken anzuführen. – Wir wissen, dass eine bei einer Sektion zugezogene Wunde sehr ernsthafter Natur ist, wenn der Sezierte erst kürzlich verstorben ist. Man könnte annehmen, dass dies die Wirkung irgendeines Bazillus sei, dessen Virulenz so groß sei, dass er im Organismus eine Art Streptokokkenvergiftung (erysipelatous poisoning) erzeuge, die vernichtend ins Blut einbreche und das Individuum in einer Septikämie[1] zum Erliegen bringe. In Wahrheit ist es aber anders. Sofort nach dem Tode bilden sich Ptomaine, Leichengifte von Alkaloidcharakter, während von Bakterien keine Spur nachweisbar ist. Es ist also ein Gift da, und verletzt man sich beim Sezieren, ohne der Wunde sogleich die nötige Beachtung zu schenken, so läuft man Gefahr, sehr schwer, ja vielleicht tödlich krank zu werden. Ist hingegen der Kadaver so weit in Zersetzung übergegangen, dass alles von Bakterien wimmelt, so ist in diesem Stadium eine Verletzung beim Sezieren nicht mehr gefährlich.[2] – *Je mehr Mikroben da sind, desto weniger Toxine.* Ein frisch gelöster Typhusstuhl enthält nur wenig Bazillen, ist hingegen sehr toxisch; wenn man jedoch wartet, bis er durch und durch voll Bakterien ist, dann ist er relativ gutartig.“ (Hervorhebungen durch den Verfasser)

Mikroben aus Sicht der biophysikalischen Forschung

Eine andere sehr interessante Entdeckung, welche unsere bisherigen Betrachtungen unterstützt, betrifft das Licht in unseren Zellen. Gemäß den biophysikalischen Forschungsarbeiten an der Medizinischen Hochschule in Nowosibirsk geben die Zellen biologische Informationen durch sog. *Photonen* weiter, d.h. durch für das menschliche Auge nicht sichtbares Licht im UV-Bereich. Dem deutschen Forscher und Biophysiker Professor Fritz-

---

1 Septikämie: Sepsis, sog. Blutvergiftung.

2 Kent musste dies bestens vertraut sein, schließlich war er Professor für Anatomie an der Universität gewesen, bevor er sich der Homöopathie verschrieb!

Albert Popp gelang es 1975, dieses Licht in den Zellen exakt zu messen. 1981 hat er mit seinem Forschungsteam die Erbsubstanz im Zellkern als wichtigste Quelle der Biophotonenstrahlung erkannt. Darüber hinaus ist man zu der Erkenntnis gelangt, dass die Wirksamkeit von Medikamenten und der Einfluss nützlicher oder schädlicher Stoffe auf den Organismus im Grunde auf ihrer Einwirkung auf das Biophotonenfeld beruhen. Deshalb ist auch die biochemische Wirksamkeit von Stoffen letztlich nur auf *physikalischer*, nicht auf chemischer Basis zu verstehen. Die Ergebnisse der Experimente zeigen z.B., dass *Mikroorganismen quasi durch Licht ‚generiert' werden:* Von zwei Zellkulturen in getrennten Glaskolben wurde nur eine mit einem „Virus" infiziert. Jedoch traten nach einer gewissen Zeit auch bei der anderen, unbehandelten Probe die gleichen Symptome der „Erkrankung" der Zellen auf, obwohl keinerlei materieller Kontakt zwischen beiden Zellkulturen bestand. Dagegen konnte in Kolben aus Glas, welches UV-Licht absorbierte, dieser Effekt nicht beobachtet werden. Das bedeutet, dass *die Mikroben erst aufgrund bestimmter biologischer Informationen, welche durch Licht (Biophotonen) weitergegeben werden, entstehen können.* Sie kommen also – wie bereits oben ausgeführt – von innen, nicht etwa von außen, und sind milieubedingt, entwickeln sich dann ganz gezielt (aus einer gemeinsamen Stammzelle, wenn die Bedingungen stimmen). Somit können sie *nicht autonom* sein und als kausale Krankheitsverursacher angesehen werden.

Training des Immunsystems im bisher geglaubten Sinne?

Die schulmedizinischen Vorstellungen von den Abläufen des Lebens müssen demzufolge vollkommen neu überdacht werden!

Es ist also nicht die Gewohnheit, welche Immunität verleiht, und noch viel weniger ist es eine erzwungene Einführung von Mikroben, welche – wenn alles reibungslos verläuft – die Produktion von bestimmten Antikörpern veranlasst!

Das Einbringen solcher Mikroben zwecks „Training" des Immunsystems in einen gesunden Organismus, der nicht auf Dauervagotonie „umgeschaltet" ist (siehe Bild 1, Punkt i) – und geimpft wird ja meist in die Eutonie hinein –, muss demnach zwangsläufig Folgen haben.[1] Der Körper ist auf die

[1] Natürlich kommt es auch vor, dass sich der Organismus zum Impfzeitpunkt in einer dauersympathikotonen oder dauervagotonen Phase befindet (beginnende oder abklingende andere Krankheit), so dass das Immunsystem ohnehin schon alle Hände voll zu tun hat (siehe Bild 1, Punkt ii), was selbstverständlich noch verheerendere Auswirkungen haben kann.

Invasion derlei Kleinstlebewesen in keiner Weise vorbereitet! *Und schon gar nicht auf derlei verschiedenartige Mikroben, was in der Natur nicht vorkommt!* Denn das gibt es nicht, dass ein Kind gleichzeitig an Diphtherie, Keuchhusten, Tetanus, Hirnhautentzündung und Kinderlähmung erkrankt!

Impfungen können deshalb kein Immuntraining sein, sondern sie sind die Ursache für ein völlig durcheinandergebrachtes Immunsystem!

Dies wurde auch Pasteur mit der Zeit zunehmend klarer, als er in seinen späteren Jahren den Wahrheitsgehalt der Forschungsarbeiten Bêchamps anerkannte und zugab, dass der Organismus zunächst in einen kranken Zustand verfällt, in dessen Folge Bakterien und Viren wuchern können. Er gestand schließlich: *„Die Mikrobe ist nichts, das Terrain ist alles."* Der Vater der Mikrobiologie war nun gegen Ende seines Lebens auch der Überzeugung, dass die Mikroben nur *Anzeiger*, keineswegs aber Verursacher von Leiden seien. „Wenn Sie meinen, Krankheiten einfach dadurch beseitigen zu können, dass Sie die dabei auftretenden Bakterien unterdrücken und abtöten, dann können Sie ganz schlimme Wunder erleben." (vgl. Anhang A.4, *„Unterdrückung"*) Auch Virchow, der Begründer der Zellularpathologie – „Die Krankheit sitzt in der Zelle" – bekannte sich gegen Ende seines Lebens zur Lebenskraft (zentrale Säule der Homöopathie(!), vgl. Kapitel 2.2)!

„Dennoch verharrt die etablierte Lehrmedizin auf den ‚Jugendsünden' Virchows und Pasteurs ungerührt bis zum heutigen Tag", so der bekannte homöopathische Arzt Dr. med. Otto Eichelberger Anfang 1995 in München, und bringt damit das natürliche Gleichgewicht der Mikroben im Organismus durcheinander, ohne an den eigentlichen Ursachen der Krankheit zu rühren.

Selbst der Vater der Impfungen, Edward Jenner, der nicht nur seinen eigenen Sohn durch die Pockenimpfung verlor – er starb mit 21 Jahren als geistig behindertes Kind –, sondern dessen schwangere Frau auch mit dem Abort ihres eigenen Babys teuer dafür bezahlen musste, stellte später fest, dass sein Verfahren keinen Schutz hinterließ, denn von ihm geimpfte Personen erkrankten trotzdem an Pocken. Am Ende seines Lebens überkamen ihn Zweifel: „Ich weiß nicht, ob ich nicht doch einen furchtbaren Fehler gemacht und etwas Ungeheures geschaffen habe." – Nur hatte sich der Prozess mittlerweile verselbständigt und war nicht mehr aufzuhalten! Jenners Bedenken wurden falsch ausgelegt, man erkannte in ihnen nicht die Reife des Alters; kein Mensch hörte mehr auf den senilen Greis.

Ganz allgemeine und banale Beobachtungen bezüglich der allgemeinen Infektionskrankheiten, die heute jedermann leicht nachvollziehen kann, bestätigen diese Erkenntnisse:

- Die „Erreger“ *verschwinden auch von alleine*, wenn die Krankheit vorüber ist (auch wenn kein Mittel gegeben wurde).
- Die „Erreger“ sind ubiquitär (allgegenwärtig) – niemand lebt in einer sterilen Umgebung, trotzdem werden *nicht alle* krank!
- Die „Erreger“ sind ubiquitär, trotzdem werden wir *nicht dauernd* krank!
- Epidemien hören aus unerklärlichen Gründen irgendwann (schlagartig) *von selber auf* – dies stimmt nicht mit der Tendenz der „Erreger“ überein, sich fortlaufend zu vermehren! (Das gilt auch für die großen Cholera- und Pest-Epidemien der Geschichte. Es gab immer wieder Angehörige, Pflegepersonal und Ärzte, die die Betroffenen medizinisch betreut, versorgt und gepflegt haben, ohne angesteckt bzw. dahingerafft zu werden! – Anderweilig wäre die gesamte Menschheit schon längst ausgerottet!)
- *Nicht alle* Kinder einer Familie erkranken gleichzeitig, obwohl die Mutter alle zusammen „in ein Bett steckt“, damit sie es „in einem Abwasch durchmachen“.

Seit fast 150 Jahren geht nun der Streit, ob denn der Erreger die Krankheit hervorbringt oder die Krankheit den Erreger gedeihen lässt, und sollte aus obiger Diskussion heraus jetzt endgültig der Vergangenheit angehören.

So bekannte schließlich auch Dr. med. Gerhard Buchwald, bekannter impfkritischer Arzt und Autor mehrerer Bücher, auf der Impfkritiker-Konferenz 1997 in Augsburg erstmals öffentlich: „Ich glaube nicht mehr an die Antigen-Antikörper-Theorie.“

1.6 Impfreaktionen und -schäden

Man braucht kein Impfgegner zu sein, sondern lediglich ein nüchterner und sachlicher Beobachter, um immer wieder feststellen zu müssen, dass Kinder nach Impfungen – gleich welcher Art – in ihrem Allgemeinzustand beeinträchtigt sind. Geimpfte sind insgesamt anfälliger gegen Infektionskrankheiten als Nicht-Geimpfte. Klassisch arbeitende Homöopathen haben täglich mit derlei Zusammenhängen zu tun, aber auch aufmerksame Kindergärtnerinnen und Lehrer bestätigen dies immer wieder.

Die Reaktionen auf Impfungen können vielfältiger Natur sein. Die Skala reicht von „gar keine“ bis zur schwersten Encephalitis (Gehirnentzündung) mit folgender Demenz (Verlust intellektueller Fähigkeiten und des Persönlichkeitsniveaus infolge Hirnschädigung).

Vergleichbar harmlose Reaktionen sind Fieber, Schmerzen und Entzündungen an der Einstichstelle. Aber auch Komplikationen, welche von vorübergehender Natur oder von Dauer sein können, treten vermehrt auf. So geht häufig die Ursache einer Verhaltensstörung, zum Beispiel das hyperkinetische Syndrom (Hyperaktivität) – die Kinder sind unruhig, benehmen sich auffällig und aggressiv – oder der allgemeine „Entwicklungsrückstand" – die Kinder lernen spät und auch schlecht sprechen, sie sind unter Umständen kaum in der Lage, lesen zu lernen (Legasthenie) –, auf das Konto einer vorausgegangenen Impfung zurück. Auch die sogenannte Neurodermitis oder der Heuschnupfen sowie das kindliche Asthma sind vielfach mit einer Impfung in Zusammenhang zu bringen. Andere Erscheinungen sind Schlafsucht, Interessenlosigkeit, Lähmungen, Augen-, Ohren- und Stimmdefekte sowie Defekte des Atemsystems, Charakterstörungen bis hin zu Gewalttätigkeit und Kriminalität – in unserer Zeit speziell auch die zunehmende Gewaltkriminalität bei Jugendlichen, Wachstumsstillstand, rheumatische Erkrankungen, Reaktionsstarre (unvollständige Reaktionen bei Infektionen; beispielsweise keinerlei Fieberentwicklung, wo Fieber zu erwarten wäre), stundenlanges unmotiviertes schrilles Schreien (Cri encephalique, sog. Hirnschrei), Krampfanfälle und Epilepsie in allen Variationen, welche mit Medikamenten kaum zu beeinflussen sind, muskuläre Hypotonie (Schwäche der Arme und Beine), Spastizität, Autismus, elektiver Mutismus, Identitätsstörungen, Chorea (Veitstanz), Autoimmunkrankheiten, Colitis ulcerosa, Morbus Crohn, Ataxien, Diabetes, Thrombozytopenie[1], Bettnässen, ADS und ADHS (Aufmerksamkeitsdefizitsyndrom ohne bzw. mit Hyperaktivität) und vieles mehr.

In den USA leiden etwa 20 % der Kinder – eines von fünf – an „Entwicklungsstörungen"[2]. „Würde ein feindlicher Staat unserem Land dermaßen

---

1 Blutplättchenmangel im peripheren Blut, so dass die Blutgerinnung gestört ist und es häufig zu spontanen Blutungen und Petechien kommt. – Dr. Anthony Morris, Fachmann für Mikrobiologie und Impfungen und ehemaliger Forscher im Auftrag der amerikanischen Regierung, getraut sich seit seinem „Ausstieg" öffentlich auf Dinge aufmerksam zu machen, über die in seiner aktiven Zeit absolutes Stillschweigen geboten war. Im Zusammenhang mit der Thrombozytopenie weist er auf eine Regierungserklärung hin, in welcher die amerikanische Regierung selbst ernsthafte Bedenken dagegen erhoben hat, den derzeit verwendeten Impfstoffen – d. h. den Dreifachimpfstoffen – weitere Antigene hinzuzufügen. Das Phänomen der Thrombozytopenie in Verbindung mit der Injektion von Impfstoffen ist also bis hin zu höchsten Regierungskreisen bekannt!

2 Entwicklungsstörungen sind meist schon im Säuglingsalter zu erkennen! Erste Anzeichen können sein: fehlender Blickkontakt, fehlendes Lächeln, keinerlei Kontaktaufnahme. Später wird häufig das sog. Krabbelstadium „übersprungen" (Das Kind kommt über das Robben nicht hinaus, rutscht im folgenden nur auf dem Popo oder krabbelt rückwärts oder steht und läuft sehr früh, worauf uninformierte Eltern meist sehr stolz sind, was aber im Grunde genommen der Beginn einer tiefgreifenden Störung – einer Wahrnehmungsstörung – ist!) oder alles läuft stark verzögert ab.

zusetzen, so würden wir ihm den Krieg erklären." sagt Harris L. Coulter in seinem Buch „Impfungen – der Großangriff auf Gehirn und Seele". „Aber es sind wir selbst, die uns dermaßen zusetzen, und wir hören und hören nicht auf damit."

Von Impfschäden spricht man im Allgemeinen (bei den Behörden) erst dann, wenn es um dramatische Schäden geht, die für jedermann offensichtlich sind und bei denen sich der Impfzusammenhang nicht mehr abstreiten lässt. Nur diese werden offiziell anerkannt! „Das ist aber nur die Spitze des Eisbergs!", meinen viele Kritiker und auch die Homöopathen wissen es aus ihrer Praxis heraus. Sie können unmittelbar auf die Impfung folgen oder sie treten nach einigen Tagen bis Wochen auf, vielfach sogar erst nach Monaten oder Jahren.

Dazu gehören leider auch Todesfälle! In einem schwachen Immunsystem schafft der Impfstoff Voraussetzungen für neue tödliche Infektionen. So wird von vielen Forschern der „plötzliche Kindstod" (SIDS, Sudden Infant Death Syndrome), der sehr gefürchtet ist und nach wie vor unerklärlich zu sein scheint, in einem offensichtlichen Zusammenhang mit Impfungen – insbesondere gegen Pertussis (Keuchhusten) – gesehen.

Professor George Dick, Präsident des Institute of Medical Laboratory Technology, schreibt zu dieser Thematik im British Medical Journal einen bemerkenswerten Satz: „Wenige Ärzte neigen dazu, einen Todesfall oder eine Komplikation einer Methode anzulasten, die sie selbst propagieren und an die sie glauben."

1.7 Impfreaktionen bei Säuglingen – postvaccinale Encephalopathie

Bei Säuglingen und Kleinkindern sind Impfschäden, die eine Gehirnschädigung und damit eine motorische und/oder geistige Behinderung zur Folge haben, in der Regel schwer erkennbar, da in diesem Lebensalter Krankheitszeichen nicht geäußert werden können und bestimmte spezifische Krankheitszeichen auch noch nicht auftreten. *Das Gehirn ist wegen seiner Unreife – bis etwa zum Ende des dritten Lebensjahres – nicht in der Lage, auf die durch die Impfung gesetzte Schädigung in einer bestimmten Art (Entzündung) zu reagieren.* Das liegt darin begründet, dass der sog. Myelinisierungsprozess *noch nicht abgeschlossen ist, das heißt, die einzelnen Nervenstränge im zentralen Nervensystem sind noch nicht vollständig ummantelt mit Myelin, also quasi „gegen* Kurzschluss isoliert". Erst danach lassen sich alle zu einer „postvaccinalen Encephalitis" (Impf-Gehirnentzündung) gehörigen Symptome eindeutig nachweisen!

Bei uns in Deutschland werden aber die Kinder sehr früh – vor Erreichen des „Encephalitisalters" – geimpft! Die mögliche Reaktionsform kann daher „nur" in einer *„postvaccinalen Encephalopathie"* (Gehirnerkrankung nach Impfung) bestehen, welche *in ihrem akuten Stadium relativ symptomlos* verläuft und deshalb schwer zu erkennen ist. Sie hat außerdem in einem viel größeren Maße Spätschäden zur Folge (Hyperaktivität, Autismus, Lernstörungen aller Art, retardierte Entwicklung, Sprachverzögerung, Intelligenzdefekte, Fettsucht, Abmagerung, Erkältungsneigung, Verhaltensauffälligkeiten, Aggressivität etc.), bedingt durch die Unterbrechung des Myelinisierungsprozesses im Gehirn, was Coulter in seinem Buch „Impfungen – der Großangriff auf Gehirn und Seele" eindeutig nachweist und als Formen des „postencephalitischen Syndroms" beschreibt, ein Sammelbegriff für die nach einer mehr oder weniger stark ausgeprägten Gehirnerkrankung auftretenden körperlichen, seelischen und geistigen Schäden! – Früher traten derartige Erscheinungen sehr selten auf; eine Häufung gab es ausschließlich im Gefolge der epidemischen Encephalitis (wie z. B. zwischen 1919 und 1928), auf die derartige bleibende Schäden zurückgingen. – Das Erschreckende daran ist, dass *schwere langfristige neurologische Folgen nicht unbedingt verknüpft sein müssen mit heftigen akuten Reaktionen auf vorangegangene Impfungen.*

Dies bedeutet für die homöopathische chronische Anamnese (siehe auch Kapitel 1.9), dass *die von Eltern oft gemachte Aussage „Alle Impfungen wurden gut vertragen" im Prinzip völlig wertlos ist.* Die miasmatische Stigmatisierung kann längst in aller Stille erfolgt sein und erst viel viel später, unter Umständen erst nach Jahren oder Jahrzehnten, in ihrem vollständigen Ausmaße in Erscheinung treten.

Impfungen sind also immer hirnaktiv! Ob wir uns dessen bewusst sind oder nicht. Sie unterbrechen den Myelinisierungsvorgang bzw. können diesen durchaus auch rückgängig machen. Das bedeutet, dass *Impfreaktionen bis hin zu schweren Impfschäden primär neurologischer Natur* sind *(demyelinisierende Encephalitis)* – es handelt sich also quasi um „Hardware-Fehler" des Gehirns! – und sich kaum durch Psychotherapie und dergleichen – sprich: durch Behebung von „Software-Fehlern" – nennenswert beeinflussen, geschweige denn heilen lassen. So gesehen, erscheinen Syndrome wie Hyperaktivität, Legasthenie, Aggressivität, elektiver Mutismus, Autismus und vieles mehr in einem ganz anderen Licht. Für mich handelt es sich hierbei um *neurologische Störungen des Gehirns in einem unterschiedlichen Manifestationsgrad.* Im Prinzip ist alles „dasselbe", nur sind gewissermaßen andere Hirnareale betroffen und verschieden stark in Mitleidenschaft gezogen. Die Übergänge, was nun hyperaktiv, verhaltens- und/oder wahrnehmungsgestört oder autistisch ist, sind fließend. Genau genommen, bestehen *nur akademische Unterschiede*, indem man einzelne Symptome unterschiedlichen Krankheitsbegriffen zuordnet, ohne auf deren Kausalität zu achten. So kann man beispielsweise in der Literatur sehr viele Schattierungen von Autismus finden, so dass schon dieser Begriff, für sich genommen, ein weit gefächertes Spektrum von Verhaltensstörungen umfasst Das Akronym MCD (minimale cerebrale Dysfunktion) differenziert lediglich hinsichtlich „leichterer" Teilleistungsstörungen, wohingegen POS (psycho-organisches Syndrom) unter Umständen eher alle Formen beinhalten könnte. Bei genauem Studium wird man aber immer wieder feststellen, dass hyperaktive Kinder durchaus mehr oder weniger dezent autistische Züge erkennen lassen. Nichtsdestotrotz gehören all diese Krankheitsbilder ursächlich zusammen, denn ihnen liegt eine *gemeinsame Kausalität* zugrunde: die *Entmyelinisierung von Hirnarealen.* Hirnorganisch gesehen, handelt es sich um dasselbe Phänomen: *neurologische Kurzschlüsse im Gehirn durch mangelnde Myelinisierung*, jedoch in unterschiedlichen Regionen und Schweregraden.

Der heutige Ernährungsspezialist und langjährige Beobachter der Impfszene Friedrich Klammrodt – er hatte beruflich mehr als 50 Jahre mit Kindern und Jugendlichen verschiedener Generationen zu tun – macht sich seit langem Gedanken um diese Zusammenhänge: „Um die vorletzte Jahrhundertwende (um 1900) begann sich die Psychotherapie im heutigen Sinne zu entwickeln: Psychoanalyse, Verhaltenstherapie usw. Ist das nicht eine Reaktion auf den bereits entstandenen ‚Markt', eine steigende Zahl psychisch Kranker, welche durch die mittlerweile allgemein verordneten zwei Pockenimpfungen verursacht wurden? – Einen richtigen Aufschwung haben psychotherapeutische Verfahren aber erst in den letzten drei bis vier Jahrzehnten genommen, als die Impfprogramme kontinuierlich massiv ausgeweitet wurden." Und an anderer Stelle fragt er zu recht: „Eine besonders heikle Angelegenheit ist die wissenschaftliche Behandlung von abweichendem sexuellen Verhalten wie Pädophilie, Fetischismus, sadistische und masochistische Praktiken, Vergewaltigung usw. Homosexualität wird mittlerweile als etwas völlig Natürliches angesehen. Sind aber nicht all diese Erscheinungen ein Zeichen einer völlig aus dem Ruder gelaufenen Hirnchemie? Für Coulter ist die Sache ziemlich klar, er hat das auch am Beispiel der Homosexualität in seinem Buch ‚Impfungen – der Großangriff auf Gehirn und Seele' eindrucksvoll belegt. Homosexualität erklärt er als eine Störung der geschlechtlichen Identität, häufig hervorgerufen durch eine Impfencephalitis."

1.8 Fragwürdiger Impfschutz

Ungeachtet der Erkenntnis der Zweiphasigkeit der Erkrankungen und dem ontogenetisch bedingten System der Mikroben, welche derzeit nur wenigen Forschern geläufig sind, ist es nach Meinung vieler unabhängiger Impfforscher unbestritten, dass *Impfen nicht vor der Krankheit schützt, gegen die geimpft wird.* Im Falle einer Infektion trotz Impfung ist *deren Verlauf vielfach wesentlich schwerer und die Gefahr einer Hirn- oder Organschädigung höher.* Dies bestätigen auch Kinderärzte, welche sich dazu entschlossen haben, das Impfen in ihrer Praxis einzustellen: „Seitdem ich nicht mehr impfe, sind die Kinder meiner Praxis durchweg gesünder."

In den USA gibt es beispielsweise Masernausbrüche an Schulen, wo 99 Prozent der Schüler geimpft sind! Dies wird selbst von der amerikanischen Kontrollbehörde „Centers for Disease Control (CDC)" bestätigt. Derartige Phänomene sind allerdings nicht neu und schon seit Beginn der Massenimpfungen gegen Pocken bekannt (also fast von Anfang an)! So wird z.B. aus Sachsen berichtet, dass im frühen 19. Jahrhundert immer wieder Fälle auftraten, bei denen zuvor Geimpfte dennoch an Pocken erkrankten. Pockenepidemien, bei denen fast neun Zehntel geimpft waren! Oder 1828 der große Ausbruch in Marseille mit 40 000 Befallenen, darunter 30 000 Geimpften! Im Falle Schwarzafrika sprechen Experten sogar von Genozid (Völkermord), denn „man kann nicht kranke Kinder impfen – Kinder, die unterernährt sind – und dann erwarten, dass es gut geht. Auf diese Weise bringt man mehr Kinder ums Leben, als durch die natürliche Krankheit dahingerafft worden wären."

Darüber hinaus kann beobachtet werden, dass die normale Ansteckung und „Durchseuchung" im Kindesalter durch eine Impfung zunehmend verhindert wird, so dass es zur *Verschiebung der Erkrankungen ins Pubertäts- und Erwachsenenalter*[1] kommt. Außerhalb des Kindesalters verlaufen aber die Kinderkrankheiten wesentlich gefährlicher und häufiger mit Komplikationen!

Eine derartige Verschiebung wurde selbst schon vor 120 Jahren bei den Pocken dokumentiert. Befürworter der Impfung mussten zugeben, dass die

---

[1] Das bedeutet nicht, dass die einzelne Impfung die entsprechende Krankheit verschiebt und diese somit eine immunisierende Wirkung hätte. Vielmehr wird *der Gesamtorganismus nachhaltig geschwächt und reaktionsunfähig gemacht*, so dass er nicht einmal die Kraft aufbringt, mittels Kinderkrankheit einen besseren Interimszustand zu schaffen. (siehe auch Kapitel 1.10 und Kapitel 1.11)

Pocken, „früher ausschließlich Kinderkrankheit, nunmehr in überwiegender Anzahl (80–90 % sämtlicher Erkrankungen) Erwachsene befällt“.

1.9 Impfungen und Klassische Homöopathie

Es ist die Ironie der Geschichte, dass Edward Jenner, der Vater der Impfungen, 1796 die Pockenschutzimpfung erfand, im gleichen Jahre, als Samuel Hahnemann mit seiner Homöopathie an die Öffentlichkeit ging.

Bereits zu Lebzeiten Hahnemanns (1831) machten namhafte Schüler[1] auf die „Gefährlichkeit der Pocken-Vaccine“ aufmerksam. Heute verfügt die Homöopathie über ein fast 200-jähriges Wissen in der Behandlung von Impfnebenwirkungen und -komplikationen (siehe auch Anhang A.1 und A.2).

Unter dem Gesichtspunkt ihrer Gesetzmäßigkeiten sind die meisten Impfreaktionen und -schäden sykotischer Natur. Es kommen aber auch psorische, syphilitische und vor allem tuberkulinische Impfreaktionen vor! – Impfreaktionen gehören also zu einem ganz bestimmten Typ chronischer Grundkrankheit (Miasma[2]), welche im Körper des Kindes schon latent vorhanden ist (vgl. Teil 2, insbesondere auch die Fallbeispiele 4.3 und 4.4 in Teil 4).

So sind beispielsweise als deutliche Anzeichen eines *sykotisch belasteten Säuglings* Blähungen bzw. Blähungskoliken, Windeldermatitis bis hin zu offenen und nässenden Hautarealen im Windelbereich, Säuglingsschnupfen sowie Bindehautentzündungen mit Verklebungen von Wimpern oder Lidern zu nennen. Alles in allem erste miasmatische Zeichen einer ernsthaften erblichen Belastung, welche sich mit den Jahren mit ständig neuen Gesichtern immer weiter entwickelt und mit der Zeit zur Destruktion des Organismus führt.

Eine Impfung ist nun in der Lage, die miasmatische – häufig sykotische oder tuberkulinische – Prädisposition, welche das Kind von seinen Eltern

---

1 Constantine Hering (1831), Stapfarchiv 10, 24–32: „Ich habe deutlich gesehen, und mehr als einmal, und von ähnlichen Fällen viel gehört, dass *Kinder vom Tage der Impfung an kränkelten, und die früher blühend gesund waren, es nachher nie wieder so geworden sind,* … ferner daran, wie oft die Impfung der Schutzpocken auch eine Krätzimpfung sein möge, und die erzeugte Komplikation dann weit schwerer zu überwinden ist.“ (Hervorhebung durch den Verfasser; Krätze: Hahnmanns Miasma „Psora“, siehe Anhang A.4)

2 siehe Begriffserläuterungen (Anhang A.4), siehe dort auch Psora, Sykosis, Syphilis und Tuberkulinie

geerbt hat, zu aktivieren. Die latente Sykosis oder Tuberkulinie, die zuvor kaum wahrnehmbar war, erwacht aus ihrem Dornröschenschlaf und kommt an die Oberfläche. Sie kann sich in vielfältigen Formen zeigen. In nicht wenigen Fällen verbindet sie sich sogar mit einem anderen aktiven Miasma, welches dem kleinen Erdenbürger sowieso schon zu schaffen macht, und richtet so verheerende Wirkungen an.

Erinnern wir uns an die Gesetzmäßigkeiten der Klassischen Homöopathie: Alles Chronische geht zurück auf nur drei beziehungsweise vier chronische Grundkrankheiten, die sogenannten *Miasmen* (vgl. Kapitel 2.6)! Das sind die *Psora*, die *Sykosis*, die *syphilitische Konstitution* und die *Tuberkulinie*, auch *Pseudopsora* genannt. Indem diese Miasmen mit Hilfe der Homöopathie schrittweise eliminiert werden, findet der Organismus wieder zur Gesundheit – und zwar zu andauernder, (fast) absoluter Gesundheit.

Auf unsere Impfthematik bezogen bedeutet dies, dass *die Homöopathie durchaus in der Lage ist, oben genannten Aktivierungsprozess zurückzudrehen.* Mehr noch! Die miasmatische Konstitution lässt sich zumeist gänzlich ausrotten, so dass die Prognose recht positiv ist und es häufig zu völlig unauffälligen Kindern kommt (vgl. Fallbeispiele in Teil 4). Unüberbrückbare Schwierigkeiten entstehen in der Regel erst dann, wenn schon schulmedizinisch über Jahre hinweg mit schwersten Medikamenten therapiert oder einschneidende Operationen als notwendig erachtet wurden. Aber auch dann ist noch verhältnismäßig viel zu erreichen!

Bei der chronischen Anamnese wird der Homöopath immer nach Impfungen fragen. Insbesondere ist er daran interessiert, wie viele Impfungen in welchem Zeitraum durchgeführt und wie diese vertragen wurden. Selbst kleinste „Unauffälligkeiten“, die manchmal nach einer Impfung beobachtet werden können – wie zum Beispiel Fieber oder ein kleines Zucken mit Armen oder Beinen[1] –, aber auch Auffälligkeiten – wie vermehrte Schlafsucht, Interessenlosigkeit, schrilles Schreien, ein offensichtlicher Entwicklungsknick und dergleichen mehr – sind für ihn von großer Bedeutung. Es sind aber nicht nur die Überreaktionen, welche ihm eine mögliche Impfreaktion anzeigen! Auch „Unterreaktionen“ – wie beispielsweise das Nicht-Angehen von Pocken, weshalb dann Wiederholungsimpfungen durchgeführt wurden – können wegweisend für seine Mittelwahl sein. Gerade eine nicht-angegangene Impfung – wenn keinerlei lokale Erscheinungen aufgetreten sind, mit denen sich der Organismus mehr oder weniger von den

---

[1] Unter Umständen die einzigen Hinweise auf eine postvaccinale Encephalopathie, welche ja relativ symptomlos verläuft (siehe Kapitel 1.7)!

eingebrachten Toxinen befreit – greift tief in die Konstitution ein; das „Angehen“ wird zu einem chronischen Prozess, der sog. chronischen Vaccinose.

Impfungen – so bestätigt die homöopathische Praxis immer wieder – *miasmatisieren* also (Aktivieren der miasmatischen Prädisposition und/oder Setzen völlig neuer Miasmen). Zumeist handelt es sich dabei um eine (nahezu) flächendeckende *Sykotisierung breiter Bevölkerungsschichten*, worauf schon Professor Allen vor ca. 100 Jahren (!) hingewiesen hat: „Impfung macht die ganze Rasse sykotisch ... und ist besonders gefährlich für Kinder und ganz besonders für das tuberkulinische Kind.“ (da durch die zusätzliche Sykotisierung zwei sehr destruktive Miasmen im kindlichen Organismus zusammenkommen – Anm. des Verfassers)

1.10 Kinderkrankheiten aus homöopathischer Sicht

Die natürliche Immunität beruht nicht nur auf dem Vorhandensein von Antikörpern, sondern einer ganzen Reihe von generellen und lokalen Abwehrkräften. Oberstes Gesetz ist immer wieder das zu beobachtende Phänomen: „Ein Gesunder wird nicht krank.“ (Dr. Eichelberger). Dies scheint auf den ersten Blick ein Allgemeinplatz zu sein. Aber – wer kann schon von sich behaupten, wirklich vollkommen gesund zu sein? *Absolute Gesundheit ist – homöopathisch gesehen – gleichbedeutend mit „frei von Miasmen“!* Wer kann sich so glücklich schätzen und von absoluter Gesundheit sprechen? Die meisten von uns haben irgend eine latente chronische Grundkrankheit geerbt oder erworben. Vielfach sind es sogar Kombinationen oben genannter vier! Die Voraussetzung jeglicher Erkrankungen ist demnach das Vorhandensein einer Schwäche.

Wenn nun ein Kind an einer *Kinderkrankheit* erkrankt, so ist dies als *positiver Versuch der Natur* zu werten, *sich von einem dieser ererbten chronischen Miasmen vorübergehend* – für vielleicht fünf bis zehn Jahre – *zu befreien* (syphilitisch: Scharlach, Diphtherie; tuberkulinisch: Keuchhusten, Masern, Röteln; sykotisch: Mumps, Windpocken). Diesen *miasmatischen Selbstheilungsversuch* beschreibt John Henry Allen in seinem Werk *„Die chronischen Krankheiten – die Miasmen“* sehr treffend: „Wenn sie (die Kinderkrankheiten, Anm. des Verfassers) richtig mit den homöopathischen Einzelmitteln behandelt werden, verschwinden sie ohne Nachkrankheiten, wobei das ganze System weitgehend von seinem vorhandenen Miasma befreit und erneuert worden ist. Wenn aber diese Krankheiten falsch behandelt werden, können wir jede Art chronischer miasmatischer Stauung (d.h. Komplikation, Anm. des Verfassers) bekommen, die entweder für immer bleibt oder mit der Zeit das Leben vernichtet."

So gesehen, können wir auch besser verstehen, dass nicht jedes Kind jede Kinderkrankheit durchmacht! – Der Organismus braucht diese Krankheit für seine Entwicklung! Und das nicht nur auf organischer Ebene! – Viele von uns werden schon festgestellt haben, dass ihr Kind nach einer durchgemachten Kinderkrankheit nicht nur körperlich stabiler geworden ist, sondern auch geistig reifer und verständiger. Häufig wird berichtet, dass ein Kind auf einmal ganze Sätze spricht, während es zuvor nur Ein- bis Zweiwortsätze konnte. Andere sind von Stund an trocken und nässen nicht mehr ein. Oder sie verlieren nach überstandener Krankheit ganz spontan ihre Stolperneigung und fallen nicht mehr „unglücklich" aufs Gesicht.

Vielfach werden Kinderkrankheiten auch durch die chronische homöopathische Behandlung geradezu „provoziert", damit das zur Zeit aktive Miasma erfolgreich abtreten kann, was gewissermaßen ein Beweis dafür ist, dass *Kinderkrankheiten einen miasmatischen Touch haben* und keinesfalls verteufelt werden dürfen. Genau das Gegenteil ist richtig! *Sie schaffen den Boden für eine verbesserte Entwicklungsmöglichkeit des kindlichen Organismus.* So habe ich beispielsweise die Ausheilung der Krankheitsneigung einer regelmäßig auftretenden frühkindlichen(!) Migräne (Schulmädchen der 2. Klasse!) nach einem – während der antimiasmatischen chronischen Kur – durchgemachten Scharlach erlebt!

In jeder Kinderkrankheit findet also ein Reifungsprozess statt, der für die menschliche Entwicklung notwendig ist.

Dies gilt aber nur dann, wenn die Krankheit in Ruhe gelassen wird. Eine Behandlung mit fiebersenkenden Mitteln, Antibiotika, Cortison oder anderen unterdrückenden Medizinen hat strengstens zu unterbleiben! Dadurch würde der Körper in seinen ausleitenden Funktionen massiv behindert werden, was sowohl einer Unterdrückung der vagotonen Heilungsphase (siehe Bild 1, Kapitel 1.5.2) als auch der Torpedierung der miasmatischen Not- und Sonderfunktion dieser Kinderkrankheit gleichkäme. Auch bei jeglicher Form lokaler Anwendungen ist Vorsicht geboten, denn der Krankheitsprozess *ist ja bekanntlich energetischer Natur und nicht materieller!* (vgl. Kapitel 2.2) Nicht der Ausschlag ist die Krankheit; sie zeigt sich nur durch ihn, und dieser ist notwendig für den Reinigungsprozess

Grundsätzlich gesehen besteht die Möglichkeit, dass eine Kinderkrankheit die Gesundheit eines Kindes verbessern oder verschlechtern kann. Die *ererbten und/oder erworbenen Miasmen* (*Intensität* des einzelnen Miasmas und *Komplexität*, d.h., das Vorliegen mehrerer Miasmen), die *Lebenskraft des einzelnen Kindes* (z.B.: Wurde zuvor schon des öfteren unterdrückend bzw. lokal therapiert?) sowie die derzeitige *Therapie* der akuten Kinderkrankheit (z. B. immunsuppressiv oder mit der Natur) spielen dabei die zentrale Rolle, ob es aus der Erkrankung gesünder hervorgeht oder nicht. Reicht die Kraft des kindlichen Organismus nicht aus, um einen bereinigten, verbesserten Gesundheitszustand herzustellen, so kann es passieren, dass schwerwiegende Folgekrankheiten auftreten (z. B. Lungen-, Herz-, Hirnhaut-, Nierenentzündungen etc.). Diese gehen aber immer auf das Konto früherer verabreichter Impfungen, häufiger Antibiotikagaben, Cortisontherapie und dergleichen mehr, denn *dadurch wird der frühkindliche Organismus in seiner Selbstregulationsfähigkeit sehr beeinträchtigt.* Ein sehr auffallendes Zeichen, welches in diese Richtung weist, ist, dass *die meisten Kinder von heute (und Erwachsenen ebenso) kaum noch ein vernünftiges Fieber produzieren können!* Temperaturen von um die 38 °C sind leider „normal" geworden, was jedoch, rein *biologisch gesehen, als Alarmsignal der Natur* zu werten ist.[1] Physiologisch normal wären Werte von ca. 40 °C, also kurz, heftig und bereinigend, um die Krankheit quasi „auszukochen", und nicht lang anhaltend, schleppend und anstrengend.

Um es noch einmal in aller Deutlichkeit zu sagen: *Es ist nicht die Kinderkrankheit, welche etwaige Komplikationen verursacht, sondern die Prädisposition, der erblich bedingte Hintergrund, das Miasma – sozusagen die Krankheit hinter der Krankheit!*

Selbstverständlich können Kinderkrankheiten durch gezielte Homöopathie unterstützt werden, so dass sie ohne Komplikationen verlaufen und bleibende chronische Schäden vermieden werden. Ein Homöopathikum wird den Organismus in seinem Ausscheidungsprozess unterstützen und

---

[1] Wissenschaftliche Untersuchungen des Deutschen Krebsforschungszentrums aus dem Jahre 1987 bestätigen die segensreiche, heilende Wirkung von Fieber. So wurde festgestellt, dass Menschen, die in ihrer Jugend kein Fieber hatten oder deren fieberhafte Krankheitsprozesse ständig medikamentös (z. B. durch Antibiotika, Paracetamol etc.) unterdrückt wurden, im Alter einem 8-fach erhöhtem Krebsrisiko ausgesetzt sind, im Vergleich zu denen, die Fieber „haben durften" und deren Immunsystem deshalb noch spontan reagieren kann. Dies ist auch aufgrund der biologischen Naturgesetze zu erwarten, insbesondere des *Gesetzes der Zweiphasigkeit der Erkrankungen*, da Fieber stets in der vagotonen Heilungsphase auftritt und den Mikroben, unseren ehrenwerten Hilfsarbeitern, *optimale Arbeitstemperaturen garantiert*, was seit Jahrmillionen Entwicklungsgeschichte gegeben ist. Sein Wegdrücken bedeutet keinesfalls Heilung im ursprünglichen Sinne des Wortes, sondern aus der heilwirksamen Dauervagotonie zurück zur Dauersympathikotonie oder besser gesagt zu einer *Form der Regulationsstarre!* (Und genau dieses macht auch den Krebs aus: Dauersympathikotonie! Der Organismus kann nicht mehr automatisch umschalten auf Erholungsinnervation, auf Vagotonie.)

gegebenenfalls das Exanthem (den Hautausschlag) – sofern es sich um eine exanthematische Krankheit handelt, wie zum Beispiel bei Scharlach – richtig herausbringen. Durch diese Wirkungsweise – die biologischen Notfunktionen optimal zu unterstützen – kommt es nicht zu dem in Teil 2 diskutierten Phänomen der *Unterdrückung* (vgl. auch Anhang A.4, *„Unterdrückung"*). Das Offenhalten des physiologischen Notventils zur Ausscheidung schädlicher Toxine gewährleistet, dass der Heilungsprozess viel schneller verläuft und die Krankheit für den Patienten nicht so anstrengend empfunden wird. So dauert ein homöopathisch akut behandelter Scharlach meist nur eine Woche, wobei sich der kleine Patient sogar recht wohl fühlt (sonst meist ca. drei Wochen bei vielfach deutlich schwererem Verlauf), oder ein Keuchhusten sage und schreibe drei bis 14 Tage (gerechnet ab Behandlungsbeginn), welcher in der Literatur sowie in schulmedizinischen Praxen als sehr langwierig und hartnäckig angesehen wird (sechs Wochen bis hin zu drei Monaten, aber auch deutlich länger).

Darüber hinaus besteht in einigen Fällen auch die Möglichkeit, prophylaktisch homöopathisch zu schützen. Dies ist aber nur im Falle einer bestehenden Epidemie möglich und sinnvoll. Beispielweise lassen sich die Geschwister von Kindern, die an einer Kinderkrankheit leiden, welche gerade im Kindergarten „umgeht", durch die Gabe eines entsprechenden Arzneimittels in Hochpotenz, das die typischen Symptome dieser speziellen Epidemie insgesamt abdeckt (siehe *Genius epidemicus* im Kapitel 1.13), homöopathisch vorsorglich behandeln. – Ein solches Vorgehen bleibt nicht auf Kinderkrankheiten[1] beschränkt, sondern gilt für alle Infektionskrankheiten. Es hat von der Idee her nichts mit dem eigentlichen Impfen gemein und wird auch mit an Sicherheit grenzender Wahrscheinlichkeit nicht in allen Fällen zum Erfolg führen.[2]

1.11 Kinderkrankheiten und Impfen

Wird das Durchmachen einer für den Organismus notwendigen Kinderkrankheit durch eine konventionelle Impfung behindert, so gibt es keine Möglichkeit, sich von dem zur Zeit aktiven Miasma zu befreien. In der Regel kommt ein Schwelprozess in Gang, der nicht selten ins Chronische

---

1 Im Falle von Kinderkrankheiten ist eine derartige Prophylaxe allerdings nicht sinnvoll, da jene einen miasmatischen Touch haben und durchaus erwünscht sind im Sinne von Entwicklungsschub und Ausheilung des Miasmas.

2 siehe hierzu auch Kapitel 1.13 *„Homöopathisches Impfen?"*

abdriftet. Außerdem ist immer wieder feststellbar, dass eine Impfung nicht vor der Krankheit schützt, sondern diese nach einer Infektion bestenfalls gedämpft abläuft. Was aber im Allgemeinen unter „gedämpft“ verstanden wird, ist – mit der homöopathischen Brille betrachtet – sehr fragwürdig. Da ziehen sich Krankheiten recht häufig unterschwellig in die Länge, ein Hautausschlag kommt nicht richtig heraus oder der Organismus des Kindes ist nicht imstande, ein vernünftiges Fieber zu entwickeln! Das heißt, um es kurz und prägnant zu sagen: *Der Organismus ist seiner Selbstregulationsfähigkeit weitgehend beraubt!* In vielen Fällen kann man auch besonders schwere Infektionsverläufe beobachten (Phänomen der Hypersensibilität), wie zum Beispiel nach einer Grippeimpfung.

Die amerikanische Virologin Dorothy Hartmann, die als Spezialistin für Probleme der Röteln und Rötelnimpfung gilt, fand bei echten Röteln eine Zweiterkrankungsrate von nur etwa drei Prozent. Bei Geimpften stieg diese jedoch auf circa 80 Prozent an! *Mehr als die Hälfte der geimpften Kinder erkrankte also trotz Impfung!* Somit schließt die Rötelnimpfung die Gefahr einer erneuten Rötelninfektion während der Schwangerschaft keineswegs aus und damit auch nicht die Gefahr einer rötelnbedingten Schädigung des Ungeborenen (Rötelnembryopathie). Frau Hartmanns Rat: „Möglichst vielen jungen Mädchen sollte weiterhin die Möglichkeit belassen werden, schon als Kind die echten Röteln mitzumachen.“

Die von vielen Kinderärzten an den Tag gelegte Mentalität, dass man nicht nur das eigene Kind gefährde, indem man es nicht impfen lässt, sondern dadurch eventuell auch Schwangere anstecke und somit gleich drei Menschen auf dem Gewissen hätte, entbehrt jeglicher Realität. In meiner Praxis habe ich eine unmittelbare, schwere Folge einer (sogar unfreiwilligen!) Rötelnimpfung bei einem 13-jährigen Mädchen hautnah miterlebt: Chorea[1]! Wer möchte – bitte schön – als impfender Arzt dafür die Garantie und Verantwortung übernehmen, dass so etwas nicht passiert?

Die Impfviren können das Immunsystem nicht in dem gleichen Maße aktivieren wie die natürlichen „Wildviren“. Das zeigt sich zum Beispiel auch daran, dass die Antikörperkonzentration nach Impfung geringer ist als die nach natürlichen Erkrankungen. So sind also auch Säuglinge geimpfter

[1] Chorea: Veitstanz mit schnellen, unphysiologisch-arrhythmischen, unwillkürlichen Kontraktionen einzelner bzw. wechselnder Muskeln oder Muskelgruppen in fast allen Körperregionen; dadurch das Bild der allgemeinen motorischen Unruhe mit unwillkürlichen und unkontrollierbaren ständigen Bewegungen der Extremitäten, verbunden mit Grimassieren, Schnalzen, Beeinträchtigung des Sprechens, Muskeltonusverminderungen, Reflexabschwächungen etc.

Mütter schlechter „geschützt"! Zudem tritt bei einem Großteil der Geimpften von Anfang an gar kein wirksamer Impfschutz auf (Impfversager). Im Gegenteil: Tabellen der Seuchenverläufe zeigen, dass Geimpfte sogar häufiger und schwerer erkranken als Nicht-Geimpfte.

Impfung ist – auch bei Kinderkrankheiten – nicht gleichbedeutend mit durchgemachter Krankheit! Weder wird lebenslange Immunität erzielt, noch werden Reifeeffekte beobachtet! Auch die Möglichkeit zu erkranken wird nicht beseitigt – das zeigen die Erkrankungen nach Impfungen.

1.12 „Impf-Kunstkrankheit" contra homöopathische Kunstkrankheit

Von Impfärzten wird gelegentlich das Argument der Kunstkrankheit – einer durch eine Impfung gezielt künstlich hervorgerufenen, abgeschwächten Erkrankung – angeführt und gleichzeitig darauf hingewiesen, dass die Homöopathie gerade auf derlei Gedankengut basiere und der Impfgedanke nichts grundlegend anderes sei. Ihr Begründer Hahnemann spräche auch von Kunstkrankheiten, die dem kranken Organismus durch das ähnliche Arzneimittel – dem Simile – aufgeprägt würden und so die Krankheit bis zur vollständigen Heilung schrittweise zurücknähmen (vgl. Kapitel 2.4). Eine Impfung ließe sich demnach ohne Mühe in die Anschauung der Homöotherapie einpassen!

Rein oberflächlich betrachtet scheint dies auf den ersten Blick zu stimmen. Doch bei genauerer Analyse wird man gewahr, dass diese Ansicht nicht ganz korrekt, ja sogar total verkehrt ist, denn es gibt doch einen „kleinen" Unterschied, der diese Analogie ad absurdum führt, so dass die ganze Argumentation wie ein Kartenhaus kläglich in sich zusammenbricht.

In der *Homöopathie* wird dem *individuellen Menschen* aufgrund seiner *krankhaften Symptome*, welche objektiver und subjektiver Natur sein können, ein *ähnliches Mittel* verabreicht, welches die Kraft hat, diesen kranken Menschen zu heilen. Bei dem *Simile* – dem Mittel, welches nach dem kosmischen Gesetz des Ähnlichkeitsprinzips *individuell* ausgesucht wird – handelt es sich um ein hoch-potenziertes *nicht-materielles, energetisch wirkendes, geistartiges (d.h. feinstoffliches) Arzneimittel*, welches nicht auf chemischer Basis (sondern nach physikalischen Prinzipien!) agiert. – Die *Idee* ist also der *krankhafte Mensch als Ganzes (als Indiviuum)*, dem das *Bild eines Arzneimittels* gegenübergestellt wird!

Ganz anders bei den Impfungen! Hier werden *gesunde Menschen* mit *biochemischem Material belastet*, auf welches der Organismus überhaupt nicht vorbereitet ist. Dieser hat *noch nicht das Terrain* für eine derartige Invasion von Mikroorganismen (Mikroben) oder deren Stoffwechselprodukte geschaffen (siehe Bild 1, Kapitel 1.5.2). – Das Vorgehen ist also hier ein *grobstoffliches*. Nicht der kranke Mensch wird behandelt, sondern (weitgehend) *gesunde Menschen* werden – *ohne Rücksicht auf deren Individualität* – mit Mikroben verseucht, welche in dieser Anzahl während der Eutonie (vegetative Innervation in gesundem Zustand) sonst nicht auftreten. Darüber hinaus denke man auch an das *artfremde Eiweiß* und die vielen *Zusatzstoffe* der Impfungen, wie beispielsweise *Thiomersal*, welches zu 50 % aus reinem Quecksilber besteht und ein reines *Nervengift* ist, oder Aluminiumsulfat, Azeton (Lösungsmittel), Phenol etc.[1], neuerdings sogar Nano-Partikel (!), welche direkt in den Organismus gelangen, unter Umgehung der gesamten Abwehr! Streng genommen müsste man solch einen toxischen „Cocktail" eher trinken, damit wenigstens die Salzsäure des Magens, die Peyer'schen Plaques des Darms oder die Leber besser neutralisieren und entgiften können. Aber welcher normal denkende Mensch würde bei Kenntnis dieser Inhaltsstoffe so etwas freiwillig tun?

Demnach liegen *Welten* zwischen der *homöopathischen Kunstkrankheit* und der *vermeintlichen „Impf-Kunstkrankheit"!* Letztere ist im engeren Sinne überhaupt keine echte Kunstkrankheit (jedenfalls nicht so, wie sich das die Vertreter der Schulmedizin vorstellen), da die Mikroben den Organismus in einem völlig anderen Innervationszustand, nämlich in der *Eutonie* (d. h. im gesunden Zustand), treffen, was in der Natur nicht vorgesehen ist. (Diese treten ja ausschließlich in der *dauervagotonen Heilungsphase* auf und dann auch nur solche, welche gerade für das entsprechende Organgewebe gebraucht werden; z. B. Streptokokken bei HNO-Infekten!)

Selbstverständlich wird dem Organismus durch Impfstoffe dennoch eine künstlich herbeigeführte Krankheit aufgeprägt, welche speziell auf das *zentrale Nervensystem* – und damit auf das *Gehirn* – wirkt (Stichworte: *artfremdes Eiweiß, Quecksilbervergiftung* und *Encephalopathie*, d. h. diffuse Gehirnerkrankung) und somit *nachhaltig chronisch krank* macht, und zwar immer, je nach *miasmatischer Vorbelastung* (siehe Beispiele in den Anhängen A.1 und A.2). In vielen Fällen liegen allerdings *Monate bis Jahre dazwischen*, bis dies in seinem vollem Ausmaße offenbar wird.

---

[1] siehe Kapitel 1.19 *„Gefahrenpotential aus den Impfstoffen selbst"*

1.13 „Homöopathisches Impfen“?

Einige homöopathische Fachkreise vertreten leider immer wieder die Lehrmeinung, homöopathisch impfen zu können, und gehen damit sogar an die Öffentlichkeit. So werde ich in der Praxis und auf Vortragsveranstaltungen immer wieder von jungen Eltern, aber auch von Therapeuten, zu dieser Thematik angesprochen. Mittlerweile ist es schon so weit, dass mir Patienten, beispielsweise aus dem Raum Bodensee und Umgebung, berichtet haben, dort ansässige Therapeuten würden regelrecht für bzw. mit homöopathischem Impfen werben. Aus diesem Grunde scheint es an der Zeit, zu dieser Thematik grundlegend Stellung zu nehmen.

Gesetzt den Fall, das homöopathische Impfen funktionierte, dann wäre auch denjenigen Eltern geholfen, die sich mit der schwierigen Impfthematik nicht recht auseinandersetzen wollen und/oder keine Verantwortung übernehmen möchten und sich alle Entscheidungen lieber abnehmen lassen. Die schulmedizinische Konzeption bleibt dabei vom Prinzip her bestehen; nur man macht alles „viel harmloser“ und eben „homöopathisch“, d. h. landläufig gesagt, ohne Nebenwirkungen.

Doch dies kann in Wirklichkeit nicht funktionieren, denn es geht an Hahnemanns homöopathischem Gedanken – Similia similibus (Ähnliches durch Ähnliches) – vorbei! Es ist – genaugenommen – ein allopathisches Vorgehen mit dynamisierten Mitteln. Um es ganz klar und deutlich zu sagen: *Es gibt keine homöopathischen Impfungen und es wird auch nie welche geben! Homöopathie ist nur in einer Similebeziehung möglich*; d. h., ohne individuelle Zeichen, Symptome und Zusammenhänge (wie z. B. auslösende Ursachen etc.) lässt sich das richtige Arzneimittel nicht bestimmen; und schon gar nicht vorab. Man kann es nicht oft genug wiederholen: *Homöopathie ist Individualtherapie!* Jeder braucht sein eigenes persönliches Mittel. So können beispielsweise fünf verschiedene Keuchhustenpatienten durchaus fünf verschiedene Arzneimittel benötigen, was jedoch im Vorhinein in keiner Weise kalkulierbar ist. Oder woher will man wissen, wie der jeweilige individuelle Verlauf der Erkrankung aussehen wird?

Schauen wir uns die Zusammenhänge einmal am Beispiel Masern an (Bild 2)! Für die Erkrankung Masern hält das Kent'sche Repertorium 38 – seit etwa 200 Jahren – gut bewährte Arzneimittel bereit. Rechnet man die Masern-Nosode[1] Morbillinum mit hinzu, so stehen uns mindestens 39 ho-

[1] Nosode: homöophathisches Arzneimittel, welches aus einem Krankheitsprodukt hergestellt ist.

Hautausschläge / *Art – Masern*

Acon., *Am-c., Ant-c.,* **Apis**, *Arn., Ars., Bell.,* **Bry.**, Camph., *Carb-v., Carb-s.,* Cham., *Chel.,* Chin., *Chlor., Coff., Cop., Crot-h., Dros.,* **Euphr.**, *Ferr-p., Gels.,* Hyos., Ign., *Ip., Kali-bi.,* Kali-s., Mag-c., Nux-v., *Phos.,* Phyt., **Puls.**, *Rhus-t., Scil., Stram.,* **Sulf.**, Verat., Zinc.; zzgl. Morbillinum

Erläuterung: **3-wertige**, *2-wertige*, 1-wertige Arzneimittel

Bild 2: Masern-Rubrik im Kent-Repertorium

möopathische Mittel zur Verfügung, um im Ernstfall auf diese Kinderkrankheit reagieren zu können. Woher will der Therapeut nun im Vorhinein wissen, welches dieser Mittel im Sinne einer Impfung prophylaktisch schützen wird?

Eine gezielte Prophylaxe – im Sinne einer vorab gegebenen Hochpotenz kann es daher nicht geben, selbst dann nicht, wenn einige Homöotherapeuten dies so propagieren[1]. Sie tun der Impffrage und Homöopathie damit keinen Gefallen und gefährden trotzdem Menschen, da die angeblichen homöopathischen Impfungen keinen sicheren Schutz verleihen können und eine vermeintliche Sicherheit vortäuschen.[2] Auch die Gabe einer entsprechenden Nosode geht am eigentlichen Thema vorbei, denn erstens sind diese Mittel nicht vollständig geprüft – man weiß also nicht, was mit der Gabe dieser Nosode auf einen zukommt; demnach ist der Therapieverlauf überhaupt nicht kalkulierbar! – und zweitens wird hier eine gewisse Form der Isopathie propagiert, die so nicht richtig sein kann und nur Behauptung ist. Das würde ja andersherum auch bedeuten, dass z. B. Tuberculinum in jedem Falle bei akuter Tuberkulose helfen müsste, was jedoch nicht sein kann und Sie allein daran ersehen können, dass es eine ganze Reihe von Rubriken für

1 Einige Homöotherapeuten weisen darauf hin, dass sie mit „homöopathischen Impfungen" bei Reisen nach Fernost sehr gute Erfahrungen gemacht hätten. – Nun, dazu ist zu festzustellen, dass sich diese Patienten *nicht(!)* schulmedizinisch haben impfen lassen und dass es ihnen schon aus diesem Grunde recht gut dabei ging. Dies sind jedenfalls die Erfahrungen aus meiner Praxis heraus, und ich habe direkte Vergleiche von z. B. ungeimpften Indienreisenden, die keinerlei gesundheitliche Probleme bekamen, zu deren mitreisenden geimpften Freunden, die ihre Reise überhaupt nicht genießen konnten.

2 Der bekannte Arzt und Psychotherapeut Dr. med. Ruediger Dahlke äußerst sich zu dieser Thematik in einem Impfbeitrag der Zeitschrift CO'Med, er habe schon Erkrankungsfälle trotz „homöopathischer Impfung" erlebt, z. B. bzgl. Malaria, und zweifelt – sogar als Nicht-Homöopath – die Verlässlichkeit dieses Verfahrens zurecht an.

die Tuberkulose gibt, die darüber hinaus auch noch recht viele andere Arzneimittel enthalten![1] – Jedenfalls habe ich in meiner Praxis bei derart vorbehandelten Patienten immer wieder enorme Negativwirkungen (z. B. im Sinne von Arzneimittelprüfungssymptomen) aufgrund von voreilig verabreichten Nosoden beobachten können! – Einzige Ausnahme von derartigen Gaben bildet das Lösen von sogenannten Impfblockaden, also erst im Nachhinein, wenn Impffolgen (Symptome aufgrund einer herkömmlichen Impfung) aufgetreten sind und individuell ausgesuchte Arzneimittel bislang keinerlei Wirkung zeigten! Eine solche Nosode oder auch Impfnosode soll dann die Klärung erzielen, um im Anschluss daran wieder ganz gezielt personenbezogene Arzneimittel einsetzen zu können.

Gestatten wir uns an dieser Stelle noch einen weiteren Hinweis. Abgesehen von der Wirkungslosigkeit der sog. „homöopathischen Impfungen" und dem Verstoß gegen die homöopathischen Gesetzmäßigkeiten ist meines Erachtens dieses in Mode kommende, propagierte Vorgehen aus einer ganz anderen Sicht recht gefährlich: Es trägt die Idee der Impfungen weiter und gibt dem schulmedizinischen Gedanken fortwährend Nahrung, so dass damit – ohne dies eigentlich zu wollen – den Impfbefürwortern in die Hände gespielt wird. Also das genaue Gegenteil der ursprünglichen Intentionen! Die Impfungen werden demnach viel langsamer verschwinden, denn sie werden zunehmend durch eine immer breiter werdende Öffentlichkeit aus dem Lager der Naturheilkunde indirekt unterstützt! – Nach dem kosmischen Gesetz, dass jeder Gedanke die Kraft und den Drang hat, sich zu manifestieren! – Aus diesem Grunde ist es äußerst wichtig, mit einer derart falsch verstandenen Homöopathie aufzuhören.

Die *beste Prophylaxe* gegenüber Erkrankungen ist immer eine *anti-miasmatische Behandlung* mit einer individuell festgelegten Abfolge von chronischen Similia. Hierdurch wird die Lebenskraft in die Lage versetzt, Krankheiten und Schädigungen – auch durch Impfungen – abzuwehren, da die chronischen Hintergrundgeschehen, die Miasmen, eliminiert werden und man so zu fast absoluter Gesundheit kommt.

Nur in Ausnahmefällen besteht die Möglichkeit, gezielt prophylaktisch homöopathisch vorzubeugen. Dies ist aber nur *bei Ausbruch einer bereits bestehenden „Seuche"* möglich. Beispielsweise lassen sich Kinder und

---

[1] Im Kent-Repertorium gibt es ganze 18 Rubriken für die Lungentuberkulose mit insgesamt 99 Arzneimitteln, wobei die Nosode Tuberculinum Koch alt nur zweimal vertreten ist, während beispielsweise die klassisch-sykotische Nosode Medorrhinum dagegen sechsmal genannt wird! Und Pulsatilla führt die Liste sogar mit acht Treffern an. Somit dürfte klar sein, dass nicht alle Tuberkulosefälle nach Tuberculinum verlangen.

Säuglinge, deren Geschwister im Kindergarten Kontakt mit Masern oder anderen Kinderkrankheiten hatten, durch die Gabe des entsprechenden Similes mit großer Wahrscheinlichkeit homöopathisch vorsorglich schützen. *Voraussetzung ist aber das gehäufte Auftreten der Infektionskrankheit und die Übereinstimmung des Similes mit dem sogenannten Genius epidemicus der Seuche.*[1] Das heißt, dass in einem solchen Falle die meisten erkrankten Kinder dasselbe homöopathische Arzneimittel bräuchten und dieses nun auch vorab den noch nicht erkrankten – quasi als Prophylaxe – gegeben werden kann. Dies gilt selbstverständlich für alle Infektionskrankheiten und bleibt nicht auf Kinderkrankheiten beschränkt; es hat auch – wie bereits weiter oben angedeutet – von der Idee her nichts mit dem eigentlichen Impfen gemein! Dennoch sollte diese Maßnahme im Falle von Kinderkrankheiten (bis auf wenige Ausnahmen) unterbleiben, da die Kinderkrankheiten aufgrund der miasmatischen Zusammenhänge eine Sonderfunktion haben und für die Entwicklung des kindlichen Organismus durchaus erwünscht sind (miasmatische Entlastung), deshalb also nicht behindert oder unterdrückt werden sollten. Das beste wäre eine gezielte homöopathische Akutbehandlung, um den Ausscheidungsprozess zu beschleunigen, so dass die Krankheit in der Regel sehr glimpflich abläuft und meist auch der gewünschte Entwicklungssprung zu verzeichnen ist.

Zu guter Letzt noch ein Auszug aus der offiziellen *„Stellungnahme des Deutschen Zentralvereins homöopathischer Ärzte“*, welcher bereits zu Hahnemanns Zeiten gegründet wurde: „Es gibt keine ‚homöopathischen Impfungen‘. *Kein homöopathisches Mittel ist in der Lage, eine nachweisbare Immunisierung hervorzurufen. Vor dem Ersatz einer notwendigen Impfung durch die Einnahme homöopathischer Medikamente wird gewarnt.* Ganz anders ist die homöopathische Vorbeugung von Erkrankungen zu bewerten. Sie ist möglich, wenn im Rahmen einer Epidemie oder bei ansteckenden Krankheiten im persönlichen Umfeld die zu erwartende Krankheit in ihren Besonderheiten und charakteristischen Symptomen bekannt ist und das geeignete homöopathische Arzneimittel, auch unter *Berücksichtigung der individuellen Besonderheiten des Ansteckungsgefährdeten*, sorgfältig ausgewählt wird.“ (Hervorhebungen durch den Verfasser)

Auch der homöopathische *Kinder- und Jugendarzt Dr. med. Martin Lang*

---

[1] Der sog. *Genius epidemicus* prägt ein uniformes Krankheitsbild und repräsentiert die Seuche im Ganzen. Der Homöopath Professor Dr. John Henry Allen sagt ganz klar: „Der Genius epidemicus ist genau dasjenige Mittel, das die Gesamtheit der vorhandenen Erkrankungen deckt und nicht nur die Symptome, die in irgendeinem einzelnen Patienten gefunden werden.“

aus Augsburg stellt auf seiner Internetseite die Frage: „Gibt es eine homöopathische Impfung?“ und führt u. a. dazu aus: *„Das Märchen von der homöopathischen Impfung*: Nach der klassischen homöopathischen Lehre ist die Verabreichung von Arzneistoffen an gesunde Menschen nichts anderes als eine Arzneimittelprüfung. Als solche wird sie beim Gesunden in der Regel auch Symptome auslösen. ... *Die homöopathische Impfung gehört zu den unseriösen Entwicklungen in der Medizin.* Es ist wohl der Versuch, aus dem Bekanntheitsgrad der klassischen Homöopathie kommerziellen Nutzen zu ziehen. Eine Schutzwirkung homöopathischer Impfungen ist niemals festgestellt oder gar erforscht worden.“

Und die sehr bekannten homöopathischen *Kinder- und Jugendärzte Dr. med. Herbert Pfeiffer* aus Hofheim, *Dr. med. Michael Drescher* aus Neutraubling und *Dr. med. Martin Hirte* aus München nehmen in ihrem Buch *„Homöopathie in der Kinder- und Jugendmedizin“* zu diesem speziellen Thema, wie folgt, deutlich Stellung: „Eine spezielle Krankheitsprophylaxe im Sinne einer Impfung existiert in der Homöopathie streng genommen nicht, da die *Arzneiwahl stets auf einer bereits vorhandenen Symptomatik basiert.* ... Viele Homöopathen veröffentlichten seither Vorschläge zur Prophylaxe von Infektionskrankheiten mit homöopathischen Arzneimitteln – nicht selten ohne große Übereinstimmung. Dies hat seinen Grund darin, dass die *Natur einer Epidemie nicht allein durch das infektiöse Agens bestimmt* wird, sondern auch *durch andere Faktoren wie etwa Jahreszeit und Klima oder politische, ökonomische oder soziale Umstände*. Die indizierten Arzneimittel können daher Jahr für Jahr oder sogar Monat für Monat wechseln. ... Der sorgfältig arbeitende homöopathische Arzt hat die Aufgabe, die jeweilige Epidemie gewissermaßen zu individualisieren und ihren *Genius epidemicus* ausfindig zu machen. Erst dann hat er Arzneimittel in der Hand, die er zur Prophylaxe an Gesunden einsetzen kann. ... *Krankheitsnosoden* wie *Pertussinum, Parotitinum, Rubella, Morbillinum, Influencinum, Scarlatinum, Diphtherinum, Anthracinum* etc. sind jedoch *weder am Gesunden geprüft, noch werden sie immer nach homöopathischen Prinzipien verabreicht.* Wiederholte Gaben nicht indizierter homöopathischer Mittel sind problematisch, da sie zu Prüfungssymptomen führen und schlimmstenfalls durch Erzeugung eines Arzneimittel-Miasmas *echte Krankheiten homöopathisch unheilbar machen können.* ... Nachdem *in jüngerer Zeit mehrere Malariafälle trotz ‚homöopathischer Impfung‘* bekannt wurden, wurden niedergelassenen Ärzten, die Patienten eine ‚homöopathische Malaria-Prophylaxe‘ verordnen, sogar berufsrechtliche und strafrechtliche Konsequenzen angedroht (Arzneimittelkommission ddÄ).“ (Hervorhebungen durch den Verfasser)

1.14 *Impfungen, ein Verbrechen an unseren Kindern?*

Doch nun zurück zum Gedanken der künstlich herbeigeführten Impf-Krankheit, wie in Kapitel 1.12 dargestellt! Ähnlich sieht dies auch der französische Experte für Mikrobiologie und Virologie Professor Jean Tissot. *Impfung ist für ihn gleichbedeutend mit Anstecken. Die Impfung beschert dem Geimpften im günstigsten Fall die chronische Phase der Krankheit, eine Phase, die früher oder später zu unausweichlichen Komplikationen führt.* Diese Ansicht erscheint folgerichtig, wenn man bedenkt, dass eine Impfung nichts anderes ist, als die erzwungene Einführung einer größeren Anzahl von Krankheitserregern und artfremden Proteinen (Eiweißkörper) in den gesunden Organismus. Sie ist also eine *Maßnahme, welche das biologische Gleichgewicht unseres Organismus zu stören droht* und damit biochemische Schäden verursacht. Darüber hinaus ist eine Impfung aber auch ein Risiko für die Umgebung, denn der Impfling kann die Krankheit übertragen, gegen die er geimpft wurde, ohne selbst krank zu sein.

Die Statistiken aller Infektionskrankheiten der letzten 150 Jahre – auch derjenigen, gegen welche man keine Impfkampagnen durchführte, wie z.B.

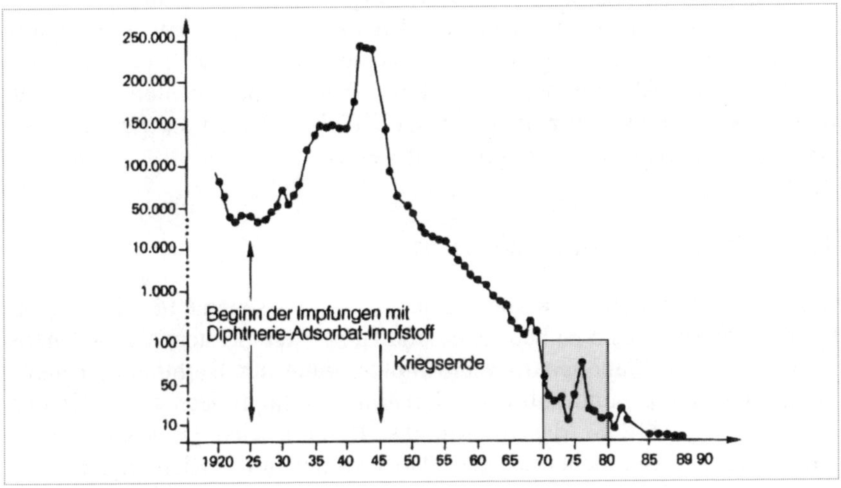

Bild 3: Erkrankungen an Diphtherie unter besonderer Berücksichtigung der Einführung von Impfungen
Quelle: „Impfen", Vortrag von Dr. med. G. Buchwald in Lahnstein, 3/1991
Anmerkung: Beachten Sie die mehrfache Änderung des Maßstabes!

Cholera und Scharlach – und daraus abgeleitete charakteristische Kurvenverläufe zeigen eindeutig den kontinuierlichen Rückgang der epidemischen Krankheiten. Dieser generelle Rückgang ist aber nicht auf die Einführung der Impfungen zurückzuführen – wie immer wieder behauptet wird, sondern *hygienisch-technisch-zivilisatorische Verbesserungen* der Gesamtlage unserer Bevölkerung sind dafür ausschlaggebend (Bau von Abwasserkanälen, Trinkwasserleitungen, sanitäre Einrichtungen in Städten [z. B. Müllabfuhr], persönliche Hygiene, Bekämpfung des Hungers, Anbau der Kartoffel, Maisanbau etc.), was sogar in einem Bericht der WHO[1] zugegeben wird. Die Impfungen, die erst viel später einsetzten, zeigen einen deutlichen Abbruch dieses erfreulichen Trends! Alle Kurvenverläufe, so weisen ernstzunehmende Fachleute – wie Dr. Buchwald und Frau Delarue – immer wieder nach, zeigen ab Beginn der Massenimpfungen Verschlechterungen der Seuchenverläufe. Das heißt, nach Beginn der Massenimpfaktionen verlangsamte sich der Rückgang der betreffenden Infektionskrankheit drastisch, beziehungsweise die Infektionsrate stieg sogar wieder an! (Bild 3) – *Die Impfungen sind also in einer Abschwungphase der infektiösen Erkrankungen zum Einsatz gekommen, nach ihrer Einführung lassen sich eher negative Einflüsse erkennen!*

Die Langzeitauswirkungen der Impfungen sind bislang keinem bekannt! „Wir haben uns gewöhnt, auf die großen und sofortigen Auswirkungen zu achten und alles andere zu ignorieren. Das Fehlen von genügend feinen Methoden zur Entdeckung von Schäden, bevor ein objektives Symptom erscheint, ist eins der ungelösten Probleme der Medizin.“, ein Zitat von Rachel Carson. Als Homöopath kann man dem nur beipflichten und hinzufügen, dass *bislang völlig ungeklärt ist, welche Schäden an die folgenden Generationen genetisch weitergegeben werden.*

1.15 Wenn impfen, dann nur ...

Eine weit verbreitete Meinung ist, jede Impfung separat für sich zu betrachten, entsprechend zu beurteilen und zu beraten. So stehen viele Therapeuten auf dem Standpunkt, wenn impfen, dann nur Diphtherie, Tetanus (Wundstarrkrampf) und Polio (Kinderlähmung). Impfungen gegen Kinderkrankheiten (MMR – Masern, Mumps, Röteln) seien grundsätzlich abzulehnen. Die Argumentation geht dabei immer in die Richtung, Kinderkrankheiten seien notwendig für den Reifeprozess des kindlichen Organismus und homöopathisch könne man sie gut unterstützen.

[1] WHO: Weltgesundheitsorganisation

Aus unserer Gesamtdiskussion geht jedoch für den aufmerksamen Leser eindeutig hervor, dass schon der *konventionelle Denkansatz einer Impfung fragwürdig* ist und diese deshalb überhaupt *keinen echten Schutz bieten kann.*[1] Letztendlich haben es genau oben genannte Therapeuten nicht verstanden, dass es bei den Impfungen um eine *grundsätzliche Frage* geht. Sie suggerieren und unterstellen mit ihrer Differenzierung unbewusst, dass es doch einen wirksamen Schutz durch Impfungen geben könne, und tragen auf diese Weise ungewollt zur Verbreitung von Angst und Panik bei; gar nicht erst davon zu reden, dass sie unseren Kindern nichts Gutes tun und durch ihr Verhalten unbeabsichtigt an der Verbreitung vieler chronischer Krankheiten indirekt mitbeteiligt sind. Darüber hinaus gibt es *genügend Zahlenmaterial darüber, dass Geimpfte die entsprechende Krankheit trotzdem bekamen, während Nicht-Geimpfte verschont blieben!*

1.16 Weitere wissenschaftliche Aspekte

Wenden wir uns nochmals der medizinischen Wissenschaft zu und befassen uns mit höchst interessanten Beobachtungen, die heute rundweg verschwiegen werden, da sie vielen sehr unbequem sind und weitreichende Konsequenzen erforderlich machten.

Professor W. F. Koch, der ein Buch über neoplastische und virale Infektionskrankheiten in den USA herausgab, befasst sich unter anderem mit dem Vaccinationsproblem: „Was über die Impfstoffstruktur bekannt ist, scheint logisch übereinzustimmen mit den statistischen Aussagen, welche zeigen, dass die paralytische ‚Polio' zugenommen hat, sowohl an Häufigkeit als auch an Gefährlichkeit durch den Gebrauch der Vaccine. ... Je mehr Vaccine verwendet wird, desto mehr scheint sich die tatsächliche Infektion auszubreiten."

Das wird besonders deutlich, wenn man bedenkt, dass die Polio als Folge von Impfungen meistens von den Polioviren des Typs 3 ausgelöst wird, die einzigen, welche Lähmungen verursachen. Die Polioviren vom Typ 1 und 2 hingegen, die nicht lähmen, befallen im allgemeinen jene Personen, welche die Polio auf natürlichem Wege bekommen.

„Alle derzeit bekannten Polio-Erkrankungen in den Kliniken Deutschlands sind ausnahmslos Impf-Poliomyelitiden, also direkte Folgen einer

[1] Das gilt auch für gentechnisch hergestellte Impfstoffe, denn das Prinzip der Antigen-Antikörper-Theorie bleibt dasselbe.

Impfung", so Dr. Buchwald bei einem Vortrag im März 1993 in Gauting, was sich auch in der homöopathischen Praxis immer wieder bestätigt.[1] Dies gilt logischerweise nicht für Deutschland alleine, sondern auch für andere Staaten. Beispielsweise hat das wichtigste amerikanische Kontrollorgan für Infektionskrankheiten, „Centers for Disease Control (CDC)" von Atlanta, laut einem Pressebericht vom Februar 1997 zugegeben, dass in der Zeit von 1980 bis 1994 fast alle Poliomyelitis-Fälle, die in den Vereinigten Staaten gemeldet wurden, durch die Verabreichung des oralen Polio-Impfstoffes hervorgerufen wurden! Und die Los Angeles Times klagt 1995 an: „In den USA ist heute die einzige Ursache für Polio die orale Poliovaccine, die routinemäßig Kindern verabreicht wird im gesellschaftlichen Bemühen, die Nation von dieser Krankheit zu befreien." In dieselbe Kerbe schlägt auch der bekannte Kinderarzt Professor Dr. Robert Mendelsohn aus Chicago: „Ich habe auf die Polio-‚Schutzimpfung' verzichtet, als Jonas Salk nachwies, dass der beste Weg, um in den Vereinigten Staaten an Polio zu erkranken, darin bestand, sich in der Nähe eines Kindes aufzuhalten, das unlängst mit der Sabin-Vaccine geimpft wurde." Tatsächlich lagen sich die beiden amerikanischen „Polioimpfstoff-Päpste" Salk und Sabin lange in den Haaren, weil jeder den anderen beschuldigte, für die weitverbreiteten Schäden der Polioimpfungen verantwortlich zu sein, vor allen in Ländern wie Brasilien, wo es vor der Impfung fast überhaupt keine Polio gegeben hatte und nun durch die Massenimpfungen die schwerste Polioepidemie der Welt ausgelöst worden war, und dass in allen europäischen Ländern, in denen nicht geimpft wurde, die Kinderlähmung ebenso – oder noch mehr – zurückgegangen ist, wie dort, wo geimpft wurde.

1.16.1 Transformation harmloser Erreger

Auch der britische Bakteriologe Griffith trägt zu diesen Beobachtungen sehr entscheidende und interessante Forschungsergebnisse bei. Er entdeckte schon in den zwanziger Jahren folgende Zusammenhänge über die bakteriellen Erreger der Lungenentzündung. Es gibt zwei Varietäten, die unter

[1] Ein Beispiel aus der homöopathischen Anamnese eines Erwachsenen: Im Alter von zwei Jahren gegen Polio geimpft. Daraufhin starke Reaktionen mit Fieber, schrillem Schreien, Steifheit. Sofortige Klinikeinweisung. Befund: „Ischiasneuralgie". „Als dann Lähmungserscheinungen auftraten, war ich für zwei Wochen ‚von der Bildfläche' verschwunden, d. h. für meine Eltern in der gesamten Klinik unauffindbar!" Die Polio (genau genommen: Impf-Polio), die später der Hausarzt diagnostizierte, sollte vertuscht werden. „Auf Anraten der Ärzte durfte ich nie wieder gegen Polio geimpft werden!"

dem Mikroskop eindeutig identifiziert werden können: eine sogenannte S-Form, welche sehr gefährlich ist, und eine harmlose R-Form. Er beobachtete, dass keine Erkrankung festzustellen ist, wenn entweder nur die harmlose R-Form oder nur die durch Sterilisation abgetöteten Überreste der gefährlichen S-Form anzutreffen sind. Treten jedoch beide zusammen auf, so konnte er immer eine tödlich verlaufende Lungenentzündung diagnostizieren, genau so, als wären nur die lebenden Bakterien der S-Form präsent. Der harmlose Stamm musste daher in den virulenten transformiert worden sein!

Diese Erkenntnis wurde später von Oswald T. Avery und anderen Forschern in den dreißiger und vierziger Jahren mehrfach reproduziert und wissenschaftlich erklärt (Stichworte: DNS, Konjugation, Transformation, Transduktion). Seither steht fest: *Aus jedem eingeimpften Krankheitserreger (ob tot oder lebendig) kann wieder ein virulenter (gefährlicher) Erreger werden. Es ist erwiesen, dass von „abgetöteten" oder „abgeschwächten" Viren zu sprechen, keinen Sinn hat.* Viren haben also ganz besondere Widerstands- und Mutationseigenschaften. Sie können jahrelang in einem Organismus latent vorhanden sein und erst krankheitserregend wirken, wenn ein anderes Virus, ein physischer oder chemischer Faktor oder ganz einfach eine Immunschwäche hinzukommen (Stress, Krankheit, Bestrahlung, Behandlung mit Antibiotika, Cortison oder anderen immunsuppressiven Mitteln, Impfungen, Chemo-Therapie, AZT etc.). *Deshalb hätte man spätestens von diesem Zeitpunkt an jegliche Impfung sowohl mit toten als auch mit lebenden (abgeschwächten) Erregern einstellen müssen!*

„Wir wissen, dass die Viren ein Reinkarnationsvermögen besitzen; auch wenn sie theoretisch zerstört erscheinen, erneuern sie sich in anderer Form", sagt der Berner Arzt Dr. Reinhardt. Niemand ist in der Lage, die Viren zu „töten"! *Viren, die für sich genommen relativ harmlos für den Menschen sind, können sich im menschlichen Körper mit anderen Viren zu äußerst gefährlichen Kombinationen vereinen (Polyformismus, d. h., die Viren werden aus ihrer Latenz umgewandelt und hochgradig pathogen). Deshalb ist von Mehrfachimpfungen besonders abzuraten.*

Viele Wissenschaftler sind sich inzwischen darüber einig, dass sie über die Erforschung der Erreger keine Lösung für die Behandlung als unheilbar geltender Krankheiten finden werden.

1.16.2 Polio braucht hypoglykämisches Terrain

Eine andere sehr aufschlussreiche Entdeckung bezieht sich auf die Kinderlähmung. In seinen wissenschaftlichen Forschungen weist Sandler nach, dass eine *Ansteckung mit Viren der Poliomyelitis nur dann möglich ist, wenn der Blutzucker unter die Norm absinkt.* Zu einer solchen Hypoglykämie (Unterzuckerung) kommt es als Gegenregulation nach vorherigem unphysiologischem Anstieg des Blutzuckers durch den Verzehr von fabrikzuckerhaltigen Nahrungsmitteln. Auch der Genuss von süßem Speiseeis an heißen Tagen, wenn anschließend durch Schwimmen in kaltem Wasser – infolge vermehrter Muskeltätigkeit bei gleichzeitiger Wärmeproduktion – Glukose (Zucker) im Gewebe verbraucht wird, hat eine drastische Unterzuckerung zur Folge.

Während der größten Polio-Epidemie 1948 in Nord-Carolina (USA) konnte Sandler den praktischen Nachweis für die sichere Wirksamkeit seiner einfachen Verhütungsmaßnahmen bringen, indem er über Rundfunk vor dem Genuss von Eiscreme und Süßigkeiten warnte. Tatsächlich kam es aufgrund dieser Hinweise schlagartig zu keinen neuen Infektionen mehr!

Aufgrund der Umsatzverluste der Zuckerindustrie (mehrere Milliarden Dollar) *durfte allerdings später über diese einfache Verhütungsmaßnahme nicht mehr berichtet werden.* Auch sein ins Deutsche übersetztes Buch „Sonderernährung verhütet Kinderlähmung“ war rasch vom Büchermarkt verschwunden.[1]

So liegt der Poliomyelitis eine andere Kausalität zugrunde, als bei den übrigen Infektionskrankheiten, denn sie hat zunächst primär nichts mit unseren hygienisch-technisch-zivilisatorischen Errungenschaften zu tun, wie dies bei den meisten anderen der Fall ist. Hygiene und dergleichen mehr konnten Polioepidemien nicht eindämmen. *Vielmehr macht der „hohe Lebensstandard“ mit Zuckerkonsum, Süßigkeiten und „Luxusgenussmitteln“ ein häufiges Auftreten der Polio in hochentwickelten Ländern möglich.* In unterentwickelten Ländern mit schlechten sanitären Verhältnissen, dort wo der Zuckerkonsum pro Kopf sehr gering ist, gibt es auch so gut wie keine Kinderlähmung; Epidemien sind unbekannt und Paralysen selten.

Früher war man häufiger der Meinung, Polio trete besonders oft bei heißem Wetter auf und wäre demzufolge eine Form von Sommerepidemie. Richtig ist, dass Polio primär nichts direkt zu tun hat mit heißem Wetter. Nur indirekt gibt es einen Zusammenhang, denn bei heißem Sommerwetter

---

[1] Vor einigen Jahren von Dr. Bruker wiederentdeckt, überarbeitet und seitdem wieder verfügbar (siehe Quellenverzeichnis).

steigt der Verzicht auf vitalstoffreiche Kost. Es wird eher leichte Kost bevorzugt; eiweißhaltige Nahrungsmittel werden ersetzt durch Süßspeisen und durststillende – meist zuckerhaltige – Getränke, Eiscreme etc. Das heißt, es steigt drastisch der Verbrauch zuckerhaltiger Nahrungsmittel. Damit steigt auch zunächst der Blutzuckerspiegel unphysiologisch stark an, um dann anschließend – als Kompensation (Gegenregulation) des Organismus – dramatisch abzusinken (unter 80 mg/100 ml), so dass physiologisch gute Bedingungen für das Poliovirus gegeben sind.

Bestätigt wird diese Gesetzmäßigkeit durch Sabins(!) eigene Beobachtungen (Entwickler des oralen Polioimpfstoffes), ohne dass ihm diese Zusammenhänge selber wirklich bewusst wurden. Er stellte fest, dass unter den amerikanischen Truppen in China, Japan und auf den Philippinen die Kinderlähmung immer wieder ausbrach, nicht aber unter den eingeborenen Kindern und Erwachsenen in diesen Gebieten! Die Polio war eine der Haupttodesursachen unter den dort stationierten Truppen der USA seit Beendigung der Kämpfe geworden, und die enge menschliche Berührung konnte keine Erklärung für die sich wiederholenden Sommerepidemien sein. Darüber hinaus war verblüffend, dass die Epidemien, im Gegensatz zu den anderen Kinderkrankheiten, *während* der Schulferien auftraten, also immer dann, wenn die Kinder „in alle Winde verstreut waren“, und nicht, wie z. B. bei den Windpocken oder Masern, in der Zeit, wo sehr viele Kinder zusammen sind und wo es dann regelrechte Ausbrüche in Kindergärten und Schulen gibt.

Diese Wechselwirkungen zeigen in aller Deutlichkeit, dass *die Polio etwas mit „High-Tech“ unserer Nahrung zu tun hat,* denn im Sommer steigt der Konsum von „nicht-lebendiger Nahrung“ exorbitant, ganz besonders in Form von Fabrikzucker und Auszugsmehlen, und damit auch die chronische Unterzuckerung, also die physiologische Voraussetzung der Polioviren, welche oberflächlich auf den Schleimhäuten sitzen, tiefer zu dringen. Das Essverhalten der GI's im Sommer war im wesentlichen auf „Junk-Food“ beschränkt, wohingegen die Einheimischen nicht „in den Genuss“ dieser Zivilisationskost kamen und somit auch nicht gegen die Natur verstießen, so dass sie während dieser Epidemien, die ja quasi artifiziell durch das „Gegen-die-Natur-Konsumieren“ ausgelöst wurden, immun blieben.

Erwähnenswert ist auch, dass sich damals das Gesundheitssystem auf den Philippinen Impfungen einfach nicht leisten konnte, so dass die Kinder dort noch relativ unmanipuliert aufwachsen konnten. Dies spiegelte sich dann auch darin wider, dass es so gut wie keine Verhaltensstörungen, keine Infektionen, keine Allergien und Ekzeme gab und bei den Erwachsenen auch keine chronischen Erkrankungen, wie sie im Westen bekannt sind. Die einzige Ausnahme bildeten die wenigen Reichen, da sie Impfungen und den sonstigen Wohlstand, ob medizinisch oder ernährungsbedingt, bezahlen konnten.

1.16.3 Erfolge gegen Polio schon vor über 50 Jahren

Eine andere, nicht mindere Entdeckung, kommt aus Frankreich von Dr. A. Neveu 1943, welcher die Studien von Professor Delbet, die dieser seit 1915 mit Erfolg an Kranken betrieb, weiterführte. Er entwickelte die bis zum heutigen Tag – abgesehen von der Homöopathie – einzig bekannte Methode von therapeutischem Wert gegen Poliomyelitis. Neveu entdeckte, dass Magnesiumchlorid das Auftreten der Lähmung durch die Polioviren verhindern und auch die schlimmsten Formen gänzlich heilen konnte. In seinem Buch beschreibt er in überzeugender Weise zwanzig behandelte Fälle.

Trotzdem stieß Neveu bei der französischen medizinischen Akademie auf unerklärlichen Widerstand und Schwierigkeiten, einen Bericht über seine Entdeckung einzureichen. Erst viel später kam der wahre Grund dieses Verhaltens an den Tag, als F. Delarue einen Brief vom November 1944 veröffentlichte, in dem es heißt: *„Durch das Bekanntwerden einer neuen Behandlung gegen die Poliomyelitis würden Impfungen verhindert, doch das generelle Interesse besteht darin, die Impfungen zu verbreiten.“*

Auch der berühmte homöopathische Schweizer Arzt Dr. Voegeli kannte die Wirksamkeit dieser Methode und wandte Magnesiumchlorid mit Erfolg parallel zu seinen homöopathischen Kuren an. Er beobachtete schon in den 60er Jahren erhebliche Reaktionen und schwere Schäden bis hin zum Erkranken an Poliomyelitis mit tödlichem Ausgang nach zwei- bis dreimaligem Verabreichen der Impfung, und zwar bei beiden Formen, d. h. nach Salk und nach Sabin, was allerdings nur in dem betroffenen Kleinstädtchen bekannt wurde. „Ob die Presse, die doch sonst alles breitschlägt, auf behördliche Anweisung schwieg, konnte ich nicht ermitteln“, so der Schweizer Homöopath.

Einem New Yorker Forschungsbericht aus dem Jahre 1959, der eine Analyse über das Auftreten von Poliomyelitis im Staate New York während der Jahre 1919 bis 1954 zum Inhalt hat, ist zu entnehmen, dass schon vor Einführung des Salk-Serums (Polio-Impfstoff) ein Rückgang der Sterblichkeit und der Lähmungen seit 1915 zwischen 75 und 90 Prozent zu verzeichnen ist und zwar bei sukzessiven Kindergenerationen unter 15 Jahren.

1.17 *Statistische Tricks am Beispiel der Poliomyelitis*

Es wird immer wieder behauptet, der Rückgang der Polio-Fälle sei durch die Einführung der Polio-Impfung erfolgt. Doch diese Aussage ist schlichtweg falsch! Nach Professor Greenberg, Universität von North Carolina in den USA, waren für den Nachweis bzw. die Diagnose einer Polio bis zum Jahr 1954/55 *keine* Labortests und *keine* fortdauernden Lähmungen notwendig. Die Polio galt als gesichert, wenn 24 Stunden nach der Untersuchung noch klassische Symptome vorhanden waren. Aber nach 1954/55 wurde die Polio regelrecht *umdefiniert*! Fortan galt als Polio nur noch das, was *mehr als 60 Tage bleibende Lähmungserscheinungen* aufwies. Paralysen von mehr als 24 Stunden und weniger als 60 Tagen galten auf einmal nicht mehr als Polio! Parallel dazu kam es zu einer *radikalen Änderung der diagnostischen Grundlagen:* Nun waren *Labortests* zur Absicherung der endgültigen Diagnose notwendig! Und die WHO nahm ab 1957 *nur noch paralytische Formen* der Polio in ihre Statistik auf (Bild 4)!

Darüber hinaus hat man später auch noch einige Poliofälle einfach „umgetauft". Gewisse Akutfälle hießen fortan *virale* oder *aseptische Meningitis,* und Spätmanifestationen wurden zum *spinalen Muskelschwund* oder zur *Friedreich'schen Ataxie* (anstelle von PPS, dem PostPolioSyndrom). Derartige *statistische Tricks* (genauer: Fälschungen[1] der Statistik) erwecken

---

[1] Fälschungen scheinen nicht nur in der Medizin, sondern auch in den anderen Wissenschaften seit langem gang und gäbe zu sein. So berichtet beispielsweise Dr. Hans-Joachim Zillmer in seinem Buch „Die Evolutionslüge", dass im Bereich der Paläoanthropologie und Paläontologie mittlerweile der hochschulinterne Begriff „protschern" existiert, abgeleitet vom Namen des renommierten Lehrstuhlinhabers Professor Dr. Dr. Reiner Protsch, welcher das willkürliche Datieren von Fossilien und Skeletten, wie z. B. des „Neandertaler von Hahnöfersand", umschreibt. Der Professor erfand ganz einfach zeitliche Zuordnungen, damit diese in die herkömmliche Theorie und Lehrdoktrin passten. – Oder ein anderes Beispiel aus der Biologie, welches die Fälschungen des „ruhmsüchtigen" Ernst Haeckel Ende des 19. Jahrhunderts betreffen, unter der Überschrift „Schon Haeckel protscherte": „Als dies bloßgestellt wurde, war seine einzige Verteidigung vor dem akademischen Rat: ‚Nach diesem Kompromissgeständnis der Verfälschung wäre ich verpflichtet, mich verdammt und zerstört zu fühlen, hätte ich nicht den Trost, neben mir auf der Anklagebank Hunderte von Mitschuldigen sitzen zu sehen, unter ihnen viele der verlässlichsten Beobachter und Biologen von bestem Ruf. Die überwiegende Mehrzahl aller Tafeln in den besten Lehrbüchern der Biologie, den Abhandlungen und Berichten würden in gleicher Weise die Anschuldigung der Verfälschung verdienen, denn sie sind alle ungenau und mehr oder weniger verfälscht, schematisiert und konstruiert.' Gefälscht wird auf breiter Front!" (Dr. Hans-Joachim Zillmer)

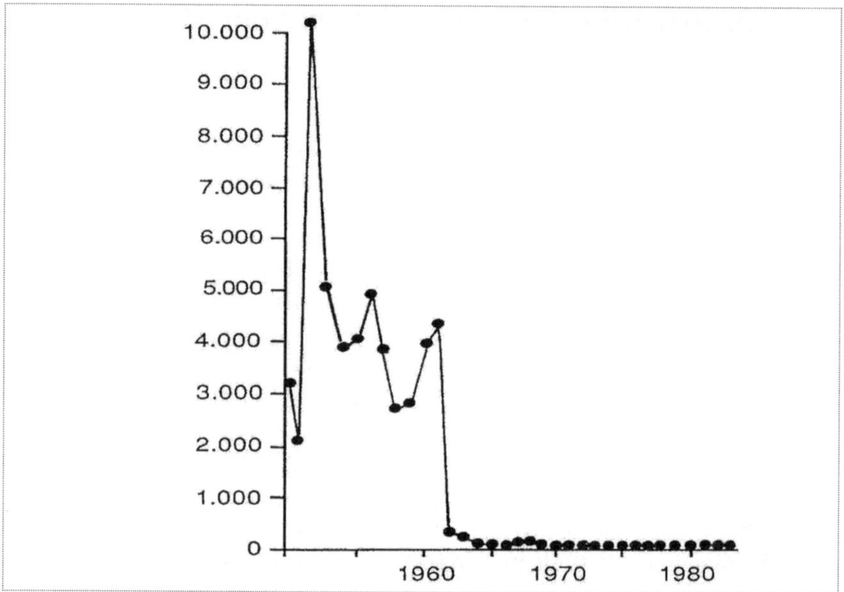

Bild 4: „Rückgang" der Poliomyelitis (Kinderlähmung) nach Umdefinition durch WHO

selbstverständlich den Anschein eines schlagartigen Rückgangs der Poliomyelitis-Fälle durch Impfungen, wenn jene als Massenimpfungen in etwa zu diesem Zeitpunkt eingesetzt haben. Doch nun dürfte es einigermaßen klar sein, wo dieser Riesensprung nach unten im graphischen Verlauf der Polio-Infektionskurve wirklich herrührt, und dass sich an der allgemeinen gesundheitlichen Situation im wesentlichen nichts geändert hatte.

1.18 Sonderstellung des Tetanus

Abschließend noch etwas Wissenswertes zum Wundstarrkrampf. Der Tetanus nimmt unter den Infektionskrankheiten eine Sonderstellung ein, weil es nur bei direktem Kontakt zwischen Erreger und dem Organismus zum Ausbruch kommt.

Wie bereits oben dargestellt, wird die Wirksamkeit eines Impfstoffes aus dem Blickwinkel der Impf-Befürworter danach beurteilt, wie viele Antikörper anschließend im Blut des Geimpften festzustellen sind. Man nimmt weiterhin an, dass die Immunität andauert, solange diese Antikörper vorhanden sind. Schon aus dieser Sicht ist die Impfung gegen Tetanus ein unlösbares immunologisches Problem: In Wirklichkeit verleiht der Wundstarrkrampf, wenn er in natürlicher Weise auftritt, keinerlei Immunität![1] (Dasselbe gilt übrigens für die Tuberkulose und Diphtherie, denn eine überstandene Tuberkulose bzw. Diphtherie stellt keinen Schutz gegen neuerliche Erkrankungen dar!) Trotzdem wird von den Impf-Befürwortern immer wieder suggeriert, dass sich nach der zweiten Spritze Immunität von mindestens zehn Jahren einstellt.

Dies scheinen auch Ergebnisse der 8. Internationalen Tetanuskonferenz (1987) zu bestätigen, auf der berichtet wurde, dass verschiedenen Untersuchungen zufolge auch Personen, die eine erhöhte Zahl von Antikörpern aufwiesen, an Tetanus gestorben sind, und dass andererseits recht gut bekannt sei, dass nicht geimpfte Organismen, die vom Tetanusbazillus befallen sind, trotzdem keineswegs immer an akutem Tetanus erkranken.

Die Antikörper können also nur ein Element unter anderen im Abwehrsystem des Organismus sein. Neuerdings gehen manche Immunologen sogar so weit zu sagen, die Antikörper seien nur Begleiterscheinungen einer extrem komplexen immunologischen Reaktion. Im gesunden Zustand wird ihre Bildung äußerst selten hervorgerufen und ist in der Tat die letzte in einer langen Reihe von Abwehrmechanismen. Viele Menschen mit natürlicher Immunität gegen Krankheiten weisen keine Antikörper gegen die Mikroorganismen auf, die man für diese Krankheiten verantwortlich macht. – Das ganze Abwehrsystem nach bisherigem Denkschema (siehe Kapitel 1.2 *„Immunität laut offizieller Lehrmeinung“* und Kapitel 1.5 *„Neuere Erkenntnisse bezüglich der Mikroben“*) ist also auch aus schulmedizinischer Sicht ins Kreuzfeuer gekommen!

Der Tetanusbazillus (Clostridium tetani) – ein Anaerobier – kann sich nur unter Luftabschluss entwickeln. In erster Linie kommt er im Pferdemist vor, aber auch in alter Gartenerde, an rostigen Metallgegenständen, im Straßenstaub und an Holzsplittern. Die Bedingungen zur Infektion sind in Friedenszeiten und seit dem Ersatz der Pferde durch Traktoren und Autos außerordentlich selten, denn es bedarf tief ins Gewebe gerissener und mit Erde verschmutzter nicht-blutender Wunden, die allzu schnell wieder verschlossen werden, wenn man die Wunde luftdicht verbindet. Oberflächliche, gut blutende Riss- und Schnittwunden, die mit Luft in Verbindung stehen, bilden kein geeignetes Milieu!

[1] Laut *„Deutschem Ärzteblatt“* (1993) wird sogar zugegeben: „Es lassen sich nach der Impfung keine induzierten Antikörper bei Laboruntersuchungen nachweisen, die den Nachweis auf Wirksamkeitsüberprüfung anzeigen könnten (im Gegensatz zu anderen Impfungen).“

Darüber hinaus ist Tetanus eher eine Erkrankung des älteren Menschen wegen seiner allgemein schlechteren Wundheilung und anderer chronischer Leiden[1], durch die sie geschwächt sind, – nicht aber der Kinder, wie Dr. Buchwald anhand von Kurven der Altersverteilung immer wieder nachweist. *Die Massenimpfungen führten auch beim Tetanus nicht zu einem schnelleren Abfall des allgemeinen Erkrankungsrückgangs, sondern im Gegenteil, der Kurvenverlauf ist seit den Impfungen deutlich flacher geworden!*

Einen schlagenden Beweis für die Richtigkeit dieser Zusammenhänge liefert uns die Australierin Dr. Viera Scheibner in überzeugender Weise. Sie hat mehrfach beobachtet, dass Menschen bis zu 51 Tage *nach verabreichter Tetanusimpfung an handfestem Tetanus erkrankten, ohne dass sie irgendeine Verletzung erlitten hätten!* – Deutlicher geht es nun wirklich nicht, denn Tetanus zählt nicht zu den üblichen sog. Infektionskrankheiten; d. h., es gibt keine direkte Ansteckungsgefahr von Mensch zu Mensch, sondern bedarf eigentlich immer tiefer verunreinigter Wunden!

Aufgrund dieser Beobachtungen muss man sich geradezu wundern, dass bei Tetanusimpfungen nicht tagtäglich viel mehr passiert, da das Tetanustoxoid („entgiftetes" Toxin des Clostridium tetani) durch die Injektion (quasi unter Luftabschluss!) tief ins Gewebe abgesetzt wird und damit – oberflächlich betrachtet – die Bedingungen für eine Ausbreitung dieser furchtbaren Erkrankung gegeben sind.

Selbstverständlich gibt es auch Länder, in denen selbst junge Leute an Tetanus erkranken. Dabei handelt es sich aber um solche, wo man im Freien barfuß läuft, wo Wunden nicht sorgfältig behandelt werden, wo man sich leicht infiziert und die Widerstandsfähigkeit der Menschen gegen Krankheiten aufgrund ihrer Unterernährung und mangelnder Hygiene häufig katastrophal ist. Hierhin gehört auch der sog. Nabeltetanus, denn die Frauen gebären in diesen Ländern häufig auf dem Boden. Mancherorts ist es sogar Tradition, auf die Schnittstelle der Nabelschnur verschiedene Substanzen (wie z. B. Erde, Kuhmist, Tabakblätter, Gemüse) aufzulegen! – „Tatsächlich gehört der Wundstarrkrampf aber zu den sehr seltenen Erkrankungen, auch bei fehlendem und bei unwirksam gewordenem ‚Impfschutz', also bei fast allen Menschen, auch in den Industrieländern.", so der renommierte Professor Dr. Julius Hackethal (ehemals Chirurg, später Krebsspezialist) in seiner Autobiographie „Der Wahn, der mich beglückt".

---

[1] Beispielsweise enthalten die Tetanus-Statistiken auch Fälle von Diabetes mellitus (Zuckerkrankheit) und Ulcus cruris (offenes Bein), also chronische Krankheiten, bei denen die Wundheilung stark beeinträchtigt ist; sie sind also keineswegs „bereinigt"!

Im Falle von Verletzungen ist man gut beraten, die Wunde unter fließendem Wasser oder mit physiologischer Kochsalzlösung gewissenhaft zu reinigen (nicht steril, d.h. keimfrei halten, da eine antibakterielle Behandlung das natürliche Gleichgewicht der Mikroorganismen im Körper stört!) und länger bluten zu lassen. Eine nicht-blutende, verklebte Wunde ist so lange zu drücken, bis etwas Blut austritt. Zur inneren Unterstützung der Wundheilung ist meist Arnica (Ledum im Falle von Stichwunden, Staphisagria bei Schnittwunden) in potenzierter Form das Mittel der Wahl. Aber auch Hypericum – in nervenreichem Gewebe – kommt bei Tetanus zusätzlich in Betracht.

Abschließend noch einmal ein Statement aus dem Erfahrungsschatz von Professor Hackethal zur Tetanusimpfung: „Seit mindestens 30 Jahren habe ich mit der allgemeinen Empfehlung gebrochen, bei jeder offenen Verletzung gegen Tetanus zu impfen, auch zu einer Zeit, als ich noch D-Arzt (Durchgangsarzt) war. Fast nie wollten die Patienten die Impfung, nachdem ich meine Bedenken geäußert hatte. Es ist mir kein einziger Fall von Wundstarrkrampf-Erkrankung bekannt geworden.“ Und an anderer Stelle: „An der Häufigkeit von Bagatellverletzungen und ihrer Verunreinigung mit Tetanusbazillen gemessen, müsste die Mensch- und Tierheit längst durch Tetanus ausgestorben sein.“

Auch der weltweit angesehene amerikanische Professor und Kinderarzt Dr. Mendelsohn äußert sich ähnlich: „In zunehmendem Maße wird jetzt erkannt, dass niemals eine kontrollierte wissenschaftliche Studie durchgeführt wurde, die die Sicherheit und Wirksamkeit des Tetanus-Impfstoffes unter Beweis stellt.“

1.19 Gefahrenpotential aus den Impfstoffen selbst

Die Grundlagen der einzelnen Impfstoffe sind in Abhängigkeit der zu impfenden Krankheit recht unterschiedlich. Grundsätzlich gibt es:

- sog. Lebendimpfstoffe mit vermehrungsfähigen Erregern, sowohl auf der Basis von Viren als auch Bakterien (z.B.: Masern, Mumps, Polio [Schluckimpfung nach Sabin], Röteln, Tuberkulose, Typhus).
- inaktivierte Virusimpfstoffe (z.B.: Polio [Injektion nach Salk], Influenza, Hepatitis-B, Tollwut).
- Impfstoffe auf der Basis inaktivierter Bakterien (z.B.: Keuchhusten).
- Toxin- bzw. Toxoid-Impfstoffe (z.B.: Diphtherie, Tetanus).

Da Viren nur in lebenden Systemen existieren und sich vermehren können, werden sie gewöhnlich im Tier selbst, in Zellkulturen und befruchteten

Hühnereiern gezüchtet oder aus dem Blut infizierter Tiere gewonnen. Beispiele für Züchtungsmedien sind Hirngewebe von Kaninchen, Nierengewebe von Hunden, Meerschweinchen, Kaninchen und Affen, Eiweiß von Hühner- oder Enteneiern, Hühner-Embryos, Kälberserum, Blut vom Pferd oder Schwein und Eiter aus Kuhpocken; es handelt sich wohlgemerkt immer um lebendige Tiere. Nun leben aber im Tierkörper bzw. in den Tierorganen auch Viren, die in der Lage sind, beim Einbringen in einen Fremdorganismus ganz anders zu reagieren als in dem ursprünglichen Wirtsorganismus, von dem sie stammen. Die Auswirkungen dieser Fremdviren beim Menschen sind weitgehend unbekannt.

Die Zellkulturen, auf denen Viren kultiviert werden, können also von anderen (u. a. auch noch völlig unbekannten und noch nicht entdeckten) Viren kontaminiert sein, die auf diesem Wege in den Impfstoff gelangen. Die einfallenden Viren werden nicht zwangsläufig wirkungslos gemacht und können sich deshalb ebensogut in einem Impfstoff aus lebenden wie abgetöteten Viren befinden. Es kann nie mit Sicherheit gesagt werden, dass eine Zellkultur frei von einem Befall durch andere Viren ist, denn der Nachweis einer Substanz kann nur dann erbracht werden, wenn die zu diesem Nachweis erforderlichen Methoden bekannt sind. Die theoretischen Möglichkeiten sind aber praktisch unendlich, und es muss zugegeben werden, dass jede Impfung mit lebenden oder inaktivierten Viren ein potentielles Risiko darstellt. In der Virologie ist man nach jüngsten Erfahrungen zu der Einsicht gekommen, dass Viren existieren können, über die derzeit nichts bekannt ist und die gegenwärtig noch nicht nachgewiesen werden können.

Wissenschaftler meinen, eine sehr große Gefahr gehe von Affennierenzellen aus, auf denen Impfstoffe gegen Polio kultiviert werden. Affen sind Träger zahlreicher Viren, die bei ihrem Wirt völlig harmlos sind, jedoch bei der Überquerung der Artenschranke, d. h. wenn sie in andere Lebewesen gelangen, besonders gefährlich werden. (Grundsätzlich gesehen hat jede Art ihre – für sie spezifisch – eigenen Typen von Mikroben!)

Außerdem können sich – wie bereits berichtet – schwache, „abgetötete“ oder avirulente Viren bei einer Person verbinden und eine neue, tödliche Form des Virus bilden! Demnach ist es möglich, dass zwei nicht-virulente Viren, die bei einer Impfung gemischt werden, durch Wechselwirkung im Organismus eine tödliche Krankheit erzeugen können. (vgl. Kapitel 1.16.1)

Ein sehr überzeugendes Beispiel „kontaminierten“ Impfstoffes kommt aus Amerika im Jahre 1945, als bis zu 600 000 amerikanische Soldaten mit dem Hepatitis-B-Virus infiziert wurden, der in einem Impfstoff enthalten war (Dies konnte allerdings erst 42 Jahre später enthüllt werden!). Auch heutzutage berichten ehemalige GI's und Militärärzte übereinstimmend, dass Meningitis (Hirnhautentzündung) und Lähmungen nach Impfungen sehr häufig auftraten, ja sogar, dass viele Männer im Impfzimmer tot umfielen oder draußen zusammenbrachen! (In Krisenzeiten bzw. bei Kriegseinsätzen erhalten die amerikanischen Rekruten ca. 12 bis 25 Impfungen!)

Ein großer Teil der Impfstoffe enthält seit einiger Zeit auch Zusatzstoffe, die bekanntermaßen gefährlich sind und eine ganze Reihe von Nebenwirkungen[1] haben. So werden beispielsweise auch *Antibiotika* beigefügt, um etwaig auftretende Immun- oder Überreaktionen zu dämpfen, was gewissermaßen von Unverantwortlichkeit zeugt, da ja bekannt ist, dass Antibiotika die Tendenz haben, die Immunabwehr lahmzulegen, eine Immunabwehr, welche der Geimpfte besonders nötig hat.

Schließlich beinhalten Impfstoffe eine Reihe von sog. Stabilisatoren, Neutralisatoren, Träger- und Konservierungsstoffen, welche wir niemals freiwillig über unsere Nahrungsmittel in unseren Körper aufnehmen würden. Zu diesen Stoffen zählen unter anderem *Formaldehyd (in der Möbelproduktion verboten), Quecksilber (in Form von Thiomersal, welches zu 50% aus diesem hochgiftigen Element besteht), Aluminiumverbindungen (Aluminiumphosphat, Aluminiumsulfat und Aluminiumhydroxidgel)*[2], *Azeton* (Lösungsmittel) und *Phenol* (ätzend und äußerst giftig).

Neuerdings (Stand 10/2009) werden den Impfstoffen (speziell dem Impfstoff gegen die sog. Schweinegrippe) auch *Nano-Partikel* hinzufügt, Teilchen in der Größenordnung eines milliardstel Meters (10^{-9} m, d.h. eines millionstel Millimeters), welche als sog. „Wirkverstärker" deklariert werden. Eine Erklärung, wie das funktionieren soll, bleibt uns die Wissenschaft allerdings schuldig. Das Gegenteil scheint eher der Fall zu sein: Der hochkarätige und unabhängige Mikrobiologe und Virologe Dr. rer. nat. Stefan Lanka warnt vor solchen „Machenschaften", denn diese Nano-Teilchen durchlöchern und zerstören aufgrund ihrer Winzigkeit und enormen Anziehungskräfte in Wahrheit alle Zelltypen, mit denen sie in Kontakt kommen,

---

1 siehe Begriffserläuterungen (A.4) „Nebenwirkungen" und Kapitel 1.20 *„Genmanipulierte Impfstoffe – noch gefährlicher"*

2 Neuro-degenerative Erkrankungen wie die Alzheimer-Krankheit sind höchstwahrscheinlich eine Spätfolge von Impfungen, was sich in meiner homöopathischen Praxis mehrfach bestätigt hat. Seit langem wird in der medizinischen Wissenschaft der Zusammenhang zwischen Morbus Alzheimer und Aluminiumablagerungen im Gehirn diskutiert, da viele Autopsien der Gehirne verstorbener Alzheimerpatienten höhere Konzentrationen von Aluminium aufwiesen.

und richten auf diese Weise verheerende gesundheitliche Schäden an. „Einmal in den Körper eingedrungen, wandern sie, unter Schädigung und Zerstörung aller Zellen, die sie treffen, immer zu den Orten mit höchstem Stoff- und Energiebedarf. Das sind letztendlich *Nervensystem und Gehirn. ...* Die Nano-Partikel lösen Nerven-Bahnen auf und reißen im Gehirn Löcher an den Umschaltstellen der aufsteigenden zu den absteigenden Nerven. Die Folgen: Müdigkeit, Konzentrations-, Schlaf- und Atemstörungen bis hin zu Lähmungen, Ersticken, MS, Parkinson, Alzheimer usw.", so der kritische Wissenschaftler.

Auch japanische Forscher, wie beispielsweise Ken Takeda von der Wissenschaftlichen Universität in Tokio, konstatieren, dass Nano-Partikel die Hirnentwicklung bei Föten beeinflussen. Sie können die Umsetzung von *Erbgutinformationen* in Proteine nachhaltig stören. Betroffen seien unter anderem *Gene*, die bei neurologischen Störungen eine Rolle spielen. „Unsere Ergebnisse stützen die Befürchtung, dass dieses spezielle Nano-Material das Potential hat, die menschliche Gesundheit zu beeinflussen", wie der japanische Forscher ausführt. – Ärzte Zeitung online, 7/2009. „Werden Materialien auf Nanometer-Maßstab gebracht, verändern sich ihre chemischen und physikalischen Eigenschaften. Auch der Einfluss auf biologische Systeme wandelt sich, weil die winzigen Partikel zum Beispiel im Körper in viel mehr Bereiche vordringen und mit winzigen Molekülen wechselwirken können."

Darüber hinaus gelangen die „Impfcocktails" meist *direkt in den Blutkreislauf* des Organismus, was *widernatürlich* ist. Unter Umgehung sämtlicher physikalischer Abwehrbarrieren – wie z. B. Haut, Schleimhäute, Mandeln, Magen/Darmtrakt, Leber – werden die *artfremden Eiweiße* (aufgrund der Züchtungsmedien) und *(Nerven-)Gifte* direkt in den Muskel (und damit ins Blut) injiziert! *Derartige Verletzungen sind in der Natur nicht einprogrammiert, da es sie schlichtweg nicht gibt!* Folge muss doch sein, dass der Organismus einfach überfordert wird. Dieses „Gegen-die-Natur" geht sogar so weit, dass in den USA bei der Polio-Schluckimpfung von Ärzten der nahezu makabere Rat erteilt wird, den geimpften Säugling nicht sofort wieder zu stillen, da die Muttermilch neutralisierende Substanzen enthalte, welche das Poliovirus im Darm eines gestillten Säuglings inaktiviere.

Impfungen – das medizinische Danaergeschenk der heutigen Zeit?

Um es auf den Punkt zu bringen und in einem Satz treffend zu formulieren: *Impfungen sind eine grobe Missachtung von Naturgesetzen!*

1.20 Genmanipulierte Impfstoffe – noch gefährlicher

Diese Missachtung von Naturgesetzen scheint leider immer mehr Schule zu machen und darüber hinaus zunehmend krasser zu werden, wie eine Schraube ohne Ende. Besonders deutlich wird dies am Beispiel der genmanipulierten Impfstoffe, welche immer mehr auf den Markt drängen und der Öffentlichkeit unter dem Deckmantel einer größeren Reinheit und höheren Spezifität in geringerer Konzentration sowie einer gesteigerten Sicherheit und Wirksamkeit verkauft werden. Doch im Prinzip sind diese neuen „wissenschaftlichen Errungenschaften" noch gefährlicher als die althergebrachten Impfstoffe, denn obige Behauptungen der Pharmaindustrie stehen „im krassen Gegensatz zu dem gesicherten Wissen, das in den letzten zwei Jahrzehnten in der freien Forschung an internationalen Universitäten erarbeitet wurde", so Dr. Lanka, Sprecher der Forschungsgruppe regimed in Stuttgart. Auch ohne Kenntnis der erörterten Naturgesetzmäßigkeiten und miasmatischen Aspekte hinsichtlich den Impfgepflogenheiten wird allzu deutlich, dass genmanipulierte Impfstoffe der Gipfel der medizinischen Perversion schlechthin sind.

Dr. Stefan Lanka schreibt hierzu in der Zeitschrift raum&zeit, Heft 96: „Mit brachialer Gewalt versucht das internationale Pharma-Kartell, die Gentechnik auf allen Gebieten des Lebens durchzusetzen. Dabei scheut sie weder ständige Rechtsbrüche noch Menschenopfer. Was das Kartell und seine korrumpierten Wissenschaftler und Behörden jetzt planen, kommt einer zunächst partiellen Zerstörung gesunden, normalen menschlichen Lebens gleich. Man plant, ‚bessere' Impfstoffe auf den Markt zu werfen. *Impfstoffe, die allerdings geeignet sind, die Keimbahnen der Menschen zu zerstören, so dass deren Nachkommen als Behinderte zur Welt kommen.* Sozusagen ein Contergan-Impfstoff." Und an anderer Stelle: „Von gentechnischen Impfstoffen geht eine Gefahr aus, die schwerer wiegt als alles bisher Bekannte: Die *irreversible Verseuchung des eigenen Erbguts, das der Kinder und vor allem der Keimbahn,* das heißt, die Eizellen und Samenfäden und *das gesamte Erbgut aller daraus hervorgehenden, zukünftigen Generationen.*" Weiter unten heißt es dann: „Genverseuchung kann nicht mehr aus dem Körper entfernt oder neutralisiert werden und führt bei Anwesenheit in der Keimbahn unweigerlich zu schweren Entwicklungsstörungen und Missbildungen." … „Der Unterschied zur Radioaktivität oder chemischen Verseuchungen liegt darin, dass sich manipulierte Erbsubstanz selbständig vermehren und in der ganzen Natur willkürlich ausbreiten kann." Somit ist – zusammenfassend betrachtet – die „*Gentechnik, vor allem in Form von gentechnischen Impfstoffen, gefährlicher als unkontrollierte Radioaktivität.*" (Hervorhebung durch den Verfasser)

Darüber hinaus sollte man sich noch einmal ins Bewusstsein rufen – und das kann ein jeder Laie mit gesundem Menschenverstand auch ohne Fachwissen bzgl. dieser biologischen Hightech-Wissenschaft –, dass *auch den gentechnisch hergestellten Impfstoffen das Prinzip der althergebrachten Antigen-Antikörper-Theorie zugrunde liegt* und allein schon aus diesem Grund *selbst diese Impfungen nicht funktionieren können!*

1.21 Wirksamkeitsstudien von Impfstoffen

Zu guter Letzt werden die Impfstoffe – abgesehen von deren Gewinnung – in Tierversuchen grausamster Art getestet (wie fast alle anderen Medikamente auch!), worauf an dieser Stelle jedoch nicht näher eingegangen werden soll. Nur soviel sei gesagt: *Tierversuche sind in keiner Weise auf den Menschen übertragbar!* Das liegt nicht zuletzt daran, dass die Mikroben artspezifisch sind. Zum Beispiel ist der Keuchhusten beim Tier völlig unbekannt. Das Tier muss demnach quasi erst artifiziell (ähnlich) „krank" gemacht werden, um diese Pharmaka „erproben" zu können (Notabene: Auch das Contergan hat damals in Tierversuchen nie teratogen [missbildend] auf den Fetus gewirkt!). *Deshalb müssen alle Medikamente wie auch Impfstoffe schlussendlich am Menschen selbst, in sog. Feldstudien, erprobt werden.* Und derartige Menschenversuche laufen immer wieder, und zwar an unseren Kindern (Beispiel: der neuere, angeblich gut verträgliche, azelluläre Keuchhustenimpfstoff oder der Hepatitis-B-Impfstoff)! Vorher kann man mit Sicherheit keine echten Aussagen zur Verträglichkeit machen und schon gar nicht bzgl. der Langzeit(neben)wirkungen. Weiterhin erwähnungsbedürftig in diesem Zusammenhang ist auch, dass der Begriff Tierversuch Harmlosigkeit vortäuscht und eigentlich fehl am Platze ist; richtiger müsste es heißen: *Vivisektion.*

Allein aus der Betrachtung solcher Menschenversuche in Form von Feld- bzw. Wirksamkeitsstudien lässt sich schon viel Wissenswertes ableiten, um die Impfproblematik und damit die Gefahren oder den Segen von Impfungen besser beurteilen zu können. Jeder Laie und halbwegs logisch denkende Mensch wird mit Entsetzen feststellen, dass es hierbei nicht ganz mit rechten Dingen zugeht und Wissenschaft nicht immer mit Aufrichtigkeit zu tun hat.

Im Folgenden seien exemplarisch zwei sogenannte wissenschaftliche[1] Wirksamkeitsstudien hinsichtlich der Impfungen in unserer Zeit kurz skizziert. Bei der ersten handelt es sich um die schwedischen Untersuchungen und „Studien" in den Jahren 1986–1987 zum Thema Keuchhusten (Pertussis). Sie wurden an 3 801 sechs bis elf Monate alten Babys durchgeführt. Dazu wurden zwei Fallgruppen mit verschiedenen azellulären Impfstoffen vom Japanischen Staatsinstitut für Gesundheit (JNIH) zum Vergleich gebildet (JNIH-6 und JNIH-7). Als Kontrollgruppe diente eine Anzahl Babys, denen nicht etwa „Placebo gespritzt" wurde, d.h. sozusagen gar nichts, sondern ihnen wurde eine Lösung bestehend aus Formalin, Thiomersal (zu 50% quecksilberhaltig!), Aluminiumphosphat in einer phosphatgesättigten Salzlösung intramuskulär verabreicht. Der Unterschied bestand also quasi

---

1 Prof. Dr. Julius Hackethal in „Der Meineid des Hippokrates": „Mit dem Wort ‚Wissenschaft' wird allzu oft Missbrauch getrieben, ganz besonders im Bereich der Medizin. Es wurde zum Machtwort der Intellektuellen, die sie als Alleinbesitz beanspruchen.

Als ‚wissenschaftlich' gilt nur das, was aus dem Kopf eines Akademikers stammt und den Segen der Fakultätsmajestäten hat. Dieses Monopol muss durchbrochen werden, damit neue Erkenntnisse – von Außenseitern, aber auch von Schulmedizinern, die gegen die herrschende Lehre verstoßen – nicht blockiert werden.

‚*Wissenschaft* – (griech.) episteme, (lat.) scientia – ist gründlich geordnetes Wissen in Vielzahl.'

‚*Wissen* heißt, Erfahrungen und Einsichten besitzen, die subjektiv und objektiv *gewiss* sind und aus denen Urteile und Schlüsse gebildet werden können, die ebenfalls sicher genug erscheinen, um als Wissen gelten zu können' (Philosophisches Wörterbuch).

Gewiss ist hier gleichbedeutend mit *wahr* bzw. *richtig*.

Wissenschaft ist immer *Erfahrungswissenschaft*, beruht also auf Erlebnissen und Beobachtungen. Insoweit widerspricht es jeglicher Logik, Erfahrungswissen als Empirie rangmäßig niedriger einzustufen als das auf Versuchen beruhende, nach Prinzipien bzw. Hypothesen geordnete Wissen. Genau das aber geschieht vonseiten der Schulmedizinlehrer, um all das abzuwerten, was nicht auf den von ihnen abgesegneten Lehrsätzen beruht.

Kurz und knapp: Als ‚medizinwissenschaftlich' gilt zur Zeit nur das, was die Schulmedizinlehrer mit dem Prädikat ‚wissenschaftlich allgemein anerkannt' versehen haben. Dieses Prädikat wurde der Naturmedizin, Homöopathie und weiten Bereichen der Psychosomatik bis heute nicht zuerkannt."

Und Christian Bachmann schreibt zu diesem Thema in seinem Buch „Die Krebsmafia": „Das Prädikat ‚wissenschaftlich', mit dem sich die etablierte Medizin bei allen möglichen Gelegenheiten schmückt, sagt nichts über die Wirksamkeit dieser Medizin aus. Das Wort ‚wissenschaftlich' ist keine sachlich begründete Qualitätsbezeichnung, es ist ein *politischer Begriff*. Als ‚unwissenschaftlich' gelten alle Behandlungsarten, die vom medizinischen Establishment nicht anerkannt werden; sie werden von vorneherein als unwirksam betrachtet." (Hervorhebung durch den Verfasser)

nur in dem Weglassen des Antigens; alle Zusatzstoffe, welche, für sich genommen, schon eine äußerst giftige Substanz bilden, wurden injiziert! Im Ergebnis gab es dann auch recht ähnliche Resultate wie bei den beiden „echten" Impfstoffgruppen: z. B. epileptische Krampfanfälle und Spasmen, schrilles Schreien (Cri encephalique, was auf eine hochakute Hirnreaktion hinweist!), Hypotonie (Erschlaffung der Muskeln, gleichfalls ein Hinweis auf eine Hirnreaktion), Anorexie (Verlust des Nahrungstriebes, Magersucht), Erbrechen, Schläfrigkeit, Fieber und vieles mehr. Die Häufigkeit negativer Reaktionen war bei allen drei Gruppen sehr hoch und kann keinesfalls als mild beschrieben werden. Im Gegenteil, sie weisen im allgemeinen auf eine Schwellung des Gehirns bzw. Gehirnentzündung hin! Auch traten bei allen drei Gruppen Keuchhustenfälle auf. Trotzdem betonten die „Wissenschaftler", dass die Impfungen die Empfänger geschützt hätten und gut verträglich wären, da auch in der „Placebo-Gruppe" eine ähnliche Häufung von schweren Reaktionen vorgekommen sei und diese sich somit kaum von den echten Impfgruppen unterscheide.

Auch das nächste Beispiel, der Test der Wirksamkeit eines HIB-Impfstoffes, kann hinsichtlich Sinn und Ergebnis alleine mit gesundem Menschenverstand gut beurteilt werden. Die Versuchsanordnung der finnischen Untersuchung an ca. 60 000(!) Kindern gestaltet sich wie folgt: Die zu beurteilende Fallgruppe (ca. 30 000 Kinder) erhielt sukzessive drei DPT- (Diphtherie, Pertussis, Tetanus), Polio- und HIB-Impfungen. Bei der sogenannten Kontrollgruppe (ca. 30 000 Kinder) ließ man nur die zu prüfende HIB-Komponente wegfallen; d. h., auch diese Gruppe wurde mit insgesamt zwölf Impfungen (jeweils drei DPT- und Polio-Impfungen) komplett durchgeimpft und belastet! Also auch bei diesem „wissenschaftlichen" Experiment keine echte Kontrollgruppe im Sinne eines Placebos (sondern genügend Fremdeiweiße und hochgiftige Zusatzstoffe)! „Es traten 20 potentiell schwere negative Reaktionen auf, u. a. hatte ein drei Monate altes Baby zwölf Stunden nach der Injektion Krämpfe, und ein Baby reagierte nach der Injektion überhaupt nicht mehr, bei 99 Babys trat eine überhöhte Reizbarkeit auf." Und so weiter und so fort.

Eine analoge Studie wurde 1988 in den USA an etwa 5 000 Kindern der Navajo-Indianer durchgeführt. Das Resultat kann uns auch hierbei nicht überraschen mit einer gleich großen Anzahl von Todesfällen(!) (8/8)[1], Anfallsleiden (9/7), aseptischen Meningitiden (Hirnhautentzündungen) (15/13), Krankenhausaufenthalten (104/106), diversen viralen Infektionen

[1] (x/y): (x – zu testende Impfstoffgruppe / y – Kontrollgruppe)

etc. pp. *Überraschen kann nur die Interpretation dieser Daten seitens der Forscher,* denn „wissenschaftliches" Fazit war die Wirksamkeit und gute Verträglichkeit des Impfstoffes.

Menschenverachtender kann diese Art von Wissenschaft nun wirklich nicht mehr sein! Und das alles unter dem Deckmantel, die Welt von schlimmen Krankheiten zu befreien. Allein schon die Anordnung solcher Studien ist makaber, denn welche Mutter würde freiwillig ihr Baby zu derartigen Forschungszwecken hergeben, wenn sie wüsste, wie gefährlich das ist? In der Annahme, ihrem Baby etwas Gutes zu tun, geht sie zum Arzt ihres Vertrauens und lässt es impfen, um es medizinisch zu schützen (wie sie glaubt); doch stattdessen wird ihr Baby in eine Studien- bzw. Kontrollgruppe eingeteilt, nicht ahnend, dass an ihm etwas Neues ausgetestet wird, dass es zu einer groß angelegten „wissenschaftlichen" Studie gehört. Und wenn dieses dann noch in der sog. Placebo-Gruppe ist, bei der man ja überhaupt keine Hilfe und keinen Schutz erwarten kann, nicht einmal aus schulmedizinischer Sicht (es fehlen ja die Antigene!), ist sie doppelt betrogen.

Michael Kent, ein deutscher Kritiker, bringt es auf den Punkt, wenn er sagt: *„Es existiert in Deutschland – und wahrscheinlich weltweit – nicht eine einzige seriöse Studie, welche Wirksamkeit, Nutzen und Unschädlichkeit von Impfungen objektiv bestätigt."*

Wenn man sich darüber hinaus damit befasst, wo sonst noch Impfungen im großen Stil ausprobiert und getestet werden und welche Personenkreise dafür in Frage kommen – freiwillig würde sich bestimmt niemand dafür zur Verfügung stellen –, verschlägt es einem regelrecht die Sprache. Denn, *„kein Impfstoff kann in einem Laboratorium auf völlige Sicherheit überprüft werden. Dies muss im menschlichen Körper nachgewiesen werden"*, so der hochkarätige Forscher Dr. Hillemann aus den USA. Gemäß den gut recherchierten Angaben von Frau Dr. Viera Scheibner aus Australien werden Impfungen (auch heute immer noch!) in großem Maßstab an ahnungslosen Personenkreisen getestet wie:

- Kindern in Kinderheimen und Heimen für Waisen
- geistig behinderten Kindern in Heimen
- Babys australischer Aborigines
- Kindern der Natives in Alaska und in Indianerreservaten
- Kindern und Erwachsenen in Schwarzafrika
- der schwarzen und farbigen Bevölkerung der USA usw.

Menschen, die sich nicht wehren können, ja die nicht einmal wissen, was mit ihnen geschieht. Der Arzt sagt einem ja nicht, was er spritzt und/oder ob er gerade (als Handlanger der Pharma) an sogenannten Feldstudien von neuen Impfstoffen beteiligt ist und die aufgetreten Reaktionen fleißig beobachtet, in Listen einträgt und „im Dienste der Wissenschaft“ weiterleitet. (Das gilt auch für unsere zivilisierten Kreise!) Wenn die Impfungen so segensreich und gut verträglich wären, warum dann diese „verbrecherischen Testungen“ im Geheimen?

Auch junge, noch relativ unreife und unerfahrene Menschen werden teilweise gezielt mit Geld geködert! So hat mir unlängst einer meiner mir anvertrauten Patienten während der homöopathischen Anamnese erzählt, er habe in den 60er Jahren als Student sein Taschengeld dadurch aufbessern können, dass er sich für medizinische Forschungszwecke zur Verfügung gestellt habe und innerhalb von drei Jahren fünfmal gegen Tetanus habe impfen lassen. „Aus meinem Blut wurde dann Serum für Studienzwecke gewonnen“, so seine Aussage.

Wie schädlich Impfungen in Wirklichkeit sind, geht last, (but) not least, auch aus der Tatsache hervor, dass *in der Forschung Impfstoffe dazu benutzt werden, um bei Labortieren künstlich eine Encephalomyelitis*[1] *auszulösen!* Laut Levine und Sowinski (1973) werden speziell Pertussis-Impfstoffe zum Erzeugen einer experimentellen allergischen Encephalomyelitis verwendet! Auf diese Weise sind schwere Gehirnschäden (Gehirnschwellung und Hämorrhagien[2] sowie kardiovaskuläre[3] Schäden und Stoffwechselschäden für Forschungszwecke erzeugbar. – Sic! Jeglicher weitere Kommentar dürfte sich hier wohl erübrigen.

1.22 Anti-D-Prophylaxe bei Schwangeren – eine Impfung?

Die Frage, ob die sogenannte Anti-D-Prophylaxe bei Rh-negativ-Schwangeren[4] empfehlenswert und unbedenklich ist, wird immer wieder gestellt. Mittlerweile sind sich viele heutige junge Mütter der Gefahren einer solchen Spritze bewusst und halten sie für recht gefährlich. Es hat sich gewissermaßen herumgesprochen, das sich die Wirkungen dieser Art von Spritzen wie

---

1 Encephalomyelitis: Entzündung des Gehirns und Rückenmarks

2 Hämorrhagien: Blutungen

3 kardiovaskulär: Herz und Gefäße betreffend

4 Rhesus-System: Rh-System, Rh-Blutgruppen; erbliche Blutgruppeneigenschaften an der Erythrozytenoberfläche von Menschen (Erythrozyten – rote Blutkörperchen).

Impfungen verhalten mit all ihren chronischen Nebenwirkungen. Könnte man anstelle einer herkömmlichen Anti-D-Prophylaxe u. U. homöopathisch etwas tun?

Leider gibt es bislang keine Erfahrung darüber, dieses Problem homöopathisch anzugehen. Aus der einschlägigen Literatur ist nichts Seriöses darüber bekannt, und dies dürfte in absehbarer Zeit wohl auch so bleiben, denn mittels Arzneimittelprüfungen können solche Erfahrungen bekanntlich nicht gemacht werden. Das müssten schon klinische Beobachtungen sein. Doch wer will so etwas überhaupt testen und vor allem an wem? Und in welchem zeitlichen Rahmen könnte so ein Test stattfinden? Mit welchen Arzneimitteln würde man so einen Test überhaupt angehen, wenn man aufgrund fehlender Prüfungssymptome völlig im dunkeln tappt? Fragen, die sich nicht beantworten lassen, bzw., die vielmehr verdeutlichen, dass es ungeheuer schwer sein dürfte, hier verlässliche Erkenntnisse zu sammeln. Und wenn schon einige wenige Erfahrungen vorlägen, so wäre es immer noch schwierig genug, auf diesen aufzubauen, denn sie wären mit Sicherheit nicht so vollständig, dass man sich 100 %ig auf sie verlassen könnte. Somit wäre nicht auszuschließen, dass es im Falle von unwirksamen Similebeziehungen doch zu lebensbedrohlichen Situationen für Mutter und Kind kommen könnte. Wer würde hierfür die Verantwortung übernehmen wollen? Und und und …

Die in der Schulmedizin standardmäßig verabreichte sog. Rhesogam[1]-Spritze (die hier auch stellvertretend für ähnliche Präparate wie beispielsweise Partobulin stehen soll), ist sicherlich zu Recht bei naturheilkundlich orientierten Zeitgenossen sehr umstritten, zumal sie auch in der Roten Liste[2] unter der Rubrik „Sera, Immunglobuline und Impfstoffe“ zu finden ist und sich die berechtigte Frage aufdrängt, ob diese Spritze nicht gewissermaßen mit einer Passivimpfung zu vergleichen ist. Gemäß meinen eigenen Beobachtungen aus der homöopathischen Praxis heraus und den Erfahrungen von freiberuflichen Hebammen, die ich mehrere Jahre lang homöopathisch betreut habe, scheint sich dies wirklich zu bestätigen, denn es ist immer wieder beobachtet worden, dass „junge Mütter nach erhaltener Rhesogam-Spritze mit Allergien u. ä. – so wie nach einer regulären Impfung – nachhaltig reagiert haben“, z. B. „mit einer Angina mit starkem Juckreiz im hinteren

---

1 Rhesogam: eines der bekanntesten Anti-D-Immunglobulin-Präparate

2 Rote Liste: jährlich neu herausgegebenes Arzneimittelverzeichnis des Bundesverbandes der Pharmazeutischen Industrie e. V., des Verbandes Forschender Arzneimittelhersteller e. V., des Bundesfachverbandes der Arzneimittel-Hersteller e. V. und des Verbandes aktiver Pharmaunternehmen e. V.

Rachenbereich und begleitendem wässrigen Fließschnupfen direkt ein paar Stunden danach“ oder „seither Anfälligkeit für Heuschnupfen, was zuvor nie der Fall gewesen ist“. Andere berichteten, sie hätten ihr Kind im Mutterleib, welches zuvor immer sehr aktiv und lebhaft gewesen sei, unmittelbar nach der Rhesogam-Spritze drei Tage lang nicht mehr gespürt. „Es lag völlig leblos in meinem Bauch, so dass ich schon die Befürchtung hatte, es könnte tot sein!“ Darüber hinaus wurde einer solchen Patientin bei der nächsten Routineuntersuchung „aus heiterem Himmel ein Schwangerschaftsdiabetes diagnostiziert“.

Andere, in meiner homöopathischen Praxis beobachtete Folgeerscheinungen nach erhaltener Anti-D-Prophylaxe während und/oder nach der Schwangerschaft sind:

- schwere Pleuropneumonie (Lungenentzündung zzgl. ausgeprägter Rippenfellentzündung) mit Notkaiserschnitt[1]
- das Nicht-mehr-Spüren des Kindes im Mutterleib: „Es hat sich lange Zeit nicht mehr gerührt, wohingegen es vorher immer sehr aktiv und lebhaft war!“
- Schwangerschaftsdiabetes
- gemäß Ultraschall angeblich ein Bein zu kurz, der Kopf zu klein
- zu wenig Fruchtwasser
- Neugeborenenkrämpfe/Epilepsie/BNS-Krämpfe des Kindes
- Wochenbettdepression
- Darmprobleme (Blut, Schleim im Stuhl etc. [Zeichen einer Colitis ulcerosa oder eines Morbus Crohn, zwei – laut Schulmedizin – unheilbare chronische Darmerkrankungen])
- Darmentleerungsstörungen, anhaltende chronische Verstopfung
- extreme Gewichtszunahme, Wassereinlagerungen
- Kopfempfindlichkeit gegen Kälte oder Zugluft
- genitaler Juckreiz, Pilzinfektionen
- unregelmäßiger Menstruationszyklus
- Heuschnupfen (mit starkem Juckreiz im Rachenbereich und Fließschnupfen)
- allergisches Asthma
- Infektneigung, Lungenentzündung, Pleuraerguss
- chronischer Gelenk- und Weichteilrheumatismus
- Gedächtnisstörungen
- Fieberkrämpfe des Kindes

---

[1] siehe Fallbeispiel in Kapitel 4.6 *„Auswirkungen der Anti-D-Prophylaxe in der Schwangerschaft“*

- Neurodermitis des Kindes
- Geburt drei Wochen zu früh, APGAR[1] 5/7, gleich nach der Geburt einige Wochen Kinderklinik mit der Diagnose „Lungen-Wassererguss rechts“; das Kind konnte nicht selbständig atmen, musste eine Woche intubiert werden.

etc.

All diese Symptome und Syndrome stellen sicherlich nur einen kleinen Ausschnitt der wirklich auftretenden Komplikationen, Krankheiten und Erscheinungen dar, denn sie sind nur das, was mir meine Patienten in meiner Praxis berichtet haben. Aber auch freiberuflich tätige Hebammen haben immer wieder solche Erfahrungen bestätigt, wie oben bereits erwähnt. Ja sogar Mütter, die sich in späteren Schwangerschaften (z. B. bei ihrem vierten Kind!) nicht mehr haben „impfen“ lassen (Anti-D-Prophylaxe), versicherten mir während der chronischen Anamnese, dass es ihnen und ihrem Kinde besser gegangen sei, als bei den vorhergehenden Schwangerschaften mit herkömmlicher „Prophylaxe“.

Doch was soll man stattdessen tun? Früher gab es ja auch keine solche Prophylaxe, argumentieren viele. – Diese Frage wird einem zum jetzigen Zeitpunkt keiner endgültig beantworten können. Ich habe allerdings eine Patientin homöopathisch antimiasmatisch betreut, die sich während ihrer zweiten Schwangerschaft ausgiebig mit dieser Frage beschäftigt hat und aus eigenem Antrieb zu dem Entschluss gekommen ist, diese Spritze abzulehnen, auch wenn ihr Kind Rh-positiv sein sollte. Aber daraus gleich eine Gesetzmäßigkeit ableiten zu wollen, auch wenn es dieser Patientin dank der chronischen Homöopathie – sie hatte eine ausgeprägte sykotische Belastung mit starker Allergieneigung und vielem mehr – während ihrer Schwangerschaft und der Geburt ihres Kindes ausgezeichnet gut gegangen ist, wäre vermessen. Eine zweite Patientin berichtete mir später von ähnlichen Erfahrungen: „Ich bin Rh-negativ, es kam aber zu einer Antikörperbildung beim ersten Kind“, was äußerst selten sei und sie im Zusammenhang mit ihrem früheren Heroin-Konsum sah.

---

[1] APGAR: nach der amerikanischen Ärztin Virginia Apgar (1953) benanntes Akronym für „*A*tmung, *P*uls (Herzschlag), *G*rundtonus (Muskeltonus), *A*ussehen (Hautfarbe), *R*eflexe (Reaktion auf Nasenkatheter)“. Ein Punktsystem zur Vitalitätsbeurteilung von Neugeborenen anhand bestimmter Befunde unmittelbar nach der Geburt. Der erste Wert wird eine Minute nach der Entbindung ermittelt; eine Wiederholung erfolgt nach fünf und zehn Minuten. Ein optimal lebensfrisches Kind erhält zehn Punkte; weniger als sieben Punkte zeigen einen Depressionszustand des Neugeborenen an, welcher häufig mit Behinderungen einhergeht.

Aus langjähriger chronisch homöopathischer Erfahrung heraus scheint es so, dass eine *homöopathische antimiasmatische Kur* (schon lange vor einer Schwangerschaft, um die erblich bedingten und erworbenen Miasmen abzutragen) zuzüglich einer konsequenten *vitalstoffreichen Ernährung* der beste Garant sind, dass alles mit den Gesetzen der Natur, d. h. im Sinne der Biologie normal und damit harmlos abläuft.

1.23 Impfungen bei Tieren

Wenn nun Impfungen keinen Sinn machen angesichts der präsentierten Naturgesetze, so müsste dies auch für unsere Tiere gelten, bzw. es müsste auch hier zu beobachten sein, dass Impfungen nicht schützen, sondern eher schaden. – Und genau dies trifft zu!

Sicherlich werden einige von Ihnen wissen, dass in der Bundesrepublik Deutschland seit 1992 nicht mehr gegen die Maul- und Klauenseuche (MKS) geimpft werden darf. Selbst die Einfuhr von geimpften Tieren oder Tierprodukten aus impfenden Ländern ist verboten. Auch in der Neufassung des Deutschen Tierseuchengesetzes, das bereits ein halbes Jahr zuvor in Kraft trat, wird diese Impfung nicht mehr genannt.

Die Entscheidung, der EG-Empfehlung zuzustimmen und den Impfzwang aufzuheben bzw. die Impfung gegen MKS gänzlich zu verbieten, ist nur *der logische Schluss, der auch schon längst bei uns Menschen hätte vollzogen werden müssen.* Aus den Daten des Europa von 1966 bis 1988, in dem es Länder mit und ohne jährliche Flächenimpfungen gab, geht eindeutig hervor, dass es in den Ländern mit Zwangsimpfungen erheblich mehr Ausbrüche gegeben hat als in den Ländern ohne gesetzlich vorgeschriebene Impfungen. Die impfenden Länder waren stets Ausgangspunkt offen auftretender Seuchen und damit die eigentliche Gefahr für alle seuchenfreien Länder. In den nicht-impfenden Ländern erfolgten Ausbrüche nachweislich nur durch Einschleppungen oder Übertragungen aus benachbarten impfenden Ländern. Dr. Karl Strohmaier von der Bundesforschungsanstalt für Viruserkrankungen in Tübingen fand heraus, dass von 31 Primärausbrüchen in der Zeit von 1970 bis 1990 20 durch infektiösen Impfstoff, sechs in der Nähe von Impfstoffwerken und zwei durch infizierte Speisesabfälle bei Schweinen ausgelöst wurden. Drei Fälle konnten nachträglich nicht mehr aufgeklärt werden. Der letzte Ausbruch 1988/89 war eine Verschleppung aus einem Impfstoffwerk. Skandinavische Länder, die nie gegen MKS geimpft hatten, waren sechs Jahre früher seuchenfrei.

In Deutschland wurden seit 1966 jedes Jahr alle über vier Monate alten Rinder geimpft.

Ähnliche Beobachtungen machten auch Naturschützer aus Afrika im Jahre 1989 bezüglich des afrikanischen Wildhundes (Hyänenhund), welcher z. Zt. sehr stark vom Aussterben bedroht ist. Nachdem Wissenschaftler einzelne Tiere für Forschungszwecke markiert und gegen Tollwut geimpft hatten, starben daraufhin über ein Dutzend Hunderudel nachweislich an Tollwut innerhalb nur eines einzigen Jahres. Und dies selbst in Gebieten, wo diese Seuche noch nie zuvor beobachtet worden war! Die Forscher, die anfangs nur einzelne Hunde impften, entschlossen sich nach deren Tod, alle Hunde der verbliebenen Rudel mit einer nicht infektiösen Form des Erregers zu impfen. Auf diese Weise wollte man einem plötzlichen Tod der restlichen Tiere vorbeugen. Statt dessen ereignete sich genau das Gegenteil: Alle Mitglieder der sieben geimpften Rudel verschwanden innerhalb des folgenden Jahres.

Zwei Beweise gegen das Impfen, einer aus unserer Zivilisationsgesellschaft und einer aus der afrikanischen Wildnis, welche an Eindeutigkeit und Aussagekraft nichts zu wünschen übrig lassen.

Vor diesem Hintergrund klingt das vielerorts praktizierte Verfahren, frei lebende Füchse durch mit Tollwutviren infizierte Hühnerköpfe oder durch Fischmehl sowie eine Impfstoffkapsel enthaltende Quader, welche teilweise sogar per Flugzeug ausgebracht werden, zu ködern und quasi zu impfen, mehr als fragwürdig. Ja, es wird das genaue Gegenteil von Ausrottung dieser furchtbaren Infektionskrankheit erreicht: *Man forciert deren Verbreitung!*

Analoges gilt für unsere Haustiere. Meines Wissens ist in der Schweiz für den Erwerb einer neuen Hundeplakette jedesmal eine Tollwutimpfung obligatorisch – und dies alle zwei Jahre! Eine große Gefahr auch für den Hundehalter! Insbesondere für dessen Kinder, denn wessen Kind schmust nicht gerne mit dem geliebten Vierbeiner?

Ein anderes Beispiel betrifft unsere Reitpferde. Auch ihr „Immunsystem wird mit der Zeit durch eine Vielzahl von Impfungen regelrecht zerstört“ (Zitat eines Tierarztes). So sind in den meisten Ställen routinemäßige Impfungen und Wurmkuren Pflicht, was häufig zu akuten und/oder chronischen Beschwerden führt (Pferdehusten, Pferdeinfluenza, Infektanfälligkeit, Schwäche, Aggressivität, sog. Sommerekzem, Lähmungen, Sehnenentzündungen, bei trächtigen Stuten sogar Aborte oder Totgeburten, bei jungen Fohlen Phänomene – wie wir sie vom sykotischen Säugling her als Windeldermatitis kennen – mit Durchfällen, wundem und teilweise nässendem Hinterteil sowie Verlust der dortigen Behaarung, häufig auch chronischer Nasenfluss, chronisch eitrige Bindehautentzündungen und vieles mehr). Zusätzlich werden im Turniersport immer wieder Impfungen verlangt. Ohne den ausgefüllten Impfpass darf das Pferd überhaupt nicht starten! Die Tiere werden also erst einmal ordentlich geschwächt und chronisch krank gemacht – im Sinne der chronischen Miasmen der Homöopathie, ehe sie dann Höchstleistungen vollbringen sollen! Die Nachfolgetherapie besteht in der Regel aus Antibiotika, Wurmkuren und vielem mehr, was einer weiteren Schwächung des Immunsystems Vorschub leistet.

Als andere Impffolgen, beispielsweise bei Hunden, rangieren Unberechenbarkeit, Verhaltensstörungen, grundloses Zubeißen, Unruhezustände wie sie beim Menschen unter dem Begriff Hyperaktivität bekannt sind, Epilepsie (z. B. bei unserem Nachbarshund, der mittlerweile eingeschläfert wurde), Gelenkarthrose, Hörstörungen, Allergien gegen Grundnahrungsmittel (wie bei einem anderen Hund aus der Nachbarschaft, der bestimmtes Fleisch – und das als Fleischfresser! – nicht fressen darf, da er sonst unter massiven, extrem juckenden neurodermitisartigen Hautproblemen zu leiden hat), um nur einige zu nennen.

Die Meinung einer amerikanischen homöopathischen Tierärztin zu dieser Thematik spricht Bände: „Für einen Homöopathen ist es beinahe unmöglich, ein Tier zu heilen, ohne zunächst die Probleme anzugehen, welche dem Tier durch Impfungen zugefügt wurden, gleichgültig, um welche Tierspezies es sich handelt." Ein anderer Veterinärmediziner äußerte sich auf einem Fortbildungskongress homöopathischer Tierärzte in Deutschland drastisch (allerdings erst, nachdem sichergestellt war, dass alle elektronischen Aufzeichnungsgeräte ausgeschaltet waren): „Wir impfen die Tiere ‚tot', und die meisten Kollegen wissen dies." – Schon Pasteur musste damals Herdenbesitzern Schadenersatz leisten für die durch seine Impfung getöteten Tiere (Milzbrand)!

Zu guter Letzt noch eine Begebenheit, welche sich vor ein paar Jahren in meiner Praxis zugetragen hat und keines weiteren Kommentars bedarf: Ein älterer Patient und Arzt für Allgemeinmedizin, der vor nicht allzu langer Zeit seine Praxis aus Überzeugung auf Naturheilweisen umgestellt hatte, riet nach ausgiebigem Studium der Impfthematik seiner Tochter, einer jungen Tierärztin auf dem Lande, sich dringend mit diesem wichtigen Thema auseinanderzusetzen und die Tiere in ihrer Praxis weniger zu impfen, besser noch – das Impfen gänzlich einzustellen. Das Resultat wären mit Sicherheit deutlich gesündere und weniger belastete Tiere sowie zufriedenere Tierhalter. Die erschütternde Antwort seiner Tochter kam prompt: „Papa, ich weiß! Aber das geht nicht, denn mit den Impfungen verdienen wir unseren

Lebensunterhalt! Darauf können wir nicht verzichten." – Sic! – Dies scheint auch Dr. Buchwald beobachtet zu haben, wenn er bestätigt: „Es gibt Schätzungen, dass 70 % des Verdienstes eines Tierarztes aus durchgeführten Impfungen resultieren." Abschließend nun noch die bissige, aber recht passende Bemerkung eines anderen Zeitgenossen: „Erst impfen sie unsere Tiere krank und dann behandeln sie die dadurch entstandenen Schäden, sehr zum Wohle ihres eigenen Bankkontos."

Darüber hinaus sollte die Tatsache, dass auch Mastvieh – abgesehen von ganz wenigen Ausnahmen – durchgeimpft wird, allen Fleisch- und Wurstkonsumenten zu denken geben. Sicherlich ist den wenigsten bewusst, dass das meiste Fleisch nicht nur durch Hormone, sondern auch durch diverse Impfungen belastet ist.

1.24 Empfehlungen für Eltern

„Zweifel wächst mit dem Wissen", hat Goethe gesagt. Grundsätzlich gesehen kann einem daher kein Mensch die Entscheidung abnehmen, ob geimpft werden sollte oder nicht. Eine eingehende Auseinandersetzung mit dieser Thematik erscheint deshalb sehr ratsam.

„Wir werden zu der Einstellung gedrillt, dass das Wort eines Arztes nicht in Frage gestellt werden kann, dass wir selber nicht denken!" – ein Ausspruch einer verzweifelten amerikanischen Mutter, die ihr Kind durch eine Pertussis-Impfung verlor. – Demnach sind besonders heute Eigeninitiative, *gesunder Menschenverstand und die Übernahme von Verantwortung* – mehr als je zuvor – von zentraler Bedeutung für junge Eltern.

Wenn sich Eltern nach sorgfältiger Besprechung mit ihrem Arzt/Heilpraktiker dazu durchringen, ihr Kind nicht impfen zu lassen, sollte dies auf jeden Fall respektiert werden. Diese Eltern sollten aber auch keine Gewissensbisse haben, sondern voll hinter ihrer Entscheidung stehen. In der Regel befinden sie sich völlig alleine – gegen die Ansichten ihrer Familie, ihrer Freunde sowie ihrer vertrauten Ärzte! Gewiss kein leichtes Unterfangen! Außerdem sollten sie sich darüber im klaren sein, dass sich auch ihre eigenen Ängste und Verunsicherungen auf das Verhalten ihrer Kinder übertragen, so dass die Situation im Falle von Zweifeln für alle Beteiligten auf Dauer untragbar wird.

Wenn die Entscheidung aber doch für eine Impfung fällt, dann ist es sinnvoll auf folgende Punkte zu achten:

- Geimpft werden sollte nur, wer ganz gesund ist. Kleinste Infekte (auch ohne Fieberreaktion) bedeuten schon eine Kontraindikation![1] Verlangen Sie deshalb eine gründliche Untersuchung, die über das normale Maß hinausgeht! Eine völlige Ausheilung der akuten Krankheit ist obligatorisch.

- Sie sollten Ihr Kind nicht während der Zahnungsperiode impfen lassen, da einerseits heftige Reaktionen resultieren können, andererseits aber auch das Risiko von bleibenden chronischen Schäden recht groß ist.
- Lassen Sie Ihr Kind nicht vor Vollendung des 3. Lebensjahres impfen, denn vorher kann das kindlich noch unreife Gehirn bei etwaigen Störfällen nicht angemessen reagieren (Impf-Encephalopathie). Außerdem kann Ihr Kind mit drei Jahren laufen und sprechen und im Ernstfall gezielt auf Probleme aufmerksam machen!
- Vor der Erstimpfung sollte der untersuchende Arzt in allen Einzelheiten die Krankengeschichte des Kindes und seiner gesamten Familie aufnehmen. Die Eltern sind dazu aufgefordert, auf die schweren chronischen Erkrankungen in der Blutsverwandtschaft hinzuweisen. Auch vorgekommene Impfreaktionen innerhalb der Familie spielen eine zentrale Rolle.
- Jede cerebrale Störung – zentrale Koordinationsstörung – oder der leiseste Verdacht einer Schädigung des zentralen Nervensystems (neurologische Störungen) bedeuten eine Kontraindikation für Impfungen. Hinweise auf eine zentrale Koordinationsstörung sind Blutungen während der Schwangerschaft, Lageanomalien (Steißlagen), Fußfehlstellungen, Nabelschnurstrangulierung, Hüftdysplasien, partielle oder generalisierte Schiefhaltungen; später: Stolperneigung. Kinder mit einer Risikobelastung der Schwangerschaft und Frühgeburt sind besonders gefährdet.
- Handelt es sich nicht um die erste Impfung, so sollten die Eltern über alle Reaktionen auf die vorhergehenden Impfungen aufmerksam machen.
- Impfungen gegen Kinderkrankheiten sind grundsätzlich überhaupt nicht zu empfehlen (miasmatischer Selbstheilungsversuch!).
- Auch von Tuberkulin-Proben (z. B. Tine-Test) ist abzuraten, denn diese können ähnliche Auswirkungen für den Gesamtorganismus haben wie eine BCG-Impfung (Tuberkulose-Impfung).

---

[1] Achtung! Von den Impf-Befürwortern werden Impfschäden seit neuestem durchaus zugegeben, jedoch mit dem Hinweis, dass diese sehr selten sind und nur dann auftreten können, wenn in eine akute Krankheit hineingeimpft wird (Man ist also quasi selber schuld!). Von den chronischen familiären Belastungen (Miasmen) keine Rede! – In meinen Augen ein sehr geschickter Versuch, von den eigentlichen biologischen Zusammenhängen und Naturgesetzmäßigkeiten abzulenken, sowie ein Persilschein dafür, ungestraft so weiterzumachen wie bisher, ohne seinen gesunden Menschenverstand zu gebrauchen.

- Es ist ratsam, statt Mehrfachimpfungen sukzessive Einzelimpfungen vornehmen zu lassen! Der Organismus braucht sich dann mit nur jeweils einem Antigen („Erreger“) gleichzeitig auseinanderzusetzen. Außerdem: *In der Natur gibt es das nicht, dass jemand gleichzeitig an mehreren Krankheiten erkrankt.*
- Während eines bestimmten Zeitraumes nach der Impfung (insbesondere bei Wiederholungsimpfungen) ist jeglicher Kontakt mit Personen zu meiden, die sich mit der Krankheit infiziert haben, gegen welche geimpft wurde, da (paradoxerweise?) die Gefahr besteht, noch heftiger zu reagieren, als bei einer natürlichen Infektion.
- Im Inkubationsstadium sollte gegen diese Erkrankung auf keinen Fall geimpft werden (Gefahr der manifesten Erkrankung bis hin zu Todesgefahr)!
- Bei jeder Impfung sollten die Eltern das Etikett der Impfampulle kontrollieren und darum bitten, den Namen des Herstellers sowie die Serien-Nummer des Impfstoffes in der Krankengeschichte des Kindes zu vermerken.
- Zwischen den einzelnen Impfungen sollten mindestens vier bis sechs Wochen Pause liegen.
- Im Allgemeinen ist der Mensch morgens unempfindlicher gegen Schmerz; deshalb das Kind morgens impfen lassen.
- Bei zunehmendem Mond steigt die Lebenskraft. Nur in dieser Zeit die Impfung vornehmen!
- Die Impfung sollte homöopathisch begleitet werden, um Schäden und Impfreaktionen weitgehend zu vermeiden. Hierzu konsultieren Sie einen erfahrenen Homöopathen, der speziell für Ihr Kind ein individuelles Mittel zur Impfbegleitung auswählt (wie Thuja, Sulfur, Silicea, Arsenicum album, Impfnosoden, antimiasmatische Nosoden oder andere). – *Homöopathie ist Individualtherapie. Deshalb gibt es auch bei Impfungen keine „Kochrezepte“, sondern nur ein gezieltes individuelles Vorgehen! Letztendlich kann es keine absolute Garantie geben, dass nicht doch Reaktionen bis hin zu schwereren Schädigungen (MCD – Minimale Cerebrale Dysfunktion) auftreten können.* Dies ist immer vor dem familiären miasmatischen Hintergrund zu sehen. Jeder Fall hat seine eigene Logik! (siehe auch Kapitel 3.1 *„Homöopathische Impfbegleitung“*)
- Grundsätzlich das Kleinkind lange Zeit stillen. Damit wird quasi eine Art passive biologische Immunisierung vorgenommen.
- Später zu einer ausgewogenen Vollwertkost mit hohem Rohkost- sowie laktovegetabilem Anteil übergehen. Kurz: „Lebendige Nahrung“ bzw. echte *Lebens*mittel konsumieren (Diese enthalten selbst noch Leben!).

Fabrikzucker, Auszugsmehle, tote Nahrungsmittel sowie die Zubereitung in der „Mikrowelle“ weitgehend meiden.

- Auf eine gesunde Lebensführung achten mit Spaziergängen an der frischen Luft (vorzugsweise in nicht verschmutzter Luft) und einem gutem Maß an Sonne. Ausgelassen und fröhlich sein, viel lachen. Darüber hinaus zweimal im Jahr braun werden. Alkohol, Tabak und Medikamente meiden; insbesondere im Kindesalter die sog. „Kräftigungsmittel“, fiebersenkende Mittel, Antibiotika und Cortison sowie Abführmittel, da sie nicht kräftigen, sondern vergiften und die Voraussetzungen für Immunitätsmangel schaffen. Das beinhaltet auch die sog. Vitamin-D-Prophylaxe im Kleinkindalter (oft kombiniert mit Fluor), da diese häufig eine vorzeitige Verknöcherung bewirkt (z. B. zu früher Fontanellenschluss mit fünf Monaten und dadurch bedingte Schädeldeformationen).

Die letzten drei Punkte sind allgemeiner Natur und haben selbstverständlich für alle Kinder (und Erwachsenen), nicht nur für Impflinge, Gültigkeit.

Beispiele von *Kontraindikationen* sind: akute Erkrankungen incl. deren Inkubationsstadien, Risikobelastung in der Schwangerschaft (z. B. Insemination, Hormonbehandlung, Blutungen, vorzeitige Wehen, Ausfluss, vaginale Pilzinfektionen, Ängste), Lageanomalien (z. B. Steißlage), schwierige Geburt, vorangegangene Fehlgeburten, Nabelschnurstrangulierung, Frühgeburt/niedriges Geburtsgewicht, Atmungsprobleme als Säugling, Erkrankung des Zentralnervensystems bzw. neurologische Erkrankungen, Allergien incl. Milchunverträglichkeit und Blähungskoliken, Konvulsionen, Epilepsie, Absencen, Fieberkrämpfe, Hydrocephalus, geistige Behinderung, Entwicklungsverzögerung, Lähmungen, Hypotonie, Spastizität, Fußfehlstellungen, Hüftgelenksdysplasie, partielle/generalisierte Schiefhaltungen, jede motorische Störung, Autismus, Hyperaktivität, ADS, Asthma, Reaktionen auf andere Impfungen und dgl. mehr. – Dies gilt auch für „nur“ familiäre Belastungen, denn dies sind *alles deutliche Anzeichen einer ausgeprägten miasmatischer Prädisposition* (siehe Kapitel 2.6)!

1.25 „Homöopathie macht Impfungen überflüssig“

Aus der homöopathischen Praxis wissen wir, dass Impfreaktionen und -schäden besonders immer dann auftreten, wenn in der Familie gehäuft chronische Erkrankungen vorliegen. Es ist also stets eine *Frage der persönlichen Vorgeschichte! Eine gründliche homöopathische antimiasmatische Behandlung mit dem Ziel, das vorliegende Terrain zu säubern, erscheint deshalb als der beste Schutz.* Dies sollte nach Möglichkeit schon vor der

Zeugung bei den zukünftigen Eltern erfolgen! Ist das nicht mehr möglich, so bietet sich dafür die Zeit der Schwangerschaft an, in der man viel für die werdende Mutter, aber auch für die Gesundheit des noch ungeborenen Kindes tun kann.

„Während der Schwangerschaft spricht das Miasma sehr deutlich" – das wissen alle klassisch arbeitenden Homöopathen. Das Vorgehen zur Mittelfindung ist auch hier – wie immer bei der Klassischen Homöopathie – ganz *individuell!* Die sogenannte „Eugenische Kur", welche die Konstitution des noch ungeborenen Kindes im Sinne der chronischen Krankheiten günstig beeinflussen soll (im wesentlichen bestehend aus Einzelgaben Sulfur, Medorrhinum, Syphilinum, Tuberculinum in Hochpotenz und anderen antimiasmatischen Mitteln), ist aus diesem Grunde zu verwerfen!

Insgesamt gesehen, ist zu beobachten, dass Menschen, die inzwischen in zweiter oder dritter Generation homöopathisch behandelt wurden, selten akut erkranken, und wenn, dann nur kurz und heftig, aber ohne Komplikationen.

Dr. Pfeiffer, langjähriger homöopathischer Kinderarzt, sagt unmissverständlich: „Die Homöopathie ist eine Behandlungsweise, die Impfungen überflüssig macht, da sie die Schwächen (d. h. Miasmen, Anm. des Verfassers) heilt, die Grundlage für Infektionskrankheiten und ihre Komplikationen sind."[1]

Homöopathisch betrachtet erhebt Gesundheit einen viel höheren Anspruch als in der herkömmlichen Medizin oder Naturheilkunde. Hier geht es um Dimensionen, welche an fast *absolute* Gesundheit grenzen – und das muss auch Ziel einer jeden homöopatischen chronischen Behandlung sein.

So lässt sich in der homöopathischen Praxis immer wieder eine *vierstufige „Hierarchie" von Gesundheit* beobachten, was bei der Behandlung kinderreicher Familien besonders gut sichtbar wird, denn hier gelten für jedes einzelne Kind dieselben familiären miasmatischen Voraussetzungen! Die ersten Kinder dieser Familien, die anfangs noch gegen die eine oder andere Krankheit geimpft sowie im Krankheitsfall mit immunsuppressiven Arzneimitteln (Fieberzäpfchen, Antibiotika, Cortison etc.) versorgt wurden, um dann später mit einer antimiasmatischen chronischen Kur zu beginnen, sind in jeder Hinsicht auffallend gesünder, vitaler, umgänglicher und weniger infektanfällig, als alle anderen Kinder im Kindergarten oder in der Schule, welche weitergeimpft und nicht homöopathisch (chronisch) betreut

[1] Dieses Statement ist – streng genommen – ein wenig unglücklich formuliert und darüber hinaus auch nicht ganz korrekt, denn es suggeriert, dass Impfungen doch positiv wirken können und einen Schutz verleihen. Doch das Gegenteil ist der Fall.

wurden. Bei den zweiten Kindern dieser Familien wurde demzufolge von Anfang an auf Impfungen verzichtet und darüber hinaus im Krankheitsfalle zu keinem Zeitpunkt immunsuppressiv eingegriffen. Diese Kinder sind nochmals um einen Deut gesünder als ihre zuvor beschriebenen älteren Geschwister, was allerdings meist nur von den Angehörigen und Therapeuten deutlich wahrzunehmen ist. Die letzten Kinder haben dann den besten Start ins Leben, denn vor deren Zeugung ließen sich nun auch die Eltern selbst chronisch behandeln – zumindest fand eine homöopathische antimiasmatische Schwangerschaftsbegleitung statt –, so dass die hereditären Miasmen an diese Kinder nicht mehr in jener Intensität weitergegeben werden konnten, wie dies bei den älteren Geschwistern noch der Fall war. Diese Kinder sind – so kann man immer wieder beobachten – mit deutlichem Abstand die gesündesten und, im Sinne der Medizin, unauffälligsten (bzw. heute müsste man eher das Gegenteil sagen, denn derartige Kinder fallen aufgrund ihrer hohen Vitalität, schnellen Auffassungsgabe und robusten Gesundheit geradezu auf!).

1.26 Fragen, die sich alle Eltern stellen sollten

Die zentrale Frage, die ein jeder für sich beantworten muss, lautet also: *Können Impfungen überhaupt nützen oder sind sie eine Gefahr für das Leben?* Nur wenn man diese Frage mit Ja beantworten kann (im Sinne von Schutz durch Impfungen), ist es sinnvoll, weiterzufragen und abzuwägen, welche Risiken man eingeht und mit was für Nebenwirkungen zu rechnen ist.

Dieses Büchlein sollte genug Information über die Gesamtzusammenhänge der Impfproblematik enthalten und darüber hinaus auch hinsichtlich der Gesetzmäßigkeiten von Gesundheit und Krankheiten (vgl. Teil 2 und Teil 4) informieren. Besonders empfehlenswert ist das Verständnis und die Verinnerlichung der *Zweiphasigkeit der Erkrankungen* (vgl. Kapitel 1.5), einem *Naturgesetz*, welches ganz deutlich zeigt, *wie* der Organismus arbeitet, sowie die *miasmatischen Zusammenhänge* hinsichtlich der *chronischen Erkrankungen* (vgl. Kapitel 2.6).

Abschließend gibt auch die Beantwortung der folgenden Fragen Aufschluss über die wahren Impfzusammenhänge:

- Sollte Impfen etwas Gutes sein, bräuchte es nicht durch Gesetz oder Impfkampagnen vollstreckt zu werden. Es würde sich selbst durch seinen Wert empfehlen. Wozu also diese Panikmache?
- Wenn es wirklich diejenigen schützt, die sich impfen lassen, warum

sollen sie vor den Nicht-Geimpften Angst haben und warum sollte dann das Durchimpfen der gesamten Bevölkerung erforderlich sein? Welche Logik ist das, wenn immer wieder behauptet wird, dass Impfen nur dann schützt, wenn sich alle (bzw. möglichst viele) impfen lassen?

Auf die von Eltern am meisten gestellte Frage „Was mache ich, wenn mein Kind nun doch eine Krankheit bekommt, gegen die wir es nicht haben impfen lassen?" lässt sich folgendes sagen: Diese Fragestellung ist – genau genommen – absurd, denn hierbei wird unterstellt, dass eine Impfung einen Schutz bietet und deshalb ungeimpfte Kinder keinen solchen aufweisen. Wie wir gesehen haben, gibt es aber diesen Schutz nicht. Viel schlimmer noch: Geimpfte Kinder sind i.d.R. viel anfälliger gegenüber Infektionskrankheiten, da ihr Immunsystem künstlich durcheinandergebracht wurde. Der beste Schutz ist deshalb, *nicht gegen die Natur zu leben*. Das beinhaltet: keine Impfungen, keine immunsuppressiven Medikamente, gesunde Ernährung, viel frische (reine) Luft und Sonne sowie das Eliminieren der chronischen Miasmen mit Hilfe der Klassischen Homöopathie.

Eine andere häufig gestellte Frage bezieht sich auf das Ausscheiden von Keimen bzw. sog. Krankheitserregern des Impflings. Beispielsweise scheiden gegen Polio frisch Geimpfte mehrere Wochen lang (bis zu acht Wochen!) Polioviren über den Darm aus, was für andere eine potentielle Ansteckungsgefahr bedeutet. Aufgrund bekannt gewordener Zwischenfälle gehen viele Wissenschaftler seit Anfang der 90er Jahre davon aus, dass die zum Zeitpunkt der Impfung instabilen Erreger nach Passieren des Patientenkörpers als stabile und aggressive Erreger einen nicht geimpften Organismus befallen können und dann zu schwerer Erkrankung führen *(Kontaktpolio)*. Dies wird jedoch offensichtlich seit Jahren als gut gehütetes Geheimnis von den Impfstoffherstellern verschwiegen! Also Vorsicht beim Wickeln fremder Babys oder beim Säuglingsbaden im Hallenbad! Sicher ist jedoch, dass *Nicht-Geimpfte* bei weitem resistenter gegenüber derartigen Infektionsrisiken sind, da ihr Immunsystem – im Sinne der Biologie – noch vollständig intakt ist. Geimpfte dagegen, die selber keine Ausscheider mehr sind, setzen sich bei Kontakt mit frisch Geimpften einem viel höheren Risiko aus und wiegen sich in einer vermeintlichen Sicherheit, die es gar nicht gibt.

Teil 2: Klassische Homöopathie und gesunde Kinder

Die Homöopathie kann sich heutzutage eines großen Aufschwunges erfreuen und tritt zunehmend in das Blickfeld der Öffentlichkeit. So gab es vor ca. 20 Jahren unter der Leitung von Dr. med. Otto Eichelberger ernsthafte Bestrebungen, einen Lehrstuhl für Klassische Homöopathie als Aufbaustudium an der Fern-Universität Witten/Herdecke zu installieren. Doch leider haben diese Bestrebungen, vornehmlich aufgrund finanzieller Engpässe, zu keinem Ergebnis geführt. Außerdem soll das Fach Homöopathie zu einem prüfungspflichtigen Fach in den Lehrplan des allgemeinen Medizinstudiums aufgenommen werden, so dass der angehende Mediziner schon hier Grundkenntnisse dieser sanften Heilweise erwirbt.[1] Nicht zuletzt durch die Verleihung des *Right Livelihood Award 1996* – auch *Alternativer Nobelpreis* genannt – hat die Homöopathie weltweite Anerkennung gefunden. Trotzdem oder gerade deshalb wird von einschlägiger Seite versucht, dieses Unterfangen zu unterminieren. Man nennt die Homöopathie eine bewusste Täuschung des Patienten und kritisiert lautstark – allerdings ohne das Wesentliche zu verstehen und ohne ausreichende Argumente.

Homöopathie wird von Kennern der Materie als die schwierigste medizinische Therapieform überhaupt angesehen. Sie ist sehr schwer zu erlernen und erfordert ein gänzlich anderes Denken. Leider ist nicht alles, was sich „homöopathisch" nennt oder über diese sanfte und tiefgreifende Therapieform geschrieben und verbreitet wird, wirklich echte Homöopathie! – Wodurch unterscheidet sie sich nun von allen anderen medizinischen Disziplinen und was können wir damit erreichen? Was ist Homöopathie wirklich?

2.1 Der Ursprung der Homöopathie

Das Wort Homöopathie stammt aus dem Griechischen (homoios – ähnlich, pathos – Leiden) und bedeutet soviel wie „ähnliches Leiden". Schon hier wird der krasse Unterschied zu herkömmlichen Denkansätzen deutlich,

---

[1] Erfreuliche neueste Meldung: Homöopathie kann ab März 2012 an der Steinbeis-Hochschule Berlin, einer der größten privaten Hochschulen in Deutschland, in Form eines „Bachelorstudiums in Komplementärmedizin mit Vertiefungsrichtung Homöopathie" studiert werden.

denn in der Homöopathie wird der *kranke Mensch* (und nicht die diagnostizierte Krankheit!) mit einem solchen Arzneimittel behandelt, welches am gesunden Menschen ähnliche Erscheinungen, d. h. ähnliche Symptome und Zeichen, hervorruft, wie sie bei dem kranken Menschen derzeit vorhanden sind, – ein ähnliches Leiden also.

Dr. med. Samuel Hahnemann (1755–1843), der Begründer der Homöopathie, hat dieses Ähnlichkeitsgesetz vor gut 200 Jahren entdeckt, an sich selbst ausprobiert und an unzählig vielen Patienten verifiziert.

Similia similibus curentur – Ähnliches soll durch Ähnliches geheilt werden – ist einer der Fundamentalsätze der Homöopathie. Er gilt insbesondere für die akuten Krankheiten; für die chronischen und refraktären Krankheiten spielen noch weitere Gesetzmäßigkeiten eine zentrale Rolle.

Hahnemann selbst gibt die Anweisung in seinem „Organon der Heilkunst", dem Hauptwerk bezüglich der Gesetzmäßigkeiten der Homöopathie und der daraus abgeleiteten Vorgehensweise für die Therapie: „Wähle, um sanft, schnell, gewiss und dauerhaft zu heilen, in jedem Krankheitsfall eine Arznei, welche ein ähnliches Leiden für sich erregen kann, als sie heilen soll!" – Die Heilung erfolgt ohne Nebenwirkungen, schnell und bleibend; die Störung wird nicht unterdrückt und kommt deshalb auch nicht wieder.

2.2 *Krankheit – Verstimmung der Lebenskraft*

Um die Homöopathie in ihren Grundzügen richtig zu verstehen, ist es wichtig, sich zunächst einmal Gedanken darüber zu machen, was Krankheit überhaupt ist und was es mit der Ähnlichkeit auf sich hat.

Hierzu ist es sinnvoll, vorab die Frage zu klären, was einen toten Organismus von einem lebendigen, grundsätzlich gesehen, unterscheidet: Rein chemisch betrachtet, gibt es im Augenblick des Todes und kurz danach keinen Unterschied! Materiell ist alles noch beim Alten; trotzdem ist der Organismus tot! Die Kraft, welche diese an sich tote Materie belebt, welche all ihre Bauelemente – wie Atome, Moleküle, Zellen, Organe – in Harmonie einander zuordnet und ihnen sagt, was zu tun ist, ist verschwunden!

Diese Kraft hat Hahnemann „*Lebenskraft*" oder „Lebensprinzip", die „Dynamis" genannt. Ohne sie gibt es keinen lebenden tierischen oder menschlichen Organismus; sie ist die Kraft, welche die gesamte „Körperchemie" dirigiert, koordiniert und das Materielle zu einem belebten Wesen macht. Sie ist etwas *Immaterielles*, etwas *Dynamisches, Energetisches, Geistartiges!* Sie ist vergleichbar mit dem Funksignal, das eine tonnenschwere Raumstation im All steuert. Auch in diesem Funksignal ist kein einziges Teilchen Materie enthalten!

Wenn nun der Mensch erkrankt, so ist ursprünglich nur *diese geistartige Lebenskraft durch den dem Leben feindlichen, dynamischen Einfluss eines krankmachenden Agens verstimmt.* Hahnemann fand in seinen über 50-jährigen Forschungen heraus, dass die örtlichen Krankheitserscheinungen, die „*Symptome und Zeichen*", gar nicht die eigentliche Krankheit selber sind, sondern ihr *nach außen sicht- und fühlbarer Ausdruck.* Erst wenn die Lebenskraft aus der Harmonie geraten ist und ein gewisser Nährboden für die Mikroben geschaffen wurde, können Bakterien, Viren, Pilze und dergleichen „angreifen". *Nicht aufgrund der Viren wird der Mensch krank, sondern umgekehrt!* Die Viren vermehren sich überproportional schnell, weil die natürliche Harmonie und Ordnung im Organismus durcheinander geraten ist, weil die Lebenskraft verstimmt ist, oder – umgangssprachlich gesagt – weil der Mensch krank ist! *Die Mikroben sind demnach nur Indikatoren der Erkrankung, nicht aber deren Initiatoren!* (siehe Kapitel 1.5)

Krankheit ist also nichts Materielles! Krankheit ist etwas Energetisches! Etwas Nicht-Sichtbares, etwas Nicht-Substantielles! Nur bei fortdauernder Krankheit entstehen pathologische Gewebsveränderungen, sogenannte Endzustände, welche dann selbstverständlich auch objektiv sicht- und messbar sind.

Der bekannte Atomtheoretiker und Quantenphysiker Heitler hat das für die heutige Zeit begriffen, wenn er am Ende seines Lebens resümiert: „Wenn wir in das Lebendige kommen wollen, müssen wir die Türe zu einer anderen Landschaft aufstoßen."

Der Mensch ist eine Einheit, welche gleichermaßen Körper, Seele und Geist umfasst. Dieses harmonische Ganze ist mehr als nur die Summe seiner Teile! Der Mensch hat seinen festen Platz in der Natur und ist fester Teil des Kosmos, unterliegt damit auch deren Gesetzmäßigkeiten.

2.3 Die geistartige Arznei – Stimulans für die Lebenskraft

Wenn Krankheit nun nichts Materielles ist, können wir diese dann mit grobstofflichen Arzneimitteln, sozusagen mit chemischen „Keulen", behandeln und korrigieren? Sind wir überhaupt in der Lage, lokal gegen körperliche Störungen vorzugehen, wenn *Krankheit* eigentlich *etwas Inneres, zentral Gesteuertes* ist und sich bei längerer Dauer nur anhand einiger Symptome objektiv außen an der Peripherie zeigt? (Bei diesen Betrachtungen sind selbstverständlich Verletzungen ausgeschlossen; diese sind keine Krankheiten im eigentlichen Sinne!)

Mit dem Erfassen derartiger Gedankengänge tun sich die heutigen Mediziner der sogenannten modernen Schule schwer! Sie „schießen" immer noch mit mehr oder weniger schweren chemischen Mitteln gegen den vermeintlichen Feind von außen (Mikrobe, Virus, Bakterie, Pilz, Chlamydie) und meinen, wenn die lokalen organischen Erscheinungen „weg", das heißt, nicht mehr nachzuweisen seien, dann bestünde auch die Krankheit nicht mehr.

Weit gefehlt! In vielen Fällen ist mit dem Verschwinden der äußerlichen Symptome die Krankheit ins Innere getrieben worden. Sie manifestiert sich nun an lebenswichtigeren Stellen des Organismus und ist bei weitem schwerer zu therapieren! So wird häufig aus einem vermeintlich geheilten Ekzem ein handfestes Asthma, aus einer Fieberunterdrückung mittels Zäpfchen eine chronische Bronchitis und dergleichen mehr.[1]

Dass diese Zusammenhänge so eindeutig genannt werden können, liegt an den *natürlichen Gesetzmäßigkeiten*, welche „Klassische Homöopathen" tagtäglich in ihrer Praxis erleben können! Heilung in keiner Weise! Der Patient ist von einer „leichteren" Krankheit befreit; dafür hat er sich eine schwerere zugezogen. Und dies zumeist durch das heutige Unverständnis hinsichtlich des Krankheitsbegriffes und den daraus abgeleiteten Arzneimitteln und Therapieverfahren!

Um nun Krankheit wahrhaftig begegnen zu können, bedarf es selbstverständlich auch *energetischer Arzneimittel!* Erinnern wir uns: Die Lebenskraft ist verstimmt – etwas Immaterielles! Nur sie gilt es, zu korrigieren! Dies kann nun nicht über grobstoffliche chemische Arzneimittel erfolgen, sondern hat ausschließlich mittels *entmaterialisierter, dynamisierter Arzneimittel* zu geschehen.

Genau dies passiert in der Homöopathie! In den dynamisierten Arzneimitteln ist, je nach Potenz – das heißt nach Verdünnungsstufe und Dynamisierung – statistisch gesehen, fast kein oder überhaupt kein Molekül der Ausgangssubstanz mehr enthalten. *Die Arznei ist entmaterialisiert; die energetische, geistartige Information hat sich auf die Trägersubstanz (Alkohol oder Milchzuckerstreukügelchen) übertragen (geistartige Imprägnation).* Mittels eines chemischen Nachweises lässt sich die Ausgangssubstanz in dem Arzneiträger nicht mehr ausmachen. Rein chemisch gesehen, unterscheidet sich das Arzneimittel nicht von einem ganz normalen Alkohol oder

---

1 siehe „Unterdrückung" in Anhang A.4 *„Einige Begriffserläuterungen"*

einem anderen Homöopathikum. Und trotzdem besteht ein Riesenunterschied in seiner Wirkung!

Durch stufenweises Verdünnen und begleitendes obligatorisches Verschütteln oder Verreiben werden die Arzneien in einen besonderen Zustand versetzt, der zu einer Entfaltung neuer Kräfte führt, welche über den materiellen Wirkungsgrad des eigentlichen Mittels weit hinausgehen. Aus diesem Grunde nannte Hahnemann seine Verdünnungen *„Potenzen“* (lateinisch: potentia – Kraft). – Für eine weiterführende und umfassende Betrachtung dieser Thematik sei auf mein Standardwerk *„Die homöopathischen Potenzen – Ein Ratgeber aus der homöopathischen Praxis“* verwiesen.

All dies ist für die Anhänger der heute weit verbreiteten agnostischen Weltanschauung schwer nachzuvollziehen. So wurde der Homöopathie von Anfang an vorgeworfen, sie basiere auf Suggestion und habe etwas Okkultes an sich. Man müsse eben daran glauben! In den homöopathischen Arzneimitteln sei nachweislich „nichts mehr drin“ – reiner Alkohol könne nicht arzneilich wirken! „Heilung mit Nichtsen“ ist eine beliebte Überschrift in entsprechenden Artikeln. – Rein chemisch betrachtet, haben die Neider der Homöopathie sogar recht! Ab einer bestimmten Potenzhöhe ist wirklich kein einziges Stück Materie mehr in dem Mittel enthalten. Und trotzdem ist in einem homöopathisch aufbereiteten Arzneimittel doch etwas drin, wodurch sich dieses von reinem Alkohol sehr wohl unterscheidet: *Energie, die geistartige Information eines ganz bestimmten entmaterialisierten Stoffes*! (physikalische Natur des Potenzierungsphänomens)

Von der Wirksamkeit dieser kleinsten Entitäten (Einheiten), welche ja im Grunde genommen infinitesimal (unendlich) klein sind, wird jedermann schnell überzeugt, befasst er sich eingehend mit der Klassischen Homöopathie. In der Geschichte gibt es einige Beispiele berühmter Homöopathen, die sich ursprünglich mit der Homöopathie auseinandersetzten, um diese zu widerlegen, aber mit fortschreitendem Wissen immer überzeugter wurden, bis sie sich von einem Saulus zu einem Paulus bekehren ließen!

2.4 Similia similibus – das Urprinzip der Homöopathie

Dies ist aber noch keineswegs das Urprinzip der Homöopathie! Ein so aufbereitetes dynamisiertes Arzneimittel wird keinerlei Wirkung zeigen, wenn nicht bestimmte *Gesetzmäßigkeiten bezüglich der Indikation* eingehalten werden. Erst hierin liegt der fundamentale Unterschied der Homöopathie zu allen anderen Heilmethoden!

Hahnemann hat vor gut 200 Jahren entdeckt, dass bestimmte Naturstoffe, in kräftigen Dosen regelmäßig eingenommen, am gesunden Menschen Krankheitserscheinungen erzeugen, welche für den eingenommenen Stoff charakteristisch sind. So, wie wir aus dem täglichen Leben wissen, dass Kaffee Herzklopfen und Schlaflosigkeit, die Küchenzwiebel beim Schneiden Augentränen und Fließschnupfen erzeugen, so kann man für sehr viele Substanzen beobachten, dass sie bestimmte Symptome hervorbringen, die nach dem Absetzen innerhalb einer bestimmten Zeit wieder von selbst verschwinden.

Als Geburtsstunde der Homöopathie wird das Jahr 1790 genannt, als Hahnemann seinen berühmten Selbstversuch mit der Chinarinde unternahm, um die damit erzielten Erscheinungen zu untersuchen. Nach der Einnahme wurde er „krank" und produzierte malariaähnliche Symptome. Setzte er die Chinarinde ab, verschwanden diese wieder, um sich nach erneuter Einnahme wiedereinzustellen.

Durch systematisches „Prüfen" derartiger Substanzen am gesunden Menschen und genaues Beobachten und Notieren der aufgetretenen Symptome entstanden so die *Homöopathischen Arzneimittelbilder*, die in den *Arzneimittellehren* schriftlich festgehalten sind. Diese Arzneimittelbilder sind lebendige Beschreibungen, welche die Wirkungen der jeweiligen Substanz auf den menschlichen Organismus aufzeigen. Für Sulfur beispielsweise – Schwefel in potenzierter Form –, einem der „allergrößten" homöopathischen Arzneimittel, werden circa 8 900 Symptome angeführt!

Diese Symptome sind keineswegs nur *objektive*, das heißt mit wissenschaftlich anerkannten Methoden nachprüfbare oder sichtbare, fühlbare Symptome, sondern hier spielen auch die rein *subjektiven* Empfindungen und Gefühle des Patienten eine ganz große Rolle. Oder besser gesagt: Gerade diese subjektiven Symptome haben für die Arzneimittelwahl häufig einen viel höheren Stellenwert als die objektiven! Durch sie wird der Patient *individualisiert*; er unterscheidet sich von seinen Leidensgenossen in ganz kleinen, für den gewöhnlichen Arzt, unscheinbaren Dingen. So spielen individuelle Empfindungen, signifikante Gemütssymptome, Verlangen und Abneigungen hinsichtlich bestimmter Nahrungsmittel, sich wiederholende Träume, Einbildungen und vieles mehr eine zentrale Rolle.

Das Ähnlichkeitsgesetz besagt nun, dass nur derjenige Stoff in der Lage ist, einen kranken Menschen zu heilen, dessen Arzneimittelbild dem Symptomenbild des Patienten am ähnlichsten ist. Mit dem Symptomenbild des kranken Menschen sind nun nicht nur die organischen Läsionen und sichtbareren Erscheinungen gemeint, sondern auch alle subjektiven Dinge, wie das Verlangen nach kalter Milch oder das Gefühl eines Abwärtsdrängens im

Unterleib der Frau, als ob „alles heraustreten wollte". Gerade bei diesem letzten Symptom, das recht häufig anzutreffen und sehr ernst zu nehmen ist, würde jeder Schulmediziner lächeln und nach negativem Befund die Patientin als „spinnert" abtun.

Homöopathie ist Individualtherapie! Zehn Grippepatienten bekommen mit ziemlicher Sicherheit zehn verschiedene Arzneimittel. Sie alle haben Grippe, das heißt Symptome, welche die Art der Krankheit katalogisieren – grob schematisieren. Aber jeder Grippepatient unterscheidet sich in ganz individuellen Punkten von allen anderen: Der eine hat einen linksseitigen Kopfschmerz, der andere einen rechtsseitigen; ein weiterer hat Schweißausbrüche während des Fiebers, ein anderer schwitzt überhaupt nicht, hat nur trockene Hitze; ein dritter mag nichts trinken, und das, obwohl er sehr viel schwitzt; ein weiterer verlangt nur nach eisgekühlten Getränken, erbricht sie aber sofort wieder und so weiter.

Sie sehen: Kein Fall gleicht dem anderen! Und doch haben sie alle Grippe! Erhält jeder Kranke sein individuelles Mittel wird baldige Besserung eintreten. Die durch dieses Mittel ausgelöste *Kunstkrankheit*, die dem Körper aufgrund der richtigen Simile-Wahl – der Wahl des ähnlichen Arzneimittels – aufgeprägt wird, verbindet sich mit der Lebenskraft, bringt diese wieder in ihre „richtige Schwingung", so dass sie die Krankheit aus eigenem Antrieb schrittweise zurücknehmen kann – ohne jegliche Nebenwirkung! Nur auf Basis des energetischen Prinzips!

Eine Arznei ist also nicht homöopathisch, weil sie verdünnt und dynamisiert ist und in kleinsten Dosen eingenommen wird, sondern sie ist homöopathisch, weil sie aufgrund des Ähnlichkeitsprinzips (homoios pathos) ausgewählt wurde! Ein himmelweiter Unterschied, der nur von den wenigsten verstanden wird!

Ein dynamisiertes Arzneimittel zeigt bei einem Patienten immer Wirkung, sofern nach dem Ähnlichkeitsprinzip verordnet wird. Und das auch ohne Suggestion, ohne daran zu glauben! Es wirkt sogar bei Säuglingen, Kindern, Pflanzen und Tieren; selbst bei Ohnmächtigen oder Feten im Mutterleib! Auch bei ahnungslosen Menschen, die gar nicht wissen, dass sie – vielleicht heimlich im Kaffee – von ihrer Frau therapiert werden; derartige Fälle sind in der homöopathischen Literatur zuhauf dokumentiert. Außerdem kommt es häufig auch zu mehr oder weniger ausgeprägten *Erstverschlimmerungen*[1], welche sich der Patient nun wirklich nicht gewünscht hat!

---

1 siehe Anhang A.4 *„Einige Begriffserläuterungen"*

Der berühmte amerikanische Homöopath Kent sagt es ganz prägnant: „Jegliche Suggestion versagt, wenn das Mittel nicht passt", wenn es also nicht das Simile des Menschen war, sondern etwa nur organbezogen ausgesucht wurde.

2.5 Similia similibus bei akuten Krankheiten

Das bisher Gesagte gilt vom Prinzip her gleichermaßen für akute wie für chronische Krankheiten und alle Prozesse, die dazwischen liegen. *Die Basis für die Homöopathie ist das richtige Simile!*

Das bedeutet für den Behandler einen recht großen Aufwand und viel Aufmerksamkeit. Bei akuten Krankheiten läuft dies verhältnismäßig überschaubar ab; hier werden alle *Veränderungen seit Bestehen der Krankheit* eruiert und für die Arzneimittelbestimmung herangezogen. Dabei sind selbstverständlich nicht alle Symptome als gleichwertig zu betrachten! Es gibt immer eine strenge *Hierarchisierung*, die in jedem individuellen Fall vom Therapeuten zu erkennen ist! So spielen etwaige Krankheitauslöser – wie eine Verkühlung, Durchnässung, Luftzug, Ärger, Schreck, Kummer, Überanstrengung oder etwa eine *Unterdrückung*[1] durch schwere Medikamente – eine zentrale Rolle. Die Aufgabe des Homöotherapeuten besteht nun darin, dasjenige Mittel zu bestimmen, das in seinen charakteristischen Symptomen dem Wesen der Krankheit am nächsten kommt, die *Idee der Krankheit* also erfasst. Nur dieses Mittel wird die Krankheit in kurzer Zeit zurücknehmen können.

Eine erste Wirkung des homöopathischen Arzneimittels ist innerhalb sehr kurzer Zeit, nach circa ein bis zwei Stunden, häufig sogar noch schneller, zu erwarten. Ist dies nicht der Fall, so war es das falsche Mittel!

2.6 Chronische Krankheiten

Etwas diffiziler verhält es sich bei einer chronischen Behandlung. Hier geht es um *Neigungen* oder *Veranlagungen*. Nicht die akute Mittelohrentzündung oder Migräne wird behandelt, sondern die Veranlagung, immer wieder daran zu erkranken. Ist das Terrain einmal gesäubert, so besteht keine weitere Veranlassung, fortlaufend an derartigen Erkrankungen zu leiden.

---

[1] siehe Anhang A.4 *„Einige Begriffserläuterungen"*

Bei der chronischen Behandlung ist ein erhebliches Maß an Mehraufwand zu betreiben, um die *Idee der Krankheit* aufzuspüren. Alle Krankheiten und Symptome, welche der Patient *im Verlaufe seines Lebens hatte oder noch hat*, spielen hier eine große Rolle. – Damit nicht genug! Sogar die *Krankheiten der Blutsverwandtschaft* gehen mit in die auszuwertenden Daten ein! Die Tuberkulose der Großmutter, der an Lungenentzündung verstorbene Vater oder das Heimsuchen der Syphilis einzelner Familienmitglieder im ersten Weltkrieg sind von großer Wichtigkeit!

Dies ist einmalig in der Welt der Medizin und gilt für keine andere Behandlungsform! Oft ist aufgrund der familiären Prädisposition schon eine ganz bestimmte Therapierichtung zu erkennen, denn bei chronischen Leiden sind nicht unbedingt alle Symptome in ihrer Gesamtheit en bloc zu werten, sondern „abgestuft" *auf der Basis der zugrunde liegenden Miasmen*[1] *(chronische Grundkrankheiten)!*

Hahnemann hat in seinem jahrelangen Bestreben, die Wahrheit zu finden, entdeckt, dass alle chronischen Krankheiten auf nur drei chronische Grundkrankheiten, die sogenannten Miasmen, zurückgehen (Psora, Sykosis, Syphilitische Konstitution; später erweitert um die Tuberkulinie). Sie sind der Schlüssel zu allem chronischen Leiden und damit auch zu erfolgreicher Therapie und Heilung! Bezogen auf Geistes- und Gemütskrankheiten bestätigt dies im Prinzip auch der Psychoanalytiker Freud gegen Ende seines Lebens – gute 100 Jahre nach Hahnemann – mit der Feststellung, dass bei etwa 50 % seiner depressiven und psychotischen Patienten in der familiären Vorgeschichte die Syphilis präsent ist!

Es würde an dieser Stelle den Rahmen des Büchleins sprengen, allzu tief in diese Gesetzmäßigkeiten einzusteigen.[2] Nur soviel sei gesagt, dass es zwei *venerische* Miasmen gibt, das heißt Miasmen, die auf dem Geschlechtswege übertragen werden, und ein *nicht-venerisches*. Dies sind zum einen das *syphilitische Miasma* und zum anderen die chronische Gonorrhoe, die sogenannte Feigwarzenkrankheit, die *Sykosis*. Sie ergreifen mit der Zeit den gesamten Organismus und sind keineswegs nur Geschlechtskrankheiten, wie die landläufige Meinung ist. Besser wäre, sie als Krankheiten zu bezeichnen, welche auf dem Geschlechtswege übertragen werden. – Das dritte Miasma ist die *Psora*, das innere Krätze-Siechtum, ein von Hahnemann gewählter Begriff für sämtliche Folgen von Unterdrückung und funktionellen Störungen. Die Psora wird schon allein durch Hautkontakt über-

---

[1] siehe Anhang A.4 *„Einige Begriffserläuterungen"*

[2] Näheres siehe meine Werke *„Sanfte Medizin – Die Heilkunst des Wassermannzeitalters"* und *„Klassische Homöopathie für die junge Familie"* (2 Bände).

tragen und hat einen fest umrissenen Charakter, so wie die beiden anderen Miasmen auch, ist aber – im Gegensatz zu den anderen – das Grundübel schlechthin. – *Am Anfang war die Psora!*

Die Miasmen können entweder ererbt und/oder im Laufe des Lebens erworben werden. Häufig verbinden sie sich untereinander und verschmelzen zu einer schwer trennbaren Einheit. Sie haben das Bestreben, die Lebenskraft für ihre eigenen zerstörerischen Absichten zu missbrauchen. Aus eigenem Antrieb kann sich diese nicht aus deren Unterjochung befreien! *Chronische Krankheiten haben also niemals die Tendenz, von selbst zu heilen* (akute Krankheiten indessen immer!). Sie sind immer gegenwärtig und schreiten ständig weiter fort, häufig schleichend und mit vielen latenten – nicht in Erscheinung tretenden – Phasen. Das Ende ist erst der Tod.

Schauen wir uns die Menschen unserer heutigen älteren Generationen an! Sie alle haben zwar eine höhere Lebenserwartung, „sterben aber dafür länger“! Häufig 20 bis 30 Jahre lang! Und dann unsere Kinder und Kindeskinder! Allergien sind bei ihnen an der Tagesordnung! AD(H)S, Neurodermitis, Asthma und ständige Erkältungsneigung! – Dies ist alles nur auf der Basis der miasmatischen Belastung der Blutsverwandschaft zu verstehen! Und anders kann man derartige Fälle auch nicht bleibend heilen! *Die Ursache ist stets zu erfassen – und zwar die ursächlichste Ursache!*

John Henry Allen bringt es in seinem Buch *„Die chronischen Krankheiten – die Miasmen“* auf den Punkt: „Tatsache ist, dass wir das allerähnlichste Mittel nicht auswählen können, wenn wir die Phänomene der wirkenden und zugrundeliegenden Miasmen nicht kennen; denn *das wahre Simile basiert immer auf den vorhandenen, zugrundeliegenden Miasmen,* ob wir uns dieser Tatsache nun bewusst sind oder nicht. Das heilende Mittel ist nichts anderes als dasjenige, welches die Krankheit erzeugen kann, die durch ein bestehendes Miasma entstanden ist.“ (Hervorhebung durch den Verfasser)

Chronische Krankheiten sind also immer unter der ererbten oder erworbenen miasmatischen Belastung zu beurteilen! Darüber hinaus ist vom Homöotherapeuten festzustellen, welches Miasma derzeit aktiv ist und darum zuerst behandelt werden muss Nur diejenigen Symptome, welche für das aktive Miasma relevant sind, können für diesen Schritt der Therapie herangezogen werden. Die anderen Symptome werden zeitweilig zurückgestellt!

Im Verlauf der chronischen Kur kann es daher zu *Miasmenwechseln* kommen, das heißt, das zuvor akute Miasma tritt zurück und ein anderes erhebt sein Haupt, da unsere Patienten in den seltensten Fällen einmiasmatisch sind. Dann ist es selbstverständlich an der Zeit, auch das Arzneimittel zu wechseln.

Für umfassende weiterführende Betrachtungen dieser Thematik samt ausführlichen Fallbeispielen sei auf meine Werke *„Sanfte Medizin – Die Heilkunst des Wassermannzeitalters“* und *„Klassische Homöopathie für die junge Familie“* (2 Bände) verwiesen.

2.7 Das Chronische – die Domäne der Klassischen Homöopathie

In der Klassischen Homöopathie geht es also in erster Linie nicht darum, eine akute Erkrankung schnell zu kurieren, ohne schwere allopathische Medikamente einzusetzen. Das kann sie natürlich auch! Darüber brauchen wir gar nicht zu reden; das ist selbstverständlich! – Es geht um viel mehr!

Primäres Ziel ist es, die *Veranlagung zu bestimmten Erkrankungen zu nehmen!* Dies erfolgt mit einer *homöopathischen chronischen Behandlung, einer antimiasmatischen Kur!* Erst dann wird sich allmählich *echte, bleibende Gesundheit* einstellen, das heißt, der Mensch wird nie wieder derartige Krankheiten bekommen!

Die Domäne der Klassischen Homöopathie umfasst deshalb vor allem diejenigen Krankheiten, mit denen die offizielle Medizin nicht zurecht kommt, an denen sie immer wieder scheitert. Das sind hauptsächlich:

- chronische Krankheiten, auch wenn sie schon Jahrzehnte lang bestehen, wie Gelenkrheumatismus, Hautkrankheiten jeglicher Couleur, Asthma, Depressionen, Stoffwechselstörungen und andere
- refraktäre Krankheiten, das heißt sehr hartnäckige und therapieresistente Erkrankungen
- rezidivierende Erkrankungen, das sind ständig wiederkehrende Erkrankungen, wie die Neigung zu Anginen, Mandelentzündungen, Mittelohrentzündungen etc.; dauernde Erkältungsneigung, häufige Blasenentzündungen, Migräne, Menstruationsbeschwerden, gynäkologische Erkrankungen bis hin zu Neigung zu Fehl- oder Frühgeburten und Sterilität und andere
- Allergien jeglicher Genese, wie Heuschnupfen, Neurodermitis, Nickelallergie, Nahrungsmittelallergien
- Ängste, zum Beispiel vor Dunkelheit, Tieren, Insekten, Krebs, Alleinsein
- Entwicklungsrückstände bei Kindern, wie: Winzling, der kaum zunimmt, obwohl er große Eltern und einen guten Appetit hat; oder das Kind lernt spät laufen und sprechen; Stolperneigung

- Autoimmunerkrankungen wie Hashimoto-Thyroiditis, Lupus erythematodes etc.
- Impffolgen und Impfschäden jeglicher Art
- Auffälligkeiten im seelisch-geistigen Bereich, wie sehr ausgeprägte Aggressivität, große Unruhe, Unkonzentriertheit, Unausgeglichenheit, Hyperaktivität, ADS (Aufmerksamkeitsdefizitsyndrom), Legasthenie

und vieles mehr.

Hier kann die Homöopathie – richtig betrieben – „wahre Wunder wirken". Auch Fälle, die von der offiziellen Medizin längst aufgegeben wurden, haben noch gute Chancen, richtig geheilt zu werden, zumindest aber große Erleichterung zu erfahren. Dabei wird das Wort Heilung in seinem ursprünglichen Sinne verstanden: *Der Mensch ist von seiner Krankheit bzw. von der Neigung zu erkranken befreit; es tritt kein anderer Krankheitsprozess an ihre Stelle.* Es handelt sich also um *keine Krankheitsverschiebung oder Unterdrückung!*

2.8 Klassische Homöopathie und gesunde Kinder

Grundsätzlich gesehen, lassen sich die Miasmen zu jedem Zeitpunkt des Lebens ausrotten. Naturgemäß tut sich ein Kind dabei wesentlich leichter, denn zum einen „spricht" bei ihm die Lebenskraft noch direkt – die Symptomatik ist nicht verwischt durch Operationen, langjährigen Konsum schwerer allopathischer Medikamente oder andere Einflüsse –, und zum anderen reagiert seine Lebenskraft in der Regel viel schneller als beim Erwachsenen. So gesehen, sollte man schon im frühen Kindesalter mit einer chronischen homöopathischen Kur beginnen und dauerhafte Heilung erzielen, sofern Beschwerden auf eine miasmatische Belastung aufmerksam machen.

Da die Miasmen auch hereditär (erblich) weitergegeben werden, gibt es einen noch günstigeren Zeitpunkt, gesunden Kindern das Leben zu schenken: vor der Zeugung des Kindes! Hiermit ist nun nicht der unmittelbare Zeitpunkt vor dem Akt der Zeugung zu verstehen, sondern die zukünftigen Eltern sind gut beraten, sich schon Jahre *vor der Gründung einer Familie* chronisch behandeln zu lassen, sofern die Familienanamnese dies anzeigt. Dadurch werden die chronischen Miasmen abgetragen und können nicht auf das noch Ungeborene übergreifen, weder vom Vater und dessen Blutsverwandtschaft, noch von der Mutter.

Ein allgemeiner Zeitpunkt für den Behandlungsbeginn sowie eine Angabe zur Behandlungsdauer lässt sich nicht angeben, da es auch hier wieder auf die Individualität und die Anzahl der vorhanden Miasmen sowie deren Ausprägung ankommt. Man kann sicherlich mit einigen Monaten, unter Umständen auch mehreren Jahren rechnen, bis das Terrain wirklich bereinigt ist. Darüber hinaus muss der Homöotherapeut sein Fach beherrschen und die Zusammenhänge der Miasmen erkennen, also nicht nur die bloße Simile-Regel anwenden. Kurz gesagt: *Er muss chronisch therapieren können!*

Ist der Zeitpunkt vor der Zeugung eines neuen Erdenbürgers verpasst, so bietet sich mit dem *Verlauf der Schwangerschaft* der nächst günstige Zeitpunkt einer Behandlungsaufnahme an, da man hierbei noch einen erheblichen Einfluss auf die Konstitution des werdenden Kindes nehmen kann. „Während der Schwangerschaft spricht das Miasma sehr deutlich", das wissen alle klassisch arbeitenden Homöopathen. Hier kann man also etwas für die werdende Mutter tun, was in jedem Fall auch dem ungeborenen Kind zugute kommt, denn dieses erhält alle Vitalität von der Mutter. Der miasmatische Einfluss, welcher von Seiten des Vaters kommt, kann allerdings hier nicht mehr erfasst werden.

Kommt man erst nach der Entbindung zur Homöopathie, so sind ein paar Interaktionen zu berücksichtigen, sofern das Kind gestillt wird. Denn dann kann die Mutter solange nicht mit einer eigenen Therapie beginnen, wie sie stillt, da der Säugling jegliche Potenzen über die Muttermilch aufnehmen würde. In diesem Fall ist – wie immer in der Homöotherapie – ein ganz individuelles Vorgehen für Mutter und Kind angezeigt.

Selbstverständlich kann auch Homöopathie zur Unterstützung während der Entbindung angewandt werden, was in vielen Fällen durchaus sinnvoll und hilfreich ist. In der Regel kommt es aber bei chronisch homöopathisch vorbehandelten Müttern zu keinerlei Schwierigkeiten, so dass während der Geburt meist auf akute Homöopathika verzichtet werden kann.

2.9 Die Anamnese und Erstrezeptur

In der Homöotherapie ist der Patient immer aufgerufen, aktiv mitzuwirken! Ohne sein Dazutun geht gar nichts, denn ohne qualitativ gute Symptome kann kein Homöopath etwas ausrichten!

Zunächst muss er in einem langen Anamnesegespräch „die Karten auf den Tisch legen". *Nicht nur die jetzigen Leiden sind von Interesse, sondern auch seine früheren!* Darüber hinaus wird bei Kindern sehr viel Wert auf die *eingehende Besprechung des Schwangerschaftsverlaufs und der Geburt* gelegt.

Wird etwas verheimlicht, macht der Patient unrichtige Angaben, so ist die Therapie von vorneherein zum Scheitern verurteilt! *Homöopathie ist eine kausale Behandlung!* Geht man an den eigentlichen Ursachen vorbei, so wirken auch keinerlei „Potenzen", also keine Homöopathika (obwohl das hier der falsche Begriff ist, denn eine Arznei ist erst dann homöopathisch, wenn sie „passt", also ähnlich ist).

Die Arzneimittelwahl wird durch die Berücksichtigung verschiedenster Gegebenheiten erleichtert, wie durch Leitsymptome, Modalitäten, konstitutionelle Faktoren, geistig-seelische Auffälligkeiten, vorherrschende Stimmungslagen, bevorzugtes Organ- und Körpergewebe, auslösende Ursachen, Als-ob-Symptome, paradoxe Symptome und ähnliches mehr.

Alles in allem lässt sich der Patient also vom Homöotherapeuten etwa zwei Stunden befragen. Dieser notiert fein säuberlich alles, was der Patient zu sagen hat und versucht eine Ordnung in das chronische Geschehen zu bringen. Des Weiteren werden sehr umfangreiche *Fragebögen*[1] zu Hause auszufüllen sein, welche zusammen mit den Aufzeichnungen des Anamnesegesprächs die Basis für die Auswertung und damit für die erste Arzneimittelverschreibung bilden.

Dies zusammengenommen erfordert, je nach Fall, für den Therapeuten vier bis sieben Stunden Arbeit (bei Kindern etwa zwei bis vier Stunden, je nach Alter und Beschwerden)!

2.10 Der Heilungsverlauf bei einer chronischen Behandlung

Während der Einnahme des homöopathischen Arzneimittels ist der Patient dazu angehalten, sich weiterhin genau zu beobachten. Bei einer homöopathischen Kur tut sich nämlich einiges! Manche Symptome werden sich unter dem applizierten Homöopathikum verbessern, andere dagegen verschlimmern.

Häufig betrifft eine vorübergehende Verschlimmerung auch gerade das Leiden, deretwegen sich der Patient in die Behandlung begeben hat. Aber er kann nun auf einmal wieder gut schlafen! Oder – er hat wieder warme Hände und Füße, und es friert und fröstelt ihn nicht mehr! – Dies sind ganz wichtige Dinge, die den Weg der Heilung einleiten! Es tut sich etwas im tiefsten Inneren des Organismus! Die Lebenskraft wird wieder aktiv! Wer dies

[1] siehe Anhang A.3 *„Homöopathische Fragebogen"*

übersieht, versteht nichts von Therapie, geschweige denn von Krankheit und echter Heilung!

Heilung erfolgt immer von oben nach unten und/oder von innen nach außen und/oder durch Verschwinden der Symptome in der umgekehrten Reihenfolge ihres Auftretens (Hering'sche Regel). Der Heilungsprozess ist ein retrograder Prozess, ein Rückwärtsschreiten auf alt begangenen Wegen.

Alle Veränderungen müssen vom Patienten sorgfältig beobachtet und protokolliert werden. Sie bilden zusammen mit den Ausgangsdaten der Großanamnese die Basis für die Zweitverschreibung. Diese ist dann allerdings meist nicht mehr so zeitaufwendig. Der Löwenanteil der Daten und die *Idee des Falles* liegen ja bereits vor!

Mit der Zeit nehmen die Symptome, sowohl von ihrer Anzahl als auch von ihrer Penetranz her, kontinuierlich ab bis schließlich keine Medikation mehr erforderlich ist. Der Patient ist und bleibt gesund – und das ohne Dauermedikation! Dieser Prozess kann allerdings mehrere Monate bis zu mehreren Jahren dauern, je nach Vitalität des Organismus, je nach Krankheitsfall, je nach Vorbehandlung, je nach Familienbelastung. Bei richtiger Mittelwahl werden die Symptome jedoch von Tag zu Tag weniger. – Jeder Organismus ist einmalig! Keiner ist so wie der andere! Deshalb auch diese individuelle Therapie! Streng nach dem Gesetz!

Für chronische Geschehen ist also ein recht großer Aufwand zu betreiben, der sich aber, wie die tägliche Praxis zeigt, lohnt. Der Patient braucht während der Einnahme eines Mittels den Therapeuten nicht aufzusuchen, falls es nicht Unklarheiten zu besprechen gibt. Erst nach circa drei bis vier Monaten, nach Beendigung des Homöopathikums, wird eine Durchsprache des Verlaufs der Kur und der Symptomenbildveränderungen notwendig, welche Basis für die nächste Verschreibung ist.

2.11 Der Begriff „Klassisch"

Was bedeutet nun der Zusatz „Klassisch" in „*Klassische Homöopathie*"? – Dies ist im Prinzip ganz einfach! Das, was wir gerade besprochen und dargestellt haben, macht die Klassische Homöopathie aus. Es geht also um eine *Individualtherapie mit Einzelmitteln*, unter der *Berücksichtigung der chronischen Miasmen* und dem Verabreichen von *Hochpotenzen* (i.d.R. LM- bzw. Q-Potenzen). Der Mensch wird immer als Ganzes gesehen und therapiert. Krankheitsnamen spielen eine untergeordnete Rolle. Sie sind eine viel zu grobe Klassifizierung!

Ein organbezogenes Vorgehen, das Verschreiben nach „Typen", das Verabreichen von Komplexmitteln sowie das Angehen von chronischen Erkrankungen mit Tiefpotenzen haben nichts gemein mit der reinen Lehre Hahnemanns.

Schon zu Hahnemanns Zeiten haben jedoch viele Mediziner versucht, diesen großen Aufwand zur richtigen Simile-Wahl zu umgehen. Zum einen, weil sie der alten Schule der Lokalläsionen verfallen waren und das Naturgesetz von Leben, Lebenskraft und Krankheiten – alles energetische Entitäten – nicht verstanden haben, und zum anderen, weil es viel bequemer war, nach Kochrezepten wie bisher zu arbeiten und so ein Vielfaches an Zeit zu sparen. Darüber hinaus konnten auch viele Mediziner (sowie Homöopathen) die *Miasmenlehre von Hahnemann – das Kernstück allen chronischen Übels* – für sich nicht nachvollziehen. Sie alle haben dann mit Tiefpotenzen („Da ist ja wenigstens noch manchmal ein Molekül drin!") nach den alten Prinzipien rezeptiert und nach lokalen Körperläsionen und Krankheitsnamen die Mittel verschrieben.

Der größte Teil der homöopathischen Behandlung ist also, ebenso wie die der regulären Schule, palliativer Art – nur lindernd, nicht heilend! Der Grund ist der Mangel an Wissen über die chronischen Miasmen! – Es gibt zur Zeit, wie auch schon früher, viel zu wenige echte „Klassische Homöopathen"!

Oft werden heutzutage auch Komplexmittel verabreicht – das sind zusammengemischte homöopathische Einzelmittel, welche alle einen besonderen Bezug zu einem bestimmten Organ haben –, in der Hoffnung, irgend eine Substanz werde den Fall schon heilen. So werden beispielsweise Komplexe für den Magen-Darmtrakt empfohlen, für den Atmungstrakt und so weiter.

Auch dieses „Schrotschussverfahren" ist sehr verwerflich, da man an den Kern der Krankheitsursache nicht herankommt! Da werden häufig Mittel miteinander vermischt, die sich zusammen überhaupt nicht vertragen, ja sich gegenseitig stark beeinflussen oder sogar ausschließen! Des Weiteren werden Hochpotenzen und Tiefpotenzen wild kombiniert und tiefgreifende chronische Mittel mit oberflächlich wirkenden akuten Mitteln durcheinander gebracht! Dass dabei unheilbare Fälle oder zumindest häufig sehr schwer zu heilende Fälle produziert werden, ist nur den „Klassisch" arbeitenden Therapeuten klar. Sie erleben dies immer wieder in der Sprechstunde. Diese Methode ist demnach genau so verwerflich wie der schnelle Griff zu Antibiotika oder Cortison!

Nach dem Zweiten Weltkrieg haben sich deshalb die wirklich echt homöopathisch arbeitenden Ärzte und Heilpraktiker den Zusatz „Klassisch" zugelegt, um diesen gewaltigen Unterschied deutlich zu machen. Ein „Klassischer Homöopath" arbeitet immer streng nach dem Gesetz, das von Hahnemann entdeckt und fixiert wurde. Er verabreicht nur Einzelmittel und berücksichtigt die miasmatische Belastung im Verlauf der Kur. Er allein betreibt echte Homöopathie[1] – eine kausale Behandlungsmethode. Oder besser gesagt, er bekennt sich zu dieser Weltanschauung; denn diese Gesetzmäßigkeit lässt sich nicht einfach leugnen.

2.12 Die Grenzen der Homöopathie

Die Homöopathie hat selbstverständlich auch ihre Grenzen. Keiner wird ernsthaft behaupten, sie vollbringe Wunder, obwohl es doch vielfach den Anschein hat. Generell muss man jedoch sagen, dass die Grenze fast immer der Mensch (Therapeut) selbst ist. So kann beispielsweise die Homöopathie – nach den Gesetzen der Miasmen richtig angewandt – auch bei entwicklungsrückständigen Kindern sowie bei sogenannten Risikokindern sehr viel bewirken, was – wenn man es nicht selbst erlebt hat – unglaublich erscheint. – Homöopathie, die „ars divina", wie sie Hahnemann nannte, oder „die Krone der Medizin", wie mir einmal ein Patient versicherte.

Erst sogenannte Endzustände im Sinne der Schulmedizin, wie beispielsweise eine Netzhautablösung, eine Magenperforation, ein Blinddarmdurchbruch oder akutes Nierenversagen, gehören in die Hände einer Klinik! Auch Knochenbrüche und sonstige schwere Verletzungen machen den operativen Eingriff eines Chirurgen erforderlich.

Aber auch hier kann die Klassische Homöopathie unterstützend wirken und die Selbstheilungskräfte des Patienten stimulieren, um die Nachwirkungen eines operativen Eingriffs zu lindern oder beispielsweise die Kallusbildung im Falle von Knochenfrakturen zu fördern. Aufgrund vieler Erfahrungen in der Praxis kann so der Heilungsprozess beschleunigt werden, meist um die Hälfte der regulär veranschlagten Zeit. Darüber hinaus kann in den meisten Fällen weitgehende Linderung erzielt werden, ohne auf schwere immunsuppressive oder schmerzstillende Medikamente mit all ihren Nebenwirkungen[2] zurückgreifen zu müssen.

---

[1] Leider sind die Begriffe *Homöopathie* und *Klassische Homöopathie* bislang noch nicht geschützt.

[2] siehe Anhang A.4 *„Einige Begriffserläuterungen"*

2.13 Ausblick für unsere Volksgesundheit

Mit der Homöopathie, dem direkten Stimulieren der Lebenskraft durch ihre entmaterialisierten, geistartigen Mittel, tut man nicht nur dem betroffenen Menschen – seiner physischen und psychischen Entwicklung – einen großen Gefallen, sondern auch seiner ganzen Familie (bei Kindern speziell weniger Probleme in der Erziehung, Schule, Gesundheit, Selbstbewusstsein etc.). Sieht man diese Thematik ein wenig globaler und verfolgt sie über einen größeren Zeitraum hinweg, so wird unsere Volksgesundheit in der glücklichen Lage sein, langsam aber stetig wieder stabiler zu werden – ohne große Kosten und vor allem ohne chemisch-bedingte Nebenwirkungen! Die chronischen Leiden – und damit nicht zuletzt die Preisspirale im Gesundheitswesen – werden signifikant abnehmen!

Teil 3: Homöopathische Begleitung

Bevor wir uns abschließend ein paar Fallbeispielen zuwenden, hier noch ein paar Anhaltspunkte zu einer möglichen sinnvollen homöopathischen Begleitung im Falle von Impfungen. Darüber hinaus auch ein paar Gedanken hinsichtlich brauchbarer Rubriken mit Impfzusammenhang für den Praktiker, wenn Impfreaktionen bzw. -schäden zu behandeln sind.

3.1 Homöopathische Impfbegleitung

Wenn Eltern oder Betroffene trotz aller Bedenken dennoch an Impfungen festhalten (vielleicht nur an einigen wenigen, wie z. B. Diphtherie, Tetanus und Polio), so sollte dies als freie persönliche Entscheidung respektiert werden. – Es gilt *das kosmische Gesetz der Nicht-Einmischung und der Selbstbestimmung!* Informieren ist gestattet und ausdrücklich erwünscht, nur – jeder muss seinen eigenen Weg gehen; er darf diesen nicht von außen aufgezwungen bekommen. – Viele dieser Eltern sind sich aber um die Verträglichkeit der Impfungen doch nicht ganz so sicher. So kommt es, dass das Thema der homöopathischen Impfbegleitung in vieler Munde ist und auf den ersten Blick ein guter Kompromiss zu sein scheint. Die meisten meinen, wenn sie die Impfungen homöopathisch begleiten lassen, liegen sie in jedem Falle auf der sicheren Seite und es könne nichts schiefgehen. Sie fahren diesen zweigleisigen Weg i. d. R. nur aufgrund ihrer Unsicherheit und zur Beruhigung ihres eigenen schlechten Gewissens.

Natürlich ist eine *homöopathische Impfbegleitung* ratsam, um Schäden und Impfreaktionen weitgehend zu vermeiden bzw. zu dämpfen, jedoch kann es *keine absolute Garantie* dafür geben, dass es nicht doch zu Reaktionen und/oder Schäden kommt. – Man kann nicht auf der einen Seite destruktive Maßnahmen ergreifen, die eklatant gegen die Gesetzmäßigkeiten der Natur verstoßen, und auf der anderen Seite erwarten, die Homöopathie werde dies schon wieder richten (und dazu noch ohne aktuelle Symptome!). – Hierzu ist stets ein erfahrener Homöopath zu konsultieren, der speziell für das Kind oder den Erwachsenen aufgrund einer eingehenden Anamnese ein *individuelles Mittel zur Impfbegleitung* auswählt (beispielsweise Thuja, Sulfur, Silicea, Arsenicum album, Malandrinum, antimiasmatische Nosoden, Impfnosoden oder andere). *Homöopathie ist Individualtherapie! Deshalb gibt es auch bei Impfbegleitungen keine „Kochrezepte", sondern nur ein gezieltes ganzheitliches individuelles Vor-*

gehen! Grundsätzlich gesehen lassen sich zwei Alternativen unterscheiden:

- Das chronische Simile *ist* bereits Impffolgemittel.
- Das chronische Simile *ist nicht* Impffolgemittel.

Bei ersterem Fall erscheint es sinnvoll, einfach mit der chronischen Kur fortzufahren und gegebenenfalls während des Impfzeitraums (Impftag ± 8–10 Tage) das Mittel etwas häufiger einnehmen zu lassen (LM- bzw. Q-Potenzen). Im letzteren Fall dagegen ist es empfehlenswert, die chronische Kur für etwa denselben Zeitraum zu unterbrechen und ein individuell ausgesuchtes, chronisches Impffolgemittel gemäß Anamnese und möglichem aktiven Miasma, welches sich durch die Impfung als am wahrscheinlichsten herauskristallisieren könnte, zu verabreichen. Kommt es zu keinen auffälligen Reaktionen und/oder Symptomenverschiebungen, so kann ca. 8–10 Tage nach der Impfung mit dem ursprünglichen chronischen Simile fortgefahren werden; andernfalls ist zu überprüfen, ob die Impfung einen Miasmenwechsel provoziert hat, und gegebenenfalls mit allen homöopathischen Konsequenzen darauf zu reagieren.

Von einigen Therapeuten wird heutzutage auch die homöopathische Begleitung durch die entsprechende Impfnosode propagiert, was jedoch meiner Ansicht nach sehr gewagt ist, da diese Nosoden nicht bzw. kaum geprüft sind und niemand klar sagen kann, wie sie wirklich wirken werden. Darüber hinaus ist dieses Verfahren nicht wirklich homöopathisch, denn wodurch hat man die Gewissheit, dass die entsprechende Impfnosode auch wirklich angezeigt ist? Vielmehr handelt es sich hierbei um ein „Schubladenverfahren“ ohne die in der Homöopathie so grundlegende Vorgehensweise in puncto Individualität! Die Erfahrungen und Beobachtungen aus meiner Praxis heraus sind jedenfalls für mich Beweis genug, diese Methode nur als allerletzte Möglichkeit in Betracht zu ziehen.

Auch die Meinung, man gebe als Begleitmittel einfach ein Akutmittel für die zu impfende Krankheit, wie beispielsweise Arnica, Ledum oder Hypericum bei Tetanus, Rhus toxicodendron, Pulsatilla oder dergleichen bei Windpocken oder Lathyrus sativus bei Polio, ist unhomöopathisch, da wir im voraus nicht erkennen können, welches das richtige Arzneimittel sein wird. *In der Homöopathie brauchen wir immer Symptome und bestehende Zusammenhänge, auf die wir mit den entsprechenden Arzneimitteln reagieren können;* das – und nur das – bedeutet der Begriff Homöopathie: ähnliches Leiden! Insbesondere sind Arnica, Ledum und Hypericum keine Tetanusmittel, sondern sie kommen nur deshalb in Frage, weil sie die Hauptverletzungsmittel sind und weil zu diesen speziellen Verletzungen dann auch ein großer Bezug zum Wundstarrkrampf besteht (siehe auch die Aufstellung der Tetanus-Prophylaxe-Arzneimittel in Kapitel 4.5 *„Hundebiss durch die Oberlippe“*). Bei einer routinemäßig verabreichten Tetanusimpfung gemäß Impfkalender gibt es jedoch diese Verletzung nicht; somit machen diese Mittel als Prophylaxe hinsichtlich etwaigen Impfreaktionen keinen Sinn.

Letztendlich kann es auch bei homöopathischer Impfbegleitung keine absolute Garantie dafür geben, dass nicht doch Reaktionen bis hin zu schwereren Schädigungen (MCD – Minimale Cerebrale Dysfunktion) auftreten können. Ein sicherer Schutz besteht also keineswegs; bestenfalls eine Minimierung von drohenden Gefahren. Dies ist aber, wie bereits hinreichend beschrieben, immer vor dem individuellen familiären miasmatischen Hintergrund zu sehen, denn jeder Fall hat nur seine ihm eigene Logik! Ein Impfkritiker hat einmal treffend gesagt: „Die beste und sicherste Impfung ist nur diejenige, die nie gegeben wird.“

3.2 Zentrale Impffolgerubriken

Es ist zu einfach und oft auch falsch, im Zusammenhang mit Impfungen nur von *Impfsykosis* zu sprechen. Wir werden unsere Vorstellung überdenken müssen, nach der eine Impfung stets eine Sykosis aktiviert. Streng genommen galt dies nur für die Pockenimpfung, die in der damaligen Zeit – als von Bönninghausen und Burnett gelebt haben – als einzige Form der Vaccination üblich war. Heutzutage kann aber aufgrund der Vielzahl der Impfungen und der unterschiedlichen zu immunisierenden Krankheiten sowie den vielen Zusatzstoffen jedes Miasma durch eine Impfung aktiviert werden.

Beschäftigt man sich eingehend mit der neueren Impfliteratur, insbesondere mit den beiden Büchern von *Harris L. Coulter „Dreifachimpfung – ein Schuss ins Dunkle“* und *„Impfungen – der Großangriff auf Gehirn und Seele“*, so wird man staunen, was Impfungen alles anrichten können. In der umfassenden Kasuistik, die nicht unter homöopathischen Aspekten beschrieben wurde, findet sich die *Tuberkulinie an vorderster Stelle*! Eine Fundgrube für das Studium eines jeden Homöopathen!

Darüber hinaus zeigt Coulter auf, dass Impfungen den Organismus immer nachhaltig schädigen können, ganz besonders, wenn schon sehr früh mit dieser Praxis begonnen wird. Er weist vortrefflich nach, dass Phänomene wie *Autismus, MCD (minimale cerebrale Dysfunktion), Hyperaktivität, Aggressivität, Konzentrationsschwäche, Aufmerksamkeitsstörungen, Lernstörungen aller Art, retardierte Entwicklung, Allergien, Sprachverzögerung,*

Intelligenzdefekte, Fettsucht, Abmagerung, Erkältungsneigung und vieles mehr Symptomenkomplexe des sogenannten *postencephalitischen Syndroms* (Folgen einer diffusen Gehirnentzündung) sind und besonders seit den großen Impfprogrammen enorm zugenommen haben. Früher traten derartige Erscheinungen sehr selten auf! Eine Häufung gab es ausschließlich im Gefolge der epidemischen Encephalitis (wie z.B. zwischen 1919 und 1928), auf die derartige bleibende Schäden zurückgingen, wie bereits in Kapitel 1.7 *„Impfreaktionen bei Säuglingen – postvaccinale Encephalopathie"* beschrieben.

Heute verursachen zum großen Teil die routinemäßigen Impfungen das postencephalitische Syndrom! Folgen sind neurologische Störungen, denn vor allem das zentrale Nervensystem und die Hirnnerven sind davon betroffen. Der Schlüssel ist im *Myelinisierungsprozeß* zu sehen, der zwangsweise unterbrochen wird, so dass es im kindlichen (zum großen Teil noch unreifen) Gehirn zu Kurzschlüssen und bleibenden neurologischen Schäden kommt. Das ist auch der Grund, warum mit Psychotherapie hier so wenig auszurichten ist!

Das Erschreckende daran ist, dass schwere langfristige neurologische Folgen nicht unbedingt verknüpft sein müssen mit heftigen akuten Reaktionen auf vorangegangene Impfungen. Das heißt, eine akute Encephalitis wird nicht immer nachweisbar sein. Das liegt vor allem daran, dass bei *Säuglingen und Kleinkindern* das *Gehirn* wegen seiner *Unreife* – bis etwa zum Ende des *dritten Lebensjahrs* – nicht in der Lage ist, auf die durch die Impfung gesetzte Schädigung in einer bestimmten Art (Entzündung) zu reagieren. Erst danach lassen sich alle zu einer *„postvaccinalen Encephalitis" (Impf-Gehirnentzündung)* gehörigen Symptome eindeutig nachweisen! Bei uns in Deutschland werden aber die Kinder sehr früh – *vor Erreichen des „Encephalitisalters"* – geimpft! Die mögliche Reaktionsform kann daher „nur" in einer *„postvaccinalen Encephalopathie" (Gehirnerkran-*

Hauptrubriken für Impffolgen (KENT-Repertorium) – Symptome

ComRep V8.5

Nr.	Symptome	
1	kopf - gehirnentzündung	28 1-183-21
2	kopf - gehirnentzündung - gehirnhäute	29 1-183-23
3	kopf - gehirnentzündung - tuberkulös	9 1-184- 1
4	rücken - wirbelsäule - entzündung - meningitis spinalis	27 2-314-32
5	modalitäten - impfung, nach	9 1-503- 4
6	pockenimpfung, folgen von	Synthetisches Repertorium, Vol.2-672

kung nach Impfung) bestehen, welche in ihrem akuten Stadium relativ symptomlos verläuft und deshalb schwer zu erkennen ist. Sie hat außerdem in einem viel größeren Maße Spätschäden zur Folge (wie oben beschrieben).

Aufgrund dieser Tatsachen und Zusammenhänge erscheint es an der Zeit, unsere allgemeine Impfrubrik, welche ja noch aus der Pockenimpfzeit resultiert, gehörig zu erweitern. Dazu brauchen wir allerdings gar nicht irgend welche Mittel aus der Literatur mühselig zusammenzutragen, sondern es genügt, wenn wir uns einfach auf die vorhandenen Rubriken unseres bewährten Kent-Repertoriums beziehen! In Frage kommen die *Encephalitis-Rubriken (Gehirnentzündungsrubriken)*, die in nebenstehender Aufstellung zusammengetragen sind. Das heißt, alle Mittel, die in der daraus folgenden unten aufgeführten Liste vertreten sind, können auch als Impffolgemittel (akut und/oder chronisch) betrachtet werden, da – wie uns Coulter nicht besser hätte aufzeigen können – *kausal ein postvaccinales encephalitisches Syndrom vorliegt*, und diese Mittel sich seit über 150 Jahren bewährt haben, somit hochgradig verifiziert sind.

In meiner langjährigen homöopathischen Praxis – über 20 Jahre Erfah-

Potentielle Impffolgemittel sortiert nach Treffern

ComRep V8.5

		Symptom:					
Nr.	Mittel	1	2	3	4	5	6
1	sulf	1	2	2	.	3	4
2	merc	2	2	2	1	.	2
3	apis	1	2	.	3	1	2
4	sil	.	2	2	.	3	4
5	bell	3	3	.	3	.	2
6	acon	2	1	.	2	.	2
7	rhus-t	1	2	.	2	.	1
8	zinc	.	3	2	2	.	.
9	op	2	2	.	2	.	.
10	hyos	2	2	.	2	.	.
11	calc	.	2	2	2	.	.
12	bry	2	2	.	2	.	.
13	plb	1	2	.	2	.	.
14	phos	2	2	.	.	.	1
15	nat-m	.	2	1	2	.	.
16	cupr	2	1	.	1	.	.
17	crot-h	1	.	.	1	.	1
18	thuj	.	.	.	.	3	4
19	maland	.	.	.	.	3	3
20	hell	2	3	.	.	.	.
21	gels	.	2	.	3	.	.
22	stram	1	3	.	.	.	.
23	ars	.	.	.	.	2	2
24	tub	.	.	2	.	.	1
25	lach	1	2	.	.	.	.
26	glon	1	2	.	.	.	.
27	cocc	.	2	.	1	.	.
28	cina	1	2	.	.	.	.
29	verat-v	1	.	.	1	.	.
30	nux-v	1	.	.	1	.	.
31	kali-chl	.	.	.	.	1	1
32	hep	.	.	.	.	1	1
33	echi	.	.	.	.	1	1
34	canth	1	1	.	.	.	.
35	vac	.	.	.	.	.	3
36	sars	.	.	.	.	.	3
37	mez	.	.	.	.	.	3
38	ped	.	.	.	.	.	2
39	vario	.	.	.	.	.	2
40	psor	.	.	.	.	.	2
41	nat-s	.	.	.	2	.	.
42	lyc	.	.	2	.	.	.
43	kali-m	.	.	.	.	.	2
44	kali-br	.	2	.	.	.	.
45	jod	.	.	2	.	.	.
46	ip	.	.	.	2	.	.
47	hippoz	.	2	.	.	.	.
48	con	2	.	.	.	.	.
49	cimic	.	.	.	2	.	.
50	cic	.	.	.	2	.	.
51	camph	2	.	.	.	.	.
52	calc-p	.	2	.	.	.	.
53	arn	.	2	.	.	.	.
54	ant-t	.	.	.	.	.	2
55	skook	.	.	.	.	.	1
56	lac-v	.	.	.	.	.	1
57	sep	.	.	.	.	.	1
58	sec	.	.	.	1	.	.
59	sabin	.	.	.	.	.	1
60	puls	1	.	.	.	.	.
61	phys	1	.	.	.	.	.
62	par	1	.	.	.	.	.
63	ox-ac	.	.	.	1	.	.
64	kali-j	.	.	.	1	.	.
65	hyper	.	.	.	1	.	.
66	graph	.	.	.	.	.	1
67	dulc	.	.	.	1	.	.
68	cham	1	.	.	.	.	.
69	cadm	1	.	.	.	.	.
70	bufo	.	.	.	.	.	1
71	arg-n	.	1	.	.	.	.

rung in der Behandlung von Impfreaktionen bis hin zu schwersten Impfschäden[1] – hat sich Medorrhinum als das Impffolgemittel par excellence herauskristallisiert, gefolgt von Silicea, Sulfur und dann mit Abstand erst Thuja, Arsenicum album und andere.

BCG-Impfung und Tuberkulinie

Die *BCG-Impfung* (Bile- oder Bacillus-Calmette-Guérin, Impfung gegen Tuberkulose) kann das *tuberkulinische Miasma* auslösen, so dass alle tuberkulinischen Schwächen zum Vorschein kommen. Das erscheint auch sehr logisch, denn ursprünglich war die „BCG-Impfung" nur geeignet, eine tuberkulöse Erstinfektion auszulösen (die seine Anhänger als weniger gefährlich beurteilten als die natürliche Erstinfektion). Erst im Laufe der Zeit ist sie in den Rang eines Immunität vermittelnden Impfstoffes aufgerückt. Aber wie, so fragen sich ernstzunehmende Wissenschaftler, soll die BCG-Impfung vor Tuberkulose schützen, wenn *eine überstandene echte Tuberkulose keinen Schutz gegen neue Erkrankungen* darstellt? „Die Tuberkulose ist offensichtlich das genaue Gegenteil einer immunisierenden Krankheit."

In der Fachwelt existiert sogar der Begriff *„Becegitis"*, worunter man eine Art von Tuberkulose der Lymphe versteht, die sich in einer eitrigen Adenitis[2] und Fieber äußert (iatrogen[3] nach BCG-Impfung). Auch der sog. *Tine-Test*, der durchgeführt wird, um festzustellen, ob eine Tbc durchgemacht wurde, kann sich wie eine Impfung mit den entsprechenden Folgen auswirken.

Aufgrund dieser Betrachtungen wäre zu überprüfen, ob auch die Kent-Rubrik „Brust, Lungen, Tuberkulose" als allgemeine BCG-Impffolgerubrik fungieren könnte.

3.3 Pocken – Wichtige Ergänzungen für die homöopathische Hausapotheke

Aufgrund der um das Jahr 2003 anhaltenden Pressemeldungen und der daraus resultierenden Verunsicherung in der Bevölkerung hinsichtlich der Pocken sowie der heraufbeschworenen Wiedereinführung der Pockenimp-

---

1 Hinsichtlich einer ausführlichen und sehr beeindruckenden Kasuistik bzgl. der „modernen" Krankheiten unserer Zeit und deren Zusammenhängen siehe mein Werk *„Sanfte Medizin – Die Heilkunst des Wassermannzeitalters"*.

2 Adenitis: Drüsenentzündung

3 iatrogen: durch den Arzt verursacht

fung ist es ratsam, seine homöopathische Hausapotheke bezüglich der wichtigsten homöopathischen Arzneimittel, welche einen starken Bezug zu dieser Erkrankung aufweisen, zu überprüfen und für etwaige Krisenzeiten gegebenenfalls aufzustocken. Die Angaben stützen sich auf eine *über hundertjährige Erfahrung der alten Meisterhomöopathen* und haben sich bewährt. Sie sind aus den *Repertorien von Kent* und dem neueren *Complete Repertory* zusammengestellt. Aufgrund der mitaufgeführten Wertigkeit ist für jedermann ersichtlich, ob das Mittel gewissermaßen ein typisches Pockenmittel ist oder nicht. Es ist ratsam, sich die Mittel als *Globuli* in der Potenz *C30* und/oder *C200* zu besorgen.

Die wichtigsten Pockenmittel ***(lt. Kent Repertorium und Complete Repertory)***

ComRep V8.5

Nr.	Symptome	Quelle
1	Hautausschläge/Art - Pocken (27)	*Kent Rep.*
2	Haut - Hautausschläge - Pocken - schwarz (12)	*Kent Rep. zzgl. Complete Rep.*
3	Haut - Pocken - prophylaktisch (4)	*Complete Rep.*

Nr.	Arzneimittel	Wert	Symptome: 1	2	3
1	Rhus toxicodendron	6	3	3	.
2	Arsenicum album	5	2	3	.
3	Belladonna	4	2	2	.
4	Antimonium crudum	3	2	1	.
5	Antimonium tartaricum	3	3	.	.
6	Bryonia alba	3	2	1	.
7	Mercurius solubilis	3	3	.	.
8	Sarracenia purpurea	3	.	.	3
9	Apis	2	2	.	.
10	Acidum carbolicum	2	2	.	.
11	Hyoscyamus	2	1	1	.
12	Lachesis	2	.	2	.
13	Acidum muriaticum	2	.	2	.
14	Natrium muriaticum	2	2	.	.
15	Pulsatilla	2	2	.	.
16	Secale cornutum	2	.	2	.
17	Sepia	2	1	1	.
18	Silicea	2	1	1	.
19	Sulfur	2	2	.	.
20	Thuja	2	2	.	.
21	Variolinum	2	1	.	1
22	Zincum	2	2	.	.
23	Agaricus	1	1	.	.
24	Ammonium muriaticum	1	1	.	.
25	Cantharis	1	1	.	.
26	Carbo vegetabilis	1	1	.	.
27	Chamomilla	1	1	.	.
28	Clematis	1	1	.	.
29	Cocculus	1	1	.	.
30	Malandrinum	1	.	.	1
31	Acidum nitricum	1	1	.	.
32	Spigelia	1	.	1	.
33	Stramonium	1	1	.	.
34	Vaccinotoxinum	1	.	.	1

Erläuterung: *Zahl im Klammern:* *Anzahl Arzneimittel in der Rubrik*
Spalte „Wert“: *Gesamtwertigkeit des Arzneimittels über alle Symptome*
Spalte „1“ bis „3“: *Wertigkeit des Arzneimittels eines bestimmten Symptoms*

Teil 4: Fallbeispiele aus der homöopathischen Praxis

„Ein Bild sagt mehr als 1000 Worte", das hat schon Archimedes gewusst. Aus diesem Grunde sollen die dargestellten Gesetzmäßigkeiten und Zusammenhänge anhand von ausgewählter Kasuistik (Beschreibung von Fallbeispielen) vertieft und verifiziert werden.

Bei dem ersten, dritten und vierten Fallbeispiel handelt es sich um chronische Fälle, bei denen auch die ererbte miasmatische Prädisposition eine zentrale Rolle spielt, wohingegen das zweite Fallbeispiel die Akutfolgen einer Tetanusimpfung und deren erfolgreiche Behandlung aufzeigt (alles „Negativbeispiele"). Demgegenüber beschreibt der fünfte Fall den Werdegang einer Verletzung bei einem ungeimpften, homöopathisch „gut durchbehandelten" Kind, insbesondere hinsichtlich der Ablehnung jeglicher Tetanusimpfung im Akutfall („Positivbeispiel"). Darüber hinaus wurde auch ein beachtlicher Fall hinsichtlich der Anti-D-Prophylaxe einer Rhesus-negativ-Schwangeren aufgenommen.

4.1 Hyperaktivität, schwere Verhaltensstörung im Sozialbereich und schwerste Legasthenie

Hyperaktivität, schwere Verhaltensstörung im Sozialbereich und schwerste Legasthenie – Symptome, die Coulter dem Postencephalitischen Syndrom (chronische Nachwirkungen einer durchgemachten Gehirnerkrankung) – gegebenenfalls durch eine Impfung hervorgerufen – zuschreibt. Es ist schwer zu sagen, ob im nachfolgenden Beispiel dieses Syndrom unbedingt primär auf eine Impfung zurückgeht. Mit Sicherheit wurde es jedoch durch diese wesentlich verschärft, denn der betroffene Bub hat schon in den ersten Lebenstagen eine BCG-Impfung erhalten.

In seinen Ausführungen (*„Impfungen – der Großangriff auf Gehirn und Seele"*) weist Coulter aber auch auf die genetische Komponente derartiger Erscheinungen hin (z. B. familiäre Häufung bei Hyperaktivität). Diese Sichtweise bestätigt die Klassische Homöopathie, ist sie doch die einzige Therapieform, welche sich u. a. für die Krankheiten und Zusammenhänge der gesamten Blutsverwandschaft interessiert und diese Erkenntnisse sogar in die richtige Arzneimittelfindung bei einer chronischen antimiasmatischen Behandlung einfließen (vgl. Kapitel 2.6).

Pschyrembel – Klinisches Wörterbuch (255. Auflage 1986): Hyperaktives Syndrom

Auffälligkeit in der kindlichen Entwicklung mit Konzentrationsstörungen, erhöhter Ablenkbarkeit, psychomotorischer Unruhe und damit verbundene Schwächen im Leistungsverhalten und scheinbar dissozialem Verhalten. Häufig ist dieses Syndrom der einzige Hinweis auf eine frühkindliche zerebrale Schädigung (sog. minimal brain dysfunction – MBD, zu deutsch: minimale cerebrale Dysfunktion – MCD) bei negativem techn. Untersuchungsbefund und keinen oder nur diskreten klinisch neurologischen Auffälligkeiten.

Es besteht kein Zweifel, dass in den letzten Jahren Aufmerksamkeitsstörungen bei Kindern extrem zugenommen haben. Die Kinder sind unruhig, benehmen sich auffällig und aggressiv. Sie werden als „verhaltensgestört" bezeichnet und gelten im Extremfall als „schwer erziehbar". Allein in Deutschland erhalten heute ca. 1,4 Millionen Kinder unter zwölf Jahren wegen dieser Hyperaktivität Psychopharmaka (Der Naturarzt 11/90)! Darüber hinaus gibt es derzeit 35 Selbsthilfegruppen für „verhaltensgestörte Kinder" (Stand: 1994). – Im allgemeinen wird den Müttern gesagt, die Ursachen seien unbekannt, es handele sich wahrscheinlich um Folgen eines „Sauerstoffmangels während der Geburt". Ärztlicherseits wird als Ursache meist eine partielle Hirnreifungsstörung genannt, die in der Wissenschaft als MCD oder frühkindliches POS (psychoorganisches Syndrom) bezeichnet wird.

Schulmedizinisch gilt die Hyperaktivität als nicht heilbar.

Markus, 9 Jahre alt

Schwangerschaft: Vorzeitige Wehen ab 20. SSW. 2 Monate lang Partusisten (wehenhemmendes Mittel) und Valium (stationär). Extreme Angstzustände.

Geburt: Termingerecht. Periduralanästhesie (PDA).

Neugeborenenperiode: Geschrien bis Mitternacht („hat Süßigkeiten der Mutter nicht vertragen"). BCG-Impfung am 3. Lebenstag. Ab 5. Monat starke Unruhe und schwere Schlafstörungen (Schlägt mit Kopf gegen das Bett, bis die Haarwurzeln blutig werden. Hat mit knapp vier Jahren auf diese Weise sein Bett auseinandergeschlagen!), die sich erst bei Diätbeginn mit ca. vier Jahren abschwächen. Sehr berührungsempfindlich am Kopf (schon beim Streicheln weggestemmt). Mit ½ Jahr Otitis media (Eiter tropfte aus

Ohr), antibiotisch behandelt. Zahnung sehr erschwert – nächtelang geschrien. Ist nicht koordiniert gekrabbelt[1]! Mit einem Jahr sofort gelaufen.

Kleinkindzeit: Milch, Süßigkeiten und Gerüche (Parfüm, Abgase, Schuhcreme etc.) verursachen Hyperaktivität. Der geringste Diätfehler macht ihn „reif für die Klapsmühle". Viermal Scharlach ohne Exanthem, jeweils antibiotisch behandelt. Markus „rastet aus" nach Antibiotikumeinnahme. „Schwere Verhaltensstörung". Ständige Erkältungsneigung. Mit zwei Jahren vielfach Mittelohrentzündungen. Sehr streitsüchtig und aggressiv.

Markus ist sehr eigenwillig. Sein Kopfhaar riecht muffig („wie Hühnerstall") und ist häufig verklebt. Um einschlafen zu können, rollt er etwa eine viertel Stunde lang mit dem Kopf (Jactatio capitis nocturna). Die Füße sind meist kalt; im Schlaf streckt er sie allerdings wegen Hitze unter der Bettdecke hervor. Er hat ein auffallendes Verlangen nach Süßigkeiten, die aber nicht vertragen werden. Fett, Kuhmilch, Eier und Nüsse lösen ebenfalls sofort hyperaktive Anfälle aus, genauso Alkohol (Hat verbotenerweise hin und wieder bei Festlichkeiten an „leeren" Gläsern genippt). „Er kann sich ohne Diät nicht an Regeln halten." Als sich die Eltern trennten, ist Markus „regelrecht abgestürzt". Sein Vater wollte nichts von ihm wissen, leidet selber an diesem Syndrom. Außerdem plagen Markus extrem starke, übelriechende Blähungen, die er nicht kontrollieren kann. Er ist weitsichtig (+7,0 dpt), schielt und hat einen Astigmatismus (Hornhautverkrümmung). Er litt schon dreimal an Würmern, welche stets unter Helmex verschwanden. Sein Thorax (Brustkorb) ist leicht deformiert (Hühnerbrust). Wie die meisten MCD-Kinder hat auch er Probleme mit dem Gleichgewicht (erst mit sechs Jahren Radl ohne Stützen gefahren). Die vorderen Zähne sind recht stark gezähnelt. Auf Insektenstiche steigert sich seine Hyperaktivität. Markus' Verhalten ist fast ausnahmslos „unsozial"; mit anderen Kindern fängt er immer Streit an. Altersgemäß spielen kann er nicht. „Mitnehmen – z. B. zum Einkaufen – kann ich ihn auch kaum, da es passieren kann, dass er ganz spontan ein Regal mit seinem ausgestreckten Arm abräumt." (Mit schlechter Erziehung hat dies wenig zu tun! Trotz bester Vorsätze und größter Anstrengungen können diese Kinder nicht anders [Stichwort „unwiderstehlicher Drang/Impuls" des postencephalitischen Syndroms; vgl. Coulter].) Sehr ausgeprägte Legasthenie (Test: 2 %); besucht deswegen eine Sonderschule. Für Hausaufgaben braucht Markus etwa fünf Stunden, wo andere Kinder in einer halben Stunde fertig sind. Er ist nicht fähig, sich zu konzentrieren. Hat fast alle denkbaren Impfungen erhalten, die – nach Aussage der

---

1 siehe Fußnote *„Entwicklungsstörungen"*, Kapitel 1.6

Mutter – vertragen wurden. Vor ein paar Jahren ein Jahr lang ununterbrochen geschwollene Halslymphknoten.

Während der ganzen Anamnese, die mit dem – damals noch in der Entwicklung befindlichen – Kinderfragebogen[1] unterstützt wurde, hat sich Markus ununterbrochen auf dem Drehstuhl gedreht. Dieser stand während mehr als zwei Stunden nicht für einen Moment still, mit Ausnahme der

Hyperaktivität: Für die Arzneimittelwahl verwertete Symptome

ComRep V8.5

Nr.	Symptome	Seite
1	kopf - gehirnentzündung / - gehirnhäute / - tuberkulös	verknüpf*
2	gemüt - konzentration - fällt schwer	162 1- 65-11
3	gemüt - stimmung - abwechselnd	60 1- 99- 9
4	gemüt - schlagen - schlägt mit dem kopf gegen die wand	#jfg biblio
5	kopf - bewegungen - rollt den kopf	41 1-176-22
6	kopf - kopfschweiß	76 1-200- 8
7	schlaf - gestört	42 1-377-21
8	allgemeines - unruhe, besorgnis, ungutes gefühl, kann nicht still sitzen	65 1-452- 5
9	allgemeines - abmagerung	116 1-407- 1
10	allgemeines - abmagerung - kinder (marasmus)	33 1-407- 5
11	allgemeines - müdigkeit	140 1-427-21
12	allgemeines - knochen - erweichung	27 1-417- 1
13	modalitäten - impfung, nach	#jfg biblio
14	modalitäten - narkotika verschlechtern	48 1-516- 3
15	modalitäten - berührung, berührt werden, verschlechtert	138 1-493- 6
16	modalitäten - nahrungsmittel - milch verschlechtert	#jfg biblio
17	modalitäten - nahrungsmittel - süßigkeiten verschlechtern	22 1-515-19
18	modalitäten - alkoholische stimulantien	66 1-491- 2
19	modalitäten - kälte - neigung zu erkältung	93 1-504-10
20	modalitäten - baden - abneigung gegen	43 1-492- 5
21	hautausschl./a - unterdrückt	50 2-191-13
22	extremit. - hitze - fuß - brennend - entblößt sie	8 2-454-40
23	augen - lähmung - strabismus	50 3- 20-13
24	augen - linse, astigmatismus	1 3- 22-10
25	sehen - sehfehler - weitsichtig	40 3- 77-16
26	ohren - entzündung - mittelohr / mittelohreiterung	verknüpf
27	ohren - absonderung eitrig / gelb	verknüpf
28	nase - geruchsinn, scharf	66 3-144-27
29	mund - geschwüre - aphthen	90 3-197-34
30	mund - modalitäten - nägelkauen	#hpt biblio
31	zähne - zahnung, erschwert	16 3-221-21
32	zähne - form, gezähnelte schneiden	5 3-219- 8
33	äußerer hals - schwellung - drüsen	70 3-308- 1
34	magen - verlangen nach - brot	30 3-483- 1
35	magen - verlangen nach - süßigkeiten	37 3-485-28
36	rectum - würmer, beschwerden, durch	32 3-622- 7
37	rectum - flatus - übelriechend	92 3-615-17

* *Hinweis für Therapeuten:*
Erweiterung der allgemeinen Impfrubrik um die *Encephalitis-Rubriken*, da im Falle von Impfungen, wie Coulter in seinem Buch *„Impfungen – der Großangriff auf Gehirn und Seele"* nicht besser hätte aufzeigen können, *kausal* ein *postencephalitisches Syndrom* vorliegt (siehe auch Kapitel 1.7 und 3.2), und diese Mittel sich seit über 150 Jahren bewährt haben, somit hochgradig verifiziert sind.

[1] Plattner, I., Grätz, J.-F., *„Homöopathische Behandlung Ihres Kindes – Fragebogen"*; siehe Anhang A.3

kurzen Momente, wo er eine intelligente Zwischenfrage stellte. Markus ist sehr interessiert, wissbegierig und intelligent, was i. d. R. typisch für sog. MCD-Kinder ist.

Die konsultierten Fachärzte schreiben Markus' Verhalten seiner „geneti-

Hyperaktivität: Repertorisation

ComRep V8.5

Methode: Wertigkeit

Symptome:

Nr.	Arzneimittel	Neg	Wert	1	2	3	4	5	6	7	8	9	10	11	12	13	14	15	16	17	18	19	20	21	22	23	24	25	26	27	28	29
1	sulf	5	75	2	2	2	.	1	1	3	3	3	2	3	2	3	1	3	3	2	3	2	3	3	3	1	.	1	3	1	2	3
2	lyc	10	63	2	3	3	.	2	2	.	2	3	2	3	2	.	2	3	2	.	2	3	1	2	.	2	.	2	3	3	3	2
3	sil	11	61	2	3	.	.	2	3	.	.	3	3	3	3	3	.	3	1	.	2	3	1	1	.	.	.	3	3	3	1	1
4	calc	9	58	2	.	1	.	.	3	.	2	3	3	1	3	.	1	1	3	1	2	2	2	1	.	2	.	3	3	3	2	2
5	puls	12	52	1	2	2	.	.	3	1	3	2	2	3	2	.	2	2	2	.	2	2	2	2	3	1	.	.	3	3	1	.
6	nat-m	12	49	2	2	1	.	.	1	1	1	3	3	3	.	.	1	2	2	.	2	3	.	.	.	2	.	2	2	2	.	2
7	merc	12	49	2	2	1	.	2	3	1	1	2	.	3	3	.	1	2	.	2	.	3	1	1	.	2	.	.	3	3	.	3
8	sep	14	48	.	3	1	.	.	2	1	2	1	2	3	2	.	2	3	3	.	1	3	3	2	.	.	.	3	.	2	3	.
9	ars	11	48	.	1	1	1	1	.	2	3	3	3	2	.	2	1	2	2	1	3	1	.	2	.	1	.	.	.	2	2	3
10	bell	15	46	3	1	3	1	3	2	1	.	.	.	1	2	.	3	3	.	.	2	2	2	2	.	3	.	2	2	1	3	.
11	nux-v	17	45	1	3	.	.	.	1	.	3	3	2	3	.	.	3	3	2	.	3	3	1	.	.	2	.	2	.	.	3	3
12	phos	13	44	2	3	1	.	1	3	.	3	3	2	3	2	.	1	2	2	1	.	2	1	1	.	.	.	1	.	1	3	1
13	cham	17	42	1	1	.	.	.	3	.	3	2	.	1	.	.	3	3	2	2	.	3	2	2	2	.	.	.	3	1	2	1
14	carb-v	17	39	.	3	.	.	.	2	.	1	2	2	2	.	.	1	2	2	.	2	2	2	2	.	.	.	.	2	2	.	2
15	graph	21	36	.	3	2	.	.	2	3	.	3	.	3	.	.	2	1	.	2	.	2	.	2	.	.	.	.	.	2	3	.
16	chin	19	36	.	1	2	.	.	3	.	2	3	1	1	.	.	1	3	3	.	2	1	.	.	.	.	.	2	.	2	3	1
17	zinc	17	35	3	1	3	.	1	1	.	2	.	.	3	.	.	1	2	2	1	1	.	2	3	.	2	.	.	1	2	1	.
18	tub	20	33	2	.	1	3	3	1	.	.	3	.	3	.	1	.	.	1	.	.	3	.	2	.	1	2	.	.	2	.	.
19	lach	21	33	2	3	.	.	.	.	.	.	2	.	3	.	.	3	3	1	1	3	.	.	1	.	.	.	.	.	2	1	2
20	kali-c	20	33	.	2	2	.	.	2	.	.	2	1	1	.	.	.	3	2	.	.	3	1	1	.	.	.	.	2	3	1	2

Nr.	Arzneimittel	Neg	Wert	30	31	32	33	34	35	36	37	38	39	40	41	42	43	44	45
1	sulf	5	75	2	.	.	3	.	3	3	3								
2	lyc	10	63	2	.	.	3	.	3	.	1								
3	sil	11	61	2	3	.	3	1	.	2	3								
4	calc	9	58	1	3	.	3	.	2	1	2								
5	puls	12	52	.	.	.	2	1	.	.	3								
6	nat-m	12	49	2	.	.	2	2	1	2	3								
7	merc	12	49	.	.	.	3	2	1	1	1								
8	sep	14	48	.	1	.	2	.	2	.	1								
9	ars	11	48	1	.	.	.	2	1	2	3								
10	bell	15	46	.	.	.	3	1	.	.	.								
11	nux-v	17	45	.	.	.	.	.	1	1	2								
12	phos	13	44	1	.	.	2	.	.	.	2								
13	cham	17	42	.	3	.	2	.	.	.	.								
14	carb-v	17	39	.	.	.	2	.	2	1	3								
15	graph	21	36	.	.	.	3	.	.	1	2								
16	chin	19	36	.	.	.	.	.	3	.	2								
17	zinc	17	35	.	.	.	1	.	.	.	2								
18	tub	20	33	.	.	1	2	.	2	.	.								
19	lach	21	33	.	1	2	.	.	.	3									
20	kali-c	20	33	.	.	.	3	.	2	.	.								

Erläuterung: *Wertigkeit der Arzneimittel:* *1 bis 3*
Wert: *Gesamtwertigkeit*
Neg: *negative Trefferanzahl*

schen Anlage“ zu. Markus hat schon sein Leben lang alle erdenklichen Therapien erhalten (z.B. Darmpilzbehandlungen, Diät, Psychotherapie, Spieltherapie, [unsachgemäß ausgeübte] Homöopathie), jedoch ohne dauerhafte Besserung, geschweige denn Heilung.

Familie: Hyperaktivität und innere Unruhe gehäuft, Otitiden (Mittelohrentzündungen), Nierensteine, „Alkoholprobleme“, Lebensmittelallergien, Tonsillitiden (Mandelentzündungen), Rauschgift (Drogen).

1. Arzneimittelwahl: Sulfur LM18, alle zwei Tage morgens, 5 Tropfen auf ein Glas Wasser, nur ein Schluck; anschließend sechs Wochen **LM30**, 2-mal pro Woche 3 Tropfen (Wasserglas).

Verlauf: „Gut geht's; so was Tolles! 's ist wie Urlaub für mich.“ (Mutter). Markus Verhalten ist einwandfrei. Spielt mit anderen Kindern. Ist verständig. Kleine Diätfehler verursachen keine großen Reaktionen mehr. Markus wächst und nimmt zu (war vorher recht klein und schmächtig)! Blähungen unauffällig. zweimal Würmer gehabt (je einmal unter LM18 und LM30); verschwanden nach drei Tagen von alleine ohne Akutbehandlung (Rückspulungsprozess des Heilungsverlaufs nach der Hering'schen Regel. vgl. Kapitel 2.10). Deutlich bessere Konzentration. Schreibt „Einser“ in der Schule (früher in jedem[!] Wort Fehler gemacht). Keine Dauermüdigkeit mehr. Der Psychologe meint: „Markus ist nicht so schwer dran.“ Kopfrollen vor dem Einschlafen geblieben. Verträgt Eier und Haselnüsse – Diät wurde gelockert. Nun ausgeprägtes Verlangen nach Fleisch, Rinderwurst und Rinderschinken.

2. Arzneimittelwahl: Tuberculinum Koch alt LM18, alle drei Tage abends, 5 Tropfen (Wasserglas).

Verlauf: Diät kann weiter gelockert werden. Isst ganz normal mit. Rollt nicht mehr mit dem Kopf. Sein Verhalten ist weiterhin einwandfrei und stabil. Schule macht Spaß. Nach etwa drei Monaten erneuter Legasthenietest beim Psychologen mit dem Ergebnis: „Markus ist kein Legastheniker.“

4.2 Akute Impffolge – Pfeiffersches Drüsenfieber

Hierbei handelt es sich um ein kleines Mädchen, das seit der Geburt unter schweren Schlafstörungen litt, welche aber durch eine chronische homöopathische Behandlung vollständig verschwanden. Bis zum Zeitpunkt der Impfung war das Mädchen gesundheitlich sehr stabil und brauchte seit längerem keine chronischen Arzneimittel mehr. Erst danach gab es wieder massive dauerhafte Beschwerden, die vom Akuten ins Chronische abzudriften schienen.

Marie, 2 Jahre alt

Marie ist sehr ausgeglichen und macht ihren Eltern in jeder Hinsicht viel Freude. Gesundheitlich ist sie – seit der homöopathischen Grundbehandlung – mit Abstand die stabilste der Familie.

Eines Tages, als sie eine Flasche Wasser holen will, stolpert sie und stürzt die unteren Stufen der Kellertreppe hinunter. Resultat: Tiefe Schnittverletzung am Handgelenk. Diese wird rasch in der nahen Klinik genäht (Glück im Unglück: keine Sehnenverletzung), und die Mutter lässt sich überreden, der Kleinen eine Tetanusspritze zu geben. „Das wird hier immer so gemacht.“

Am nächsten Tag leidet Marie an einem Brechdurchfall, der jedoch noch nicht in Zusammenhang mit der Impfung gebracht wird, denn zu dieser Zeit „geht ein Virus um“, und viele haben ein derartiges Leiden. Arsenicum album bringt die erwartete Hilfe.

Knapp zwei Wochen später hat Marie plötzlich sehr hohes Fieber (keine

Akute Impffolge – Pfeiffersches Drüsenfieber

ComRep V8.5

Nr.	Symptome	Seite
1	modalitäten - impfung, nach	9 1-503- 4
2	modalitäten - nachts	176 1-489-19
3	fieber/t - zymotisches fieber (bei eiterungen)	33 2- 43-13
4	innerer hals - belag - exsudat, diphtherie usw.	56 3-269- 7
5	äußerer hals - drüsen, verhärtung	37 3-303- 3
6	husten/e - trocken	253 3-397- 8
7	husten/e - lose - locker	99 3-394-17
8	abdomen - milz - vergrößerung	43 3-537- 7
9	abdomen - leber - vergrößerung	54 3-536- 8
10	bauchschm./e - krampfender, kneifender schmerz	230 3-578-28

Methode: Wertigkeit

Nr.	Arzneimittel	Neg	Wert	Symptome: 1	2	3	4	5	6	7	8	9	10
1	**sulf**	0	25	3	3	3	2	3	3	1	2	2	3
2	ars	1	23	2	3	3	3	.	3	3	2	2	2
3	lyc	2	19	.	2	3	3	2	2	1	.	3	3
4	phos	2	18	.	3	2	3	.	3	2	2	2	1
5	jod	2	18	.	3	.	2	3	3	1	3	2	1
6	con	2	18	.	3	.	2	3	2	2	2	2	2
7	calc	3	18	.	3	.	.	3	3	2	2	2	3
8	sil	3	17	3	3	.	.	3	2	2	.	1	3
9	lach	3	17	.	3	3	3	.	3	.	2	1	2
10	nit-ac	2	16	.	3	.	2	2	2	1	2	2	2

Erläuterung: *Wertigkeit der Arzneimittel:* *1 bis 3*
Wert: *Gesamtwertigkeit*
Neg: *negative Trefferanzahl*

homöopathische Behandlung wegen Wochenende). Ein Arzt diagnostiziert ein paar Tage später – nach Abklingen der Akutsymptomatik – Pfeiffersches Drüsenfieber. Die Aufregung war nun verständlicherweise groß.

Der gesamte Krankheitsverlauf liest sich folgendermaßen: Anfänglich klagte die Kleine über heftige Bauchschmerzen mit Krämpfen. Sie habe die ganze Nacht „durchgebrüllt" und sich überhaupt nicht beruhigen können. Später war ihr Rachen total vereitert, sie habe gespuckt und war sehr schlecht beieinander. Dazu gesellte sich ein lockerer Reizhusten, und über der Lunge seien leichte Geräusche zu hören gewesen. Außerdem eine einseitige Halsdrüsenschwellung – rechts, ein harter Knoten. Vergrößerte Leber und Milz.

Die Mutter meinte von sich aus, Marie sei seit der Impfung nicht mehr richtig gesund. Vorher sei sie „topfit" gewesen, auch wenn die Eltern des öfteren gesundheitliche Probleme gehabt hätten. Der impfende Arzt bestritt jeglichen kausalen Zusammenhang; davon könne so etwas nicht kommen.

Arzneimittelwahl: Sulfur LM18, 3 Tropfen auf ein Glas Wasser, kräftig umrühren, davon nur ein Schluck, täglich morgens.

Verlauf: Schon nach einer halben Woche war die Kleine vollständig wiederhergestellt. – Die Tropfen wurden noch zwei weitere Wochen lang gegeben, denn diese Störung ist als eine sehr tiefgreifende Störung – eine Impffolge – anzusehen.

4.3 Neurodermitis

Auch bei diesem Beispiel wird einmal mehr deutlich, dass eine Impfung (hier: HIB-Impfung), welche auf einen miasmatisch ausgeprägten Hintergrund trifft, ein latent vorhandenes Miasma (hier: Sykosis) aus seinem Dornröschenschlaf wachrütteln und aktivieren kann, um destruktiv zu werden.

Julius, 3½ Jahre alt

Julius leidet seit seinem 4. Lebensmonat an sog. Neurodermitis, welche mittlerweile sehr schwer und therapieresistent geworden ist, ja sogar das Gesicht miterfasst hat.

Das Ganze begann drei Tage nach der HIB-Impfung. „Er bekam lauter rote Flecken und Pünktchen." Die behandelnde Kinderärztin diagnostizierte sofort Neurodermitis. Der HIB-Impfung vorangegangen (etwa eine Woche vorher) waren die Kombinationsimpfungen Diphtherie und Tetanus zusammen mit Polio. Die Hauterkrankung hat sich im Laufe der Jahre extrem ausgebreitet: Zum Zeitpunkt der Anamnese waren die Kniebeugen, Armbeugen, Wangen, Stirn, Nacken, Ohren (total verkrustet), Hände, Arme, Schultern und Oberschenkel hauptsächlich betroffen, mit schweren nächtlichen Juckattacken.

Das Leben des Kleinen begann allerdings schon mit diversen anderen Schwierigkeiten, welche für den klassisch arbeitenden Homöopathen einen Sinn ergeben.

Jede Krankheit und alle chronischen Zustände haben ihre eigene Logik! Ganz besonders unter dem Aspekt der ererbten chronischen Miasmen.

Zunächst hatte Julius während der ersten beiden Lebensmonate eine recht ausgeprägte Neugeborenengelbsucht, welche allerdings nicht behandlungsbedürftig war. Dazu war er von Anfang an sehr klein und leicht; das fiel sogar jetzt noch auf, nicht zuletzt wegen der Größe seiner Eltern. Bis etwa zum Alter von vier Monaten hatte der Bub mit extrem schmerzenden Blähungskoliken zu kämpfen. Besonders in der Zeit zwischen 18.00 und 24.00 Uhr hat er sehr viel geschrien, war kaum zu beruhigen. Mit einem halben Jahr bekam Julius eine eitrige Augenentzündung (grün-gelbliches Sekret) samt Halsinfektion. „Zwischenzeitlich hatte er auch mal einen wunden Po, teilweise mit offenen Stellen, dies jedoch recht selten. Meist half Penatencreme." Von Geburt an zwei Storchenbisse (Nasenwurzel und Nacken). Im Alter zwischen zwei und drei Jahren Dreitagefieber mit Ausschlag. In dieser Zeit auch für etwa ein halbes Jahr kreisrunder Haarausfall.

In der kalten Jahreszeit „schniefelte Julius schon immer vor sich hin". Er neigt generell zu breiigen Stühlen und Durchfall; bislang zweimal Brechdurchfall. „Ein Virus ging um", wie mir die Mutter versicherte, was sich aus Sicht der Klassischen Homöopathie natürlich anders darstellt, denn – wenn der Mensch keine miasmatische Affinität zu dem Geschehen hätte, würde er auch nicht beeinträchtigt werden und „stünde fest wie ein Fels in der Brandung". – Er schläft sehr schlecht, besonders seit der einzuhaltenden Diät. Im Alter von ein bis zwei Jahren öfter Kopfrollen vor dem Einschlafen. Früher hat er eine Zeitlang in der „Kniebrustlage" geschlafen.

Der Junge ist extrem schüchtern. Bei Ansprache in der Praxis verkriecht er sich in Papas Arm; er sitzt ausschließlich auf seinem Schoß und kann sich kaum lösen. Daheim sei er allerdings das genaue Gegenteil. Dort ist er „wild", leicht erregbar, neigt durchaus zu Zorn- und Wutausbrüchen. Außerdem ist er ein regelrechter „Zappelphilipp". Julius hat verzögert sprechen gelernt und spricht teilweise noch falsch (z.B. Snee statt Schnee). Er mag gerne Süßes und Salziges. „Saures bis zum Geht-nicht-mehr; leckt beispielsweise mit Begeisterung an Zitronen, isst auch phasenweise sehr viel Orangen.“ Er „verschlingt Eier“, isst „Butter pur“; im Sommer auch gerne unreifes, hartes Obst. In der warmen Jahreszeit muss er draußen des öfteren niesen, was auf eine leichte Form von Heuschnupfen hindeuten könnte. Ein Allergietest fiel jedenfalls positiv aus hinsichtlich Gräserpollen und Katzenhaaren. Bei windigem Wetter ist Julius eher weinerlich; besonders arg ist dies, wenn der Wind ihm ins Gesicht bläst. Schließlich hat der Junge recht oft kalte Hände und Füße. Nachts ist ihm jedoch warm, er deckt sich auf. Ängste gibt es keine, außer der vor Hunden; da verstecke er sich schon, wenn er welche in der Ferne sehe.

Schwangerschaft und Geburt: Während der ersten vier Schwangerschaftsmonate litt die Mutter unter ständigem Erbrechen. Später dreimal Brechdurchfall. Eine schwere Grippe mit Nasennebenhöhlenproblemen während des 8. Schwangerschaftsmonats (SSM). Vaginalausfluss „wie sonst auch“, einmal für drei Wochen sehr stark juckend. Erbrechen sogar kurz vor der Geburt im Kreißsaal. Lange Zeit Einnahme von Eisenpräparaten. Später Magnesium wegen nächtlicher Wadenkrämpfe. – Die Geburt selbst verlief recht zügig, ohne Komplikationen.

Mutter und Blutsverwandtschaft: Immer unregelmäßiger Zyklus. Ein Abort. Heuschnupfen seit über zehn Jahren. Dauernde Stirn- und Nebenhöhlengeschichten. Migräne, besonders während der Menstruationszeit. Extrem schmerzhafte Menses mit Schüttelfrost, Erbrechen, Krämpfen („immer wie krank“). Häufig Ausfluss gehabt. – Ansonsten gab es in der Blutsverwandtschaft Frühgeburten, Allergien, Schlafstörungen, Totaloperationen, Fisteln, gehäuft Zähneknirschen im Schlaf, Tuberkulose, Hüftgelenksarthrose, Migräne, Erkrankungen des rheumatischen Formenkreises, Depressionen, Gicht, Aborte und Kinderlosigkeit.

Bisherige Medikamente: Bislang hat der Bub einmal ein Antibiotikum erhalten. Darüber hinaus diverse „homöopathische“ Arzneimittel (ca. 15) in Tiefpotenz und – samt Cremes, Zäpfchen, Nasentropfen, Hustenmitteln, D-Fluoretten, Durchfallmitteln und Blähungstropfen – über weitere 40 verschiedene allopathische Medikamente.

Beurteilung und Diskussion: Anhand der Zeichen und Symptome der Blutsverwandschaft, insbesondere der Mutter, und des Schwangerschaftsverlaufs zeigt sich eine *deutliche Ausprägung des sykotischen Miasmas* (mit einer latenten Tuberkulinie im Hintergrund). Dieses bestätigt auch der kleine Bub gegen Anfang seines Lebens mit *Blähungskoliken, Windeldermatitis, körperlicher Entwicklungsverzögerung, eitrigen Augenentzündungen als Baby, Säuglingsschnupfen – Symptome, welche heutzutage schon vielfach*

Neurodermitis

ComRep V8.5

Nr.	Symptome	Seite
1	gemüt - ruhelosigkeit, nervosität	249 1- 81-19
2	gemüt - reizbarkeit	245 1- 77-20
3	gemüt - furcht - hunden, vor	#jfg biblio
4	kopf - bewegungen - rollt den kopf	41 1-176-22
5	schlaf - lage - knie-ellenbogenlage	#sr& biblio
6	allgemeines - zwergwuchs	14 1-458- 5
7	allgemeines - sykotische konstitution	52 1-451-13
8	modalitäten - impfung, nach	#jfg biblio
9	modalitäten - wetter - sturm, gewitter - während st., g. schlechter	31 1-528-13
10	fieber/o - innerliche hitze	57 2- 46- 2
11	haut - farbe - gelb, gelbsucht usw.	107 2-153- 5
12	haut - empfindungen - jucken - nachts	44 2-146-15
13	brust - lungen - tuberkulose	67 2-232- 7
14	extremit. - kälte - hände	185 2-469-18
15	extremit. - kälte - fuß	195 2-474-11
16	schnupfen - schnupfen	197 3-176-33
17	schnupfen - schniefen der kinder	18 3-176-31
18	schnupfen - schnupfen - heuschnupfen (jedes jahr	35 3-180-13
19	magen - verlangen nach - süßigkeiten	37 3-485-28
20	magen - verlangen nach - salzigen sachen	30 3-485-14
21	magen - verlangen nach - saurem	77 3-485-17
22	magen - verlangen nach - apfelsinen	5 3-482-23
23	magen - verlangen nach - eiern	4 3-483-10
24	magen - verlangen nach - butter / fett	verknüpf
25	magen - verlangen nach - obst - grünem	2 3-484-30
26	bauchschm./m - diarrhoe - während d. (kolik)	81 3-543- 7
27	rectum - diarrhoe - cholera - chl. infantum	45 3-606- 3
28	stuhl - konsistenz - breiig / dünn, flüssig	verknüpf

Methode: Wertigkeit

Nr.	Arzneimittel	Neg	Wert	1	2	3	4	5	6	7	8	9	10	11	12	13	14	15	16	17	18	19	20	21	22	23	24	25	26	27	28	29
1	sulf	8	49	3	3	.	1	.	3	2	3	.	3	2	3	3	3	3	3	.	.	3	1	2	.	.	2	.	2	1	3	
2	med	2	45	2	2	2	2	3	2	3	1	2	2	1	.	2	2	2	1	1	1	2	2	2	1	.	1	2	1	2	1	
3	lyc	12	40	3	3	.	2	2	1	2	.	.	2	3	.	3	3	3	2	3	.	3	.	.	.	.	.	.	2	.	3	
4	sil	11	39	3	3	.	2	.	2	2	3	2	2	2	2	3	1	3	3	.	2	.	.	.	.	.	.	.	.	2	2	
5	calc	10	39	3	3	1	.	.	2	2	.	.	2	2	.	3	2	3	2	.	.	2	2	2	.	2	.	.	1	2	3	
6	phos	12	37	1	3	.	1	2	.	.	.	2	3	3	.	3	2	3	3	.	.	.	3	2	.	.	.	.	1	2	3	
7	ars	10	37	3	2	.	1	.	.	.	2	.	3	2	.	2	3	3	3	1	2	1	.	2	.	.	1	.	2	2	2	
8	sep	12	35	3	3	.	.	1	.	3	.	2	2	3	.	2	3	3	2	1	.	2	.	2	.	.	.	.	1	.	2	
9	carb-v	11	34	2	3	.	.	.	.	1	.	1	2	2	.	2	3	2	3	.	2	2	3	2	.	.	.	.	1	1	2	
10	puls	12	33	3	3	1	.	.	.	1	.	.	2	2	1	3	3	3	3	1	2	.	.	2	.	.	.	.	1	2	.	
11	merc	11	33	3	2	.	2	.	1	1	.	.	3	3	1	2	3	3	3	1	.	1	.	.	.	.	1	.	1	.	2	
12	bell	15	32	3	3	3	3	.	.	.	.	.	3	2	.	.	2	3	3	.	.	.	.	1	.	.	.	.	2	2	2	
13	nux-v	14	29	2	3	.	.	.	.	.	.	.	3	3	1	.	2	2	3	3	1	1	.	.	.	.	2	.	1	.	2	
14	nit-ac	15	29	2	3	.	.	.	.	3	.	1	2	3	.	2	2	3	2	.	.	.	2	.	.	.	3	.	1	.	.	
15	nat-m	14	29	2	3	.	.	.	.	.	.	1	.	2	.	2	3	3	2	1	3	1	3	2	.	.	.	.	.	1	.	
16	lach	14	29	2	2	.	.	.	.	2	.	2	1	3	2	2	3	3	2	.	1	.	.	2	.	.	.	.	.	.	2	
17	caust	14	28	2	3	2	1	.	.	2	.	1	2	2	2	.	2	3	2	.	.	.	2	.	.	.	.	.	.	.	2	
18	thuj	13	27	2	3	.	.	.	.	3	3	1	.	1	1	.	2	3	1	.	.	.	1	1	.	.	.	.	1	1	3	
19	chin	16	27	2	2	3	.	.	.	.	.	.	1	3	.	.	3	3	2	.	.	3	.	1	.	.	.	.	2	.	2	
20	carb-s	15	27	2	3	.	.	.	2	1	.	.	.	1	3	2	2	3	3	.	.	.	.	1	.	.	.	.	1	.	3	
..	...																															
55	tub	19	17	.	2	2	3	2	.	.	1	.	.	.	.	3	.	.	.	.	.	2	1	.	.	.	1	.	.	.	.	

Erläuterung: *Wertigkeit der Arzneimittel:* *1 bis 3*
Wert: *Gesamtwertigkeit*
Neg: *negative Trefferanzahl*

als „normal“ angesehen werden, da derlei Symptomatik fast überall anzutreffen ist. In Wahrheit handelt es sich jedoch um die ersten deutlichen Anzeichen einer ererbten schweren chronischen Grundstörung („sykotischer Säugling“, siehe Kapitel 1.9). Die Impfungen wurden genau in diese hereditäre Anlage gegeben und haben eine verheerende Wirkung gezeigt, denn die bereits aktive Sykosis wurde fortan verschärft (schwere generalisierte Neurodermitis, Neigung zu dünnen Stühlen, Durchfällen sowie Brechdurchfällen, Schlafprobleme, Zappelphilipp-Syndrom etc. pp.).

Arzneimittelwahl: Medorrhinum LM18, 2 Tropfen auf ein Glas Wasser, kräftig umrühren, davon nur ein Schluck, alle drei Tage abends – ein ausgeprägt antisykotisches Arzneimittel mit hohem tuberkulinischem Anteil.

Verlauf: Eine Woche nach Einnahmebeginn steht Julius wieder „kurz vor einem Durchfall“. Grünlich gelblicher Stuhl, wässrig bis breiig, ohne Bauchweh. Die Schlafstörungen haben sich ein wenig verschoben mit Tendenz zur Besserung. Aufgrund eines bevorstehenden Kurzurlaubes der Eltern lasse ich Podophyllum C6 besorgen, aber nur für den Notfall.

Eine Woche später ein Anruf wegen „bakterieller Augenentzündung“. Der Durchfall war ohne Akutmittel innerhalb eines Tages verschwunden; das sei noch nie dagewesen. Nun waren die Augenlider morgens „total verklebt“ („wie früher auch schon einmal“). Dazu ein Schnupfen mit gelbgrünlichem, mildem Sekret. Einige Globuli Pulsatilla C6 milderten diese Akutbeschwerden, die wiederum (wie zuvor) durchaus im Einklang mit dem Heilungsgesetz – dem Rückspulungsprozess gemäß der Hering'schen Regel (vgl. Kapitel 2.10) – stehen. – Zwei weitere Wochen später gab es dann die ersten positiven Veränderungen auf der Haut. Das Gesicht „mache Fortschritte“ und Julius vertrage schon wieder mehr Speisen; die Diät wurde gelockert. Allerdings gibt es noch immer nächtliches Wundkratzen, besonders am Tag nach der Einnahme der Tropfen. Deshalb dünnten wir nun die Arzneigabe aus, um weitere „Überreaktionen“ möglichst abzuschwächen: Nur ein Schluck aus dem 2. Wasserglas (2. WG: Verrühren eines Teelöffels voll aus dem 1. WG in ein zweites Glas Wasser). Es folgte eine längere Pause ohne weitere Konsultationen.

Später flammten noch einmal Halsentzündungen auf; darüber hinaus gab es auch für etwa zwei Wochen entzündliche Reaktionen an der Penisspitze mit „ein bisschen weißlicher Flüssigkeit“ – ein untrügliches Zeichen für die aktive Sykosis und dafür, dass das gewählte Arzneimittel passt. Mit Aufhören dieser Absonderung war die Vorhaut erstmals gelöst und ließ sich fortan ohne Schwierigkeiten und Schmerzen zurückschieben!

Ansonsten machte der Bub eine schöne Entwicklung durch. Er nahm zu und wurde kräftiger. „Er isst uns regelrecht arm.“ Auch der Schlaf normalisierte sich. Zwischendurch zeigte sich auch der kreisrunde Haarausfall für kurze Zeit wieder, pfennigstückgroß. Parallel dazu machte Julius' Haut hervorragende Fortschritte. Nach ein paar Monaten erhöhten wir schließlich die Potenzierung auf LM30, bei nur wöchentlicher Einnahme von einem Tropfen über einen Zeitraum von zehn Wochen. Seitdem hat der Junge keinerlei Beschwerden mehr und entwickelt sich prächtig.

4.4 BNS-Krämpfe und Hypsarrhythmie (West-Syndrom)

Dieses letzte „Negativbeispiel" – ein schwer pathologischer Impfschaden, i. d. R. der *Beginn einer lebenslangen Behinderung* – steht stellvertretend für viele andere evidente Impffolgeschäden und soll betroffenen Eltern Mut machen, nicht aufzugeben und zu resignieren. Andererseits sei aber auch an dieser Stelle daran erinnert, dass die Klassische Homöopathie Individualtherapie ist und wir nicht unbedingt von vorneherein Prognosen stellen können im Sinne der Heilung ad integrum (echter Ausheilung). Dennoch lassen sich meist sogar schwer pathologische Gegebenheiten drastisch lindern, so dass allen Betroffenen allein schon dadurch erheblich geholfen sein dürfte.

Pschyrembel – Klinisches Wörterbuch (255. Auflage 1986): West-Syndrom

Durch den englischen Arzt W. J. West erstmals beschriebene Encephalopathie beim Kleinkind, gekennzeichnet durch die Trias: 1. generalisierte kleine Anfälle (Petit mal) fokaler und multifokaler Genese (BNS-Anfälle); 2. Hypsarrhythmie (diffuse gemischte Krampfpotentiale) im EEG (diagnostisch wegweisend); 3. psychomotorische Entwicklungsstörungen; ... Die Prognose ist insgesamt ungünstig und im wesentlichen durch die Art der zugrundeliegenden Encephalopathie bestimmt (lt. Roche Lexikon Medizin: später evtl. große epileptische Anfälle).

Roche Lexikon Medizin (2. Auflage 1987): BNS-Krämpfe

Blitz-Nick-Salaam-Krämpfe; eine oft mit fortschreitendem geistigen Verfall kombinierte Epilepsie-Manifestation beim Kleinkind, und zwar als blitzartiges Zusammenfahren des Körpers mit Nachvorneschleudern der Arme und Beine (Blitzkrampf), als Vorbeugen des Rumpfes (Propulsiv-Petit-Mal), als Kopfneigung und Zusammenführen der Arme vor dem Brustkorb (Salaam-Krampf) oder als nickende Kopfbewegung (Nick-Krampf).

Roche Lexikon Medizin (2. Auflage 1987): Hypsarrhythmie

EEG-Kurve mit generalisierten irregulären hochgespannten Aktivitäten mit multifokal eingestreuten polymorphen Krampfpotentialen; z. B. bei BNS-Krämpfen.

Nick, 9 Monate alt

Der kleine Nick leidet seit knapp fünf Monaten an epileptischen Krampfanfällen, welche selbst durch schwere Antiepileptika kaum zu beeinflussen sind. Bei der Konsultation in der Praxis zeigte er sich in einem ausgesprochen desolaten Zustand.

Bis zu seinem vierten Lebensmonat war Nick „ein kleiner Sonnenschein", sehr aufgeweckt und fröhlich. Er hat von Anfang an recht schnell lautiert. Auch die Kopfkontrolle – der erste wichtige Schritt für die posturale Reife (Entwicklung der Körperaufrichtung) – erfolgte sehr früh. In den ersten vier Wochen ist Nick sogar 10 cm gewachsen.

Dann kam – bei einer sog. U-Untersuchung – die schon fast obligatorische Impfung gegen Diphtherie, Tetanus und Polio, welche ihn anfangs überhaupt nicht zu beeinträchtigen schien. Ein paar Tage nach diesem Eingriff wurde der Bub allerdings auffallend unruhiger und habe immer weniger geschlafen. Ab dem 15. Tag nach der Impfung begannen schließlich die Krämpfe. Der allererste Anfall kündigte sich durch ein nicht zu beruhigendes nächtliches schrilles Schreien an, ein untrügliches Zeichen hinsichtlich einer Encephalopathie (vgl. Kapitel 1.7). Nick krampfte fortan sehr oft; anfangs regelmäßig, zu ganz bestimmten Zeiten; meist nach dem Erwachen. Auch die Kopfkontrolle ist seit der Impfung völlig aufgehoben.[1]

[1] Nun bestätigt endlich auch die Medizinliteratur („The Mediterranean Journal of Surgery and Medicine", 3/96), dass Impfungen schwere Krankheiten des zentralen Nervensystems hervorrufen können. Wissenschaftlichen Untersuchungen bzw. klinischen Beobachtungen in Italien zufolge erkrankten 30 Patienten im Alter von drei Monaten bis zu 32 Jahren an schwersten neurologischen Störungen, insbesondere an *Epilepsie* und am *West-Syndrom.* Alle Patienten waren zuvor gesund und alle zeigten die ersten Symptome der Krankheit, hauptsächlich Muskelkrämpfe, als Begleiterscheinung der Impfung. Im Anschluss an die Wiederholungsimpfungen – die zuständigen Sanitätsbehörden ignorierten einfach die zuvor aufgetretenen Reaktionen (!) – festigte sich das Krankheitsbild mit jeweils progressiver klinischer Verschlechterung. Von der Untersuchung ausgeschlossen waren Patienten, die bereits vor der Impfung krank waren oder ein klinisches Bild aufwiesen, das nicht auf die Impfung zurückzuführen war. Wörtliche Schlussfolgerung aus dieser Veröffentlichung:

Die Krämpfanfälle zeigten sich mit verschiedenen Gesichtern. Einmal ein leichtes Schulterzucken (einseitig oder gelegentlich auch beidseitig), manchmal begleitet von Augenrollen, Augenzittern, ein anderes Mal von Kopfkontrollverlust oder Heben entweder des linken oder des rechten Armes. Oft fällt der Kopf regelrecht nach vorne (Nickanfälle), die Arme zucken oder werden steif. Oder es gibt nur Pupillenreaktionen oder starre Blicke. Das Auftreten der Anfälle erfolgt in kurzen Serien. Nach einem Krampfanfall oder gegen dessen Ende lache oder stöhne Nick zeitweise.

Die Diagnose der Ärzte einer bekannten Kinderklinik lautete: West-Syndrom. Im Klartext: BNS-Krämpfe, psychomotorische Entwicklungsstörungen und Hypsarrhythmie, d.h. das EEG war auffällig, sogar stark pathologisch, „wie bei schwer behinderten Kindern". Bei der neurologischen Untersuchung zeigte sich eine Entwicklungsverzögerung. – Nick wurde mit einem Antiepileptikum und Barbituraten „eingestellt", ansonsten könne man für ihn nichts tun.

Die homöopathische Großanamnese brachte noch weitere wichtige Zusammenhänge hervor, die belegen, dass der ganze Werdegang eine gewisse Logik in sich birgt, denn: „Ein Gesunder wird nicht krank." (vgl. Kapitel 1.10) Soll heißen, dass *auch hier eine ausgeprägte miasmatische Belastung seitens des Kindes, der Eltern und weiteren Blutsverwandtschaft vorliegt bzw. vorliegen muss.*

Die aktive Sykosis zeigte sich schon von den ersten Lebenstagen an: monatelange, recht ausgeprägte Blähungskoliken (sog. Nabelkoliken), Schwierigkeiten beim Schlafen („es war immer schwierig, ihn ins Bett zu bekommen", „ab dem 2. Lebensmonat hat er auffallend wenig geschlafen"), verklebte Augen („Nick kam mit verklebten Augen zur Welt"), Säuglingsschnupfen.

Nick war schon immer sehr schreckhaft: bei Geräuschen hinter ihm, aber auch schon beim Laufenlassen von Wasser. Ferner schreckt er des öfteren aus dem Schlaf auf. Außerdem ist Nick sehr feinfühlig. „Er ist unser Stimmungsbarometer", so die Mutter. Beispielsweise hat er bei der Durchsprache der Therapie im Klinikum laut geweint. Die Mutter habe dann gewusst, dass er ACTH[1] nicht bekommen sollte. Derlei „Vorahnungen" könne man bei ihm häufiger beobachten.

„Es ist bezeichnend, dass gewisse autoimmunitäre Krankheiten öfter vorkommen in Ländern, wo die Impfungen am meisten verbreitet sind." – Nick ist also kein Einzelfall! (Dies bestätigt auch meine homöopathische Praxis immer wieder.) – Siehe hierzu auch unter *www.tisani-verlag.de* den Beitrag „Epilepsie – eine neue Volkskrankheit?" unter dem Link *www.tisani-verlag.de/Epilepsie-neueVolkskrankheit.pdf*!

[1] ACTH: ein Hormon der Hypophyse (Hirnanhangsdrüse), welches die Synthese der Cortisone steuert

Auffallend bei Nick waren auch die beständige Unruhe in seinen Armen und Beinen, was „anders war als normales Strampeln“. Dazu neigte der Bub zu feucht-kalten Füßen, „ein wenig Käsefüßchen“. Die Fußnägel sind leicht nach oben gewölbt, die Hände öfter „gefäustet“, die Daumen eingeschlagen.

Bei Vollmond reagierte Nick mit extremer Unruhe, besonders abends und nachts. Darüber hinaus hat er – genau wie seine Mutter – Angst vor Dunkelheit. Dies könne die Mutter genau sagen, da er nach nächtlichem Erwachen nur bei Licht wieder sofort einschlafe. Seine Lieblingsschlaflage ist die Bauchlage.

Es gab erst einmal eine schwere Erkältung, allerdings mit kaum nennenswertem Fieber (maximal 37,5 °C). Zweimal bislang Schnupfen, wobei der eine bei einem Nordseeaufenthalt auffallend schnell verging. Nicks Gesicht ist blass bis weißlich, „zeitweise leichenblass“. Über der Nasenwurzel hat der Junge einen sog. Storchenbiss.

Laut Klinikbericht war Nick ein „Kind gesunder Eltern“. Auch die Schwangerschaft wurde als „unauffällig“ bewertet. Für den Homöopathen stellt sich dies allerdings – wie folgt – ganz anders dar!

Schwangerschaft: Die Schwangerschaft war gekennzeichnet von vier Monaten extremer Übelkeit. Im 3. Schwangerschaftsmonat gab es Zwischenblutungen, die mit Bettruhe und Magnesium beherrscht wurden. Des Weiteren bestanden Ängste, das Kind zu verlieren. Die seit der Kindheit bestehende Angst vor Dunkelheit schien sich bis ins Unermessliche zu steigern. Der behandelnde Arzt konstatierte „schlechte Hormonwerte“ und bestand auf einer Gelbkörperhormon-Substitution. Die letzten vier Wochen gab es geschwollene Beine, vor allem Unterschenkel und Knöchel („wie sonst nur während der Periode“). Eine Fehlgeburt war der Geburt von Nick vorangegangen.

Familie: Nennenswerte Zusammenhänge der Mutter sind frühkindliches Rheuma, Penicillinallergie, Regelblutungsstörungen, Depressionen, eine Fehlgeburt, Blasenentzündungen, eine Nierenbeckenentzündung, häufige Scheidenpilzinfektionen und während der Stillzeit zweimal Mastitis; alles untrügliche Zeichen einer deutlich ausgeprägten sykotischen Belastung. Der Vater ist ein sog. „Frühchen“ (7. SSM) und nach Angaben seiner Mutter nie gekrabbelt[1]. Er machte eine verlangsamte motorische Entwicklung durch. Bei ihm gibt es öfter Magen/Darm-Infektionen mit Übelkeit, Erbrechen, Blähungen und Durchfällen sowie morgendliche Sensibilitätsstörungen in

[1] siehe Fußnote *„Entwicklungsstörungen“*, Kapitel 1.6

den Unterarmen und Händen. Außerdem häufig schwere grippale Infekte, die weitgehend ohne Fieber verlaufen. – Ansonsten sind noch folgende

BNS-Krämpfe und Hypsarrhythmie (West-Syndrom)

ComRep V8.5

Nr.	Symptome		Seite
1	gemüt - furcht - dunkelheit, vor	22	1- 42- 1
2	gemüt - ruhelosigkeit, nervosität	249	1- 81-19
3	gemüt - auffahren - schreck / geräusch, durch		verknüpf
4	gemüt - auffahren - schlaf - aus dem schlaf	82	1- 14- 2
5	gemüt - hellsehen	18	1- 61- 5
6	gemüt - lachen - konvulsionen, vor, während oder nach	3	1- 67-31
7	kopf - fallen des k. nach vorne / schwere		verknüpf
8	schlaf - schlaflosigkeit - schläfrigkeit mit	83	1-383- 7
9	schlaf - lage - bauch, auf dem	#jfg	biblio
10	allgemeines - sykotische konstitution	52	1-451-13
11	allgemeines - reaktionsmangel	84	1-437- 5
12	allgemeines - konvulsionen - epileptisch / epileptiform		verknüpf
13	modalitäten - impfung, nach	#jfg	biblio
14	modalitäten - mond - vollmond	21	1-512- 4
15	modalitäten - luft - seeluft - bessert	3	1-511- 3
16	gesicht - farbe - blaß / kränklich		verknüpf
17	brust - lungen - tuberkulose	67	2-232- 7
18	extremit. - kälte - fuß	195	2-474-11
19	extremit. - schweiß - fuß	93	2-525-38
20	extremit. - unruhe - arme	35	2-550-17
21	extremit. - unruhe - beine	38	2-550-36
22	extremit. - haltung - faust - finger krampfhaft zur f. gebeugt	30	2-421- 5
23	extremit. - haltung - einwärts, daumen e. gezogen	29	2-421- 2
24	extremit. - nägel - löffelnägel		verknüpf
25	augen - lider - verklebt - morgens	76	3- 22- 1
26	bauchschm./m - diarrhoe - während d. (kolik)	81	3-543- 7

Methode: Wertigkeit

Nr.	Arzneimittel	Neg	Wert	1	2	3	4	5	6	7	8	9	10	11	12	13	14	15	16	17	18	19	20	21	22	23	24	25	26
1	sulf	8	46	.	3	2	2	.	.	3	2	.	2	3	3	3	3	.	3	3	3	3	.	2	.	1	.	3	2
2	calc	9	39	2	3	2	.	1	.	2	2	1	2	3	3	.	2	.	3	3	3	3	.	.	.	.	.	3	1
3	sep	9	38	.	3	2	2	.	.	2	3	.	3	2	2	.	2	.	3	2	3	3	1	2	.	.	.	2	1
4	med	4	38	2	2	2	2	1	.	1	1	1	3	3	2	1	.	1	3	2	2	1	.	1	2	.	1	3	1
5	lyc	7	38	2	3	2	1	.	.	2	1	.	2	2	2	.	2	.	3	3	3	3	1	2	1	.	.	1	2
6	bell	10	38	.	3	3	3	.	.	2	3	2	.	.	3	.	2	.	2	.	3	2	.	2	2	2	.	2	2
7	ars	6	38	.	3	1	2	.	.	2	1	1	.	2	2	2	1	.	3	2	3	2	1	3	2	1	.	2	2
8	sil	10	37	.	3	3	2	1	.	2	2	.	2	.	3	3	3	.	2	3	3	3	1	.	.	.	.	1	.
9	caust	8	37	2	2	2	3	.	2	1	2	.	2	1	3	.	1	.	2	.	3	2	3	2	.	2	.	2	.
10	phos	8	34	2	1	2	2	2	.	2	3	.	.	2	2	.	.	.	2	3	3	2	1	2	1	.	.	1	1
11	merc	9	32	.	3	2	2	.	.	2	2	.	1	2	1	.	.	.	2	2	3	3	1	.	2	1	.	2	1
12	stram	10	31	3	3	3	2	1	1	1	2	2	.	2	3	.	.	.	2	.	3	.	1	.	.	1	.	.	1
13	puls	12	30	2	3	.	2	.	.	2	3	1	1	.	2	.	.	.	2	3	3	3	.	.	.	.	.	2	1
14	nit-ac	11	30	.	2	3	2	.	.	3	1	.	3	.	2	.	.	.	2	2	3	2	.	1	.	.	2	1	1
15	kali-c	12	30	.	2	3	.	.	.	1	2	.	1	2	2	.	.	.	2	3	3	2	.	3	.	.	.	2	2
16	cupr	14	30	2	3	.	.	.	.	2	2	.	.	2	3	.	.	.	3	.	3	2	.	.	3	3	.	.	2
17	carb-v	10	30	2	2	2	1	.	.	3	1	.	1	3	1	.	.	.	3	2	2	3	.	1	.	.	.	2	1
18	nat-m	13	28	.	2	3	.	.	.	3	2	.	.	1	2	.	.	1	3	2	3	2	.	2	.	.	.	2	.
19	lach	12	27	.	2	2	.	1	.	3	2	.	2	2	2	.	.	.	2	2	3	1	.	.	1	2	.	.	.
20	graph	12	27	.	2	.	1	.	.	1	1	.	2	2	.	.	2	.	3	2	3	3	.	1	.	.	.	3	1

Erläuterung: *Wertigkeit der Arzneimittel:* *1 bis 3*
Wert: *Gesamtwertigkeit*
Neg: *negative Trefferanzahl*

Details aus der restlichen Familie für eine homöotherapeutische Behandlung interessant: Tuberkulose, Lungenentzündungen, Depressionen, Migräne, Nierensteine, Alkoholprobleme, Eierstockzysten, Diabetes, Brustkrebs, Rheuma, Hüftgelenksoperationen.

Arzneimittelwahl: Medorrhinum LM18, 1 Tropfen in einem Teelöffel voll Wasser, alle drei Tage morgens.

Verlauf: Gute sieben Wochen nach Einnahmebeginn erhielt ich folgenden Zwischenbericht. Bereits nach der ersten Gabe reagierte der Bub mit roten Flecken zwischen den Augenbrauen; „genau wie bei der Oma". Nachmittags habe er dann vermehrt gekrampft und gegen Abend traten auf der linken Seite der Wange Pickelchen auf. Tage später wurde er zunehmend hypotoner, d.h. von der Muskulatur her schlaffer. Zusätzlich zeigte sich ein hartnäckiger dicker Milchschorf auf dem Kopf.

Die zweite Gabe brachte erhöhte Unruhe. Nick wurde zappeliger. Ein Hautausschlag breitete sich im ganzen Gesicht aus: wie Neurodermitis an den Wangen und um die Augen und wie Psoriasis (Schuppenflechte) im Bereich des Kinns. Beides sollte für ganze vier Wochen bestehen bleiben! Außerdem kam nun auch die Zahnung in Gang. Die Dauer der Krampfanfälle wurde länger; der Bub wurde sehr müde, aber abends dafür umso wacher und zappeliger. Dazu gesellte sich ein Schnupfen, wobei das Sekret erstmals richtig floss! Später nahm die Krampfneigung ab und Nick hatte zum ersten Mal in seinen Leben Anzeichen eines richtigen Fiebers (38,5 °C), ein weiteres positives Zeichen der Gesamtentwicklung.

Nach der dritten Einnahme von Medorrhinum verbesserte sich schon seine Motorik. Er stützte sich besser auf; auch die Kopfkontrolle machte erhebliche Fortschritte. Allerdings verschlimmerten sich sowohl Schuppenflechte als auch Neurodermitis. Dazu gesellte sich eine leichte Windeldermatitis. Aber Nick lachte wieder viel mehr und war fröhlich!

Dezente Zeichen der Heilung! Laut der Hering'schen Regel (vgl. Kapitel 2.10) von innen nach außen (Hautausschläge, jedoch zentrale Verbesserungen) und gemäß der Gesetzmäßigkeit der Zweiphasigkeit der Erkrankungen (vgl. Kapitel 1.5) der Zustand in der vagotonen Heilungsphase (vermehrte Krampftätigkeit, Hautausschläge, vermehrte Müdigkeit, Fieber).

Nach weiteren Einnahmen „dieses Zaubertropfens", wie die Mutter sagte, gab es zeitweilig Verstopfung; später nochmals Fieber, und zwar um einen weiteren Grad erhöht – eine sehr erfreuliche Entwicklung, da der Bub nun aus seiner Regulationsstarre herauszukommen schien. Darüber hinaus zweimal verklebte Augen. Einmal so intensiv, dass Nick für drei Tage die Augen aus eigener Kraft nicht öffnen konnte. Des weiteren fing der Bauchnabel wieder an zu eitern, „wie damals als Baby", was allerdings nur ein paar Tage anhielt. – Alles in allem positive Zeichen der Heilung, eines „Rückspulungsprozesses“, wie wir immer wieder beobachten können.

Nun aber – so die Mutter in ihrem Bericht – sei alles vorbei. Die Haut sei wieder rein, die Augen ohne Befund und – man höre und staune – mit dem Abheilen des so hartnäckigen Hautausschlags keinerlei weitere Krampftätigkeit mehr vorhanden! Nick sei wieder ein ganz normales Kind und entwickele sich prima. So, als ob nie etwas Außergewöhnliches gewesen wäre. Die Mutter war überglücklich.

Selbstverständlich war damit die chronische Therapie im Sinne einer homöopathischen Grundbehandlung noch lange nicht abgeschlossen, denn primäres Ziel in der Homöotherapie ist und muss immer das Eliminieren aller vorhandenen Miasmen bleiben. Für die Betrachtungen der aktuellen Impffolge ist unser Soll allerdings bereits summa cum laude erfüllt, denn die Vaccinose wurde erfolgreich gelöscht (vgl. Kapitel 1.9) – die Krämpfe kamen auch nach Ausschleichen des Antiepileptikums nicht zurück. Dennoch bleibt bei dem kleinen Nick einiges zu tun. Auskunft darüber, wann diese antimiasmatische Kur beendet sein wird, kann nur er allein geben, anhand seiner aktuellen Symptome und hereditären Belastungen, der familiären Vorgeschichte. Erst dann wird der Bub aus der homöopathischen Praxis entlassen (i. d. R. nach etwa insgesamt ein bis zwei Jahren). Sicher ist jedoch eines: Nick sollte nie wieder geimpft werden.[1]

4.5 Hundebiss durch die Oberlippe

Die homöopathische chronische Behandlung der kleinen Mirja, einem hübschen, etwa 1½-jährigen Mädchen, war bereits seit einigen Monaten erfolgreich beendet und die Kleine aus der homöopathischen Praxis gesund entlassen.

Da ruft mit einem Mal die Mutter an und berichtet von einem Unfall ihrer kleinen Tochter. Ein Hund habe sie beim Spielen durch die Oberlippe gebissen. Sie beide seien nun in einem nahegelegenen Krankenhaus, um die Wunde nähen zu lassen. Die drei diensthabenden Ärzte, die sich zunächst

---

1 Dem Autor sind beklagenswerterweise sehr tragische Entwicklungen bekannt, die seinerzeit genau so begonnen haben wie beim kleinen Nick (Impfung, Hypsarrhythmie, BNS-Krämpfe, psychomotorische Entwicklungsstörungen, ja sogar dieselbe betreuende Kinderklinik!), die jedoch mittlerweile schwerst behindert sind, sich im Alter von 20 Jahren beispielsweise nicht einmal selbst anziehen, geschweige denn auf die Toilette gehen können.

weigerten, diesen Eingriff vorzunehmen („Eine Bisswunde wird bei uns nie genäht.“), ließen sich dann doch überzeugen, da es sich um ein Mädchen handelte. Allerdings bestanden sie auf einer Tetanusimpfung („Das wird hier immer so gemacht.“) und waren ganz verwundert, dass Mirja bislang gänzlich ungeimpft war und somit aus ihrer Sicht überhaupt keinerlei „Impfschutz“ aufweisen konnte.

Aufgelöst und verunsichert rief die Mutter direkt aus dem Krankenhaus an. Sie wollte sich noch einmal Rückendeckung für ihre Entscheidung holen, da auch sie gewissermaßen unter Schockeinwirkung stand. Den bisherigen Werdegang schilderte sie wie folgt: Beim Spielen mit dem Hund habe dieser leicht zugeschnappt und Mirja an der Oberlippe erwischt. Die Wunde war wie ausgestanzt. „Das Blut spritzte nur so in hohem Bogen heraus.“ Geistesgegenwärtig habe sie ihrer Tochter zwei Globuli Arnica

Hauptrubriken und -mittel für die Tetanusprophylaxe im Falle von Verletzungen (Kent-Repertorium)

ComRep V9.5

Nr.	Symptome
1	allgemeines - konvulsionen - *tetanische* steifheit
2	allgemeines - konvulsionen - *tetanische* steifheit - *wunden an sohlen, fingern oder handflächen*
3	allgemeines - wunden - *penetrierende*
4	allgemeines - wunden - *penetrierende - der handflächen und sohlen*
5	allgemeines - *TETANUSPROPHYLAXE* (SR)

SR = Synthetisches Repertorium, Nachtrag von Pièrre Schmidt

Nr.	Arzneimittel	Neg	Wert	Symptome: 1 2 3 4 5 6 7 8 9 1 0 1 2 3 4 5 6 7 8 9 2 0 1 2 3 4 5 6 7 8 9	
1	hyper	0	14	3 3 2 3 3	**Hypericum**
2	led	0	13	2 2 3 3 3	**Ledum**
3	arn	3	5	2 . . . 3	**Arnica**
4	cic	3	4	3 . 1 . .	
5	bell	3	4	2 2 . . .	
6	sep	4	3	3	
7	plb	3	3	2 . 1 . .	
8	plat	4	3	3	
9	petr	4	3	3	
10	nux-v	4	3	3	
..	tetox	4	1	 1	**Tetanotoxinum**
..	thuj	4	1	 1	

Hinweise aus der homöopathischen Literatur:

- Bei allgemeinen Verletzungen: Wunde bluten lassen, gut reinigen/auswaschen. *Arnica C30, 1-5 Globuli,* fördert die Wundheilung. Bei Stichwunden *Ledum C30.*
- Bei großer Tetanusgefahr: *Hypericum.*
- James Tyler Kent: „*Ledum* verhindert das Entstehen von Tetanus. Sobald aber Tetanus auftritt, gibt man *Hypericum.*“
- John Henry Allen: „*Tuberkulinische Menschen* sind anfällig für Tetanus und Krämpfe.“

C30 gegeben, so dass die Blutung innerhalb einer halben Minute stoppte! Dann sei sie ins Krankenhaus gefahren, um den operativen Eingriff vornehmen zu lassen. „Dort waren die Ärzte schon ganz erstaunt, wie gut beinander die Kleine trotz Hundebisses war." Mirja klagte zu jenem Zeitpunkt weder über Schmerzen, noch war ihr die Angst ins Gesicht geschrieben! Impfen lassen wolle die Mutter auf keinen Fall; sie empfinde jedoch eine gewisse Unsicherheit gegenüber dem Aufgebot an Ärzten, die sie durch Panikmache bedrängten.

Wir besprachen die Angelegenheit und Zusammenhänge sachlich und ausführlich, so dass die anfängliche Panik langsam dem besonnenem Denken wieder Platz machte. Anschließend unterschrieb die Mutter eine Erklärung, dass sie einer Tetanusimpfung nicht zustimme, so dass die Ärzte ihrerseits abgesichert waren. Dies kam auch ganz deutlich zum Ausdruck, denn nun klangen alle drei gar nicht mehr so „aggressiv": Der eine meinte, sein Vater wäre auch Homöopath gewesen, und die anderen beiden hatten anthroposophische Mediziner zum Vater! Anschließend wurde die Wunde fachgerecht genäht und der Mutter zur Auflage gemacht, sich alle zwei Tage mit ihrer Tochter wiedervorzustellen, um den Heilungsverlauf kontrollieren zu können. Auf meinen Rat hin erhielt Mirja zu Hause noch Ledum C30, einen Globulus im Munde zergehen zu lassen (das Hauptmittel bei Stichwunden; hier: Bisswunde, wie ausgestanzt).

Nach nur einer Woche (!) waren sich alle beteiligten Krankenschwestern und Ärzte des Krankenhauses darüber einig, dass sie noch nie eine Bisswunde so schnell und so gut haben verheilen sehen.[1]

Erst etwa 1¼ Jahre später habe ich Mirja wiedergesehen, als ihre Mutter wegen ihrer eigenen chronischen Behandlung in meiner Praxis vorbeischaute. Die verbliebene Narbe war mit bloßem Auge kaum noch zu erkennen; ein Außenstehender würde dort niemals eine ehemalige Bisswunde vermuten.

Jeglicher weitere Kommentar erübrigt sich nach Kenntnis der Gesamtzusammenhänge hinsichtlich Naturgesetzen, Gesundheit und Impfungen.[2]

---

1 Diese Aussage kann nicht hoch genug geschätzt werden, denn sie wurde von fachkundigen Ärzten (Chirurgen) und Klinikpersonal gemacht, die recht häufig mit der Versorgung von Bisswunden zu tun haben. Und Bisswunden zählen nun einmal zu denjenigen Wunden, welche normalerweise relativ schlecht heilen.

2 Nur eines wäre vielleicht noch herauszustellen: das Verhalten der drei jungen Ärzte. Ihnen schien es bei der empfohlenen Tetanusimpfung gar nicht primär um das Wohl des kleinen Mädchens zu gehen, sondern sie wollten lediglich eine Absicherung für sich selber gegenüber ihrem Primarius (Chefarzt). Und dies scheint in unserer heutigen Medizinwelt systemimmanent zu sein: Sobald es wirklich um das Übernehmen von persönlicher Verantwortung geht, lassen sich die Ärzte alles zuvor unterschreiben. – Bitte prüfen Sie dies einmal selbst nach!

4.6 Auswirkungen der Anti-D-Prophylaxe in der Schwangerschaft

Eine mehrfache junge Mutter liegt nach einem Notkaiserschnitt seit mehreren Tagen auf der Intensivstation, angeschlossen an diverse Schläuche und Geräte. Ihr geht es gar nicht gut, denn sie hat eine einseitige schwere Lungenentzündung vergesellschaftet mit einer ausgeprägten Rippenfellentzündung. Aus schulmedizinischer Sicht ist bei so einer Pleuropneumonie die Therapie der Wahl natürlich die Antibioselenkung. Und somit erhält die arme Frau seit fünf Tagen zwei Antibiotika gleichzeitig, per Infusion (Tropf), und diverse andere Medikamente obendrein, welche bei derartig schweren Krankheitsbildern im Rahmen einer intensivmedizinischen Betreuung üblich sind, zuzüglich denjenigen, welche sie aufgrund ihrer Entbindung per sectio und der gynäkologischen Nachsorge erhält. Doch trotz all dieser „hochkarätigen medizinischen Geschütze" verschlechtert sich ihr Zustand zusehends von Tag zu Tag.

Schon vor einigen Wochen gab es immer wieder rezidivierende Infekte im oberen Respirationstrakt mit Nebenhöhlenbeteiligung, die nicht richtig auskuriert wurden, da die junge Frau aufgrund der Arbeitsbelastung mit ihrem recht großen Haushalt und den anderen Kindern kaum dazu in der Lage war, „einen Gang zurückzuschalten", sich Zeit zu nehmen und einmal an sich selbst zu denken. In der Hektik des Alltags lief diese Schwangerschaft „nur so mit", ohne Auffälligkeiten. Aus gynäkologischer Sicht war der bisherige Verlauf eine „Bilderbuchschwangerschaft", wie ihr betreuender Arzt immer wieder versicherte. Da gab es zu keinem Zeitpunkt Beanstandungen oder irgendwelche medizinischen Maßnahmen bzw. Eingriffe. Und so kam es, dass sich die junge Frau während ihrer Schwangerschaft überhaupt nicht schonte und, wie gehabt, „full power" weitermachte.

In letzter Zeit war die Mutter von mehreren Kindern dann „extrem schlapp, müde und reizbar" und wollte am liebsten nur noch schlafen. Sie war einfach „fertig", wie man in Bayern häufig zu sagen pflegt. Dazu kam, dass sie nachts weniger gut schlafen konnte, morgens also nicht genügend ausgeruht und fit war, und damit kaum Zeit und die Möglichkeit zum Regenerieren hatte. Des weiteren empfand sie eine starke Verschleimung im Hals; das Sekret lief ihr buchstäblich den Rachen hinunter, sie müsse es dauernd schlucken. Ausspucken habe sie noch nie gekonnt. Und im Liegen war alles deutlich schlechter. Darüber hinaus litt sie unter Halskratzen; besonders das Schlucken tat ihr weh. Vor ein paar Tagen empfand sie dann plötzlich zu nächtlicher Stunde ein heftiges Stechen in ihrer rechten Lunge. Sie hatte sich wohl beim mehrstündigen Fensterputzen tags zuvor bei extrem winterlichen Temperaturen verkühlt. Bryonia D6 und Phosphorus LM6 brachten zeitweilig Erleichterung. Doch die Schlappheit blieb. Tags darauf gesellte sich dann noch ein Fieber von etwa 39,5 °C dazu, welches sie fortan strikt ans Bett fesselte. Das Fieber, im Grunde genommen ein gutes Symptom der Heilung, „gab ihr nun allerdings den Rest", denn die Frau war hochschwanger (35. SSW) und sowieso schon sehr geschwächt. So bereitete ihr das Liegen immer größere Probleme, da sie „nicht mehr gescheit atmen" konnte. Jeder Atemzug verursachte enorme Schmerzen. Und zum Aufrichten fehlte es an Kraft und Vitalität, denn sie war dermaßen erschöpft und dauerhaft müde. So war alles eine elende Qual; die junge Frau konnte keinerlei Ruhe und Erholung finden. Ein Teufelskreis, dem schlecht zu entrinnen war.

Aufgrund ihrer stark ausgeprägten Kurzatmigkeit hatte die Hochschwangere nun recht wenig Sauerstoff zur Verfügung, so dass mit der Zeit geringfügige vorzeitige Wehen einsetzten, da auch ihr noch Ungeborenes mit großer Wahrscheinlichkeit an leichtem Sauerstoffmangel zu leiden begann. Aus diesem Grunde und wegen der zunehmenden Lungenschmerzen beim Atmen wurde schließlich zu mitternächtlicher Stunde der Notarzt gerufen, der die Frau unverzüglich in eine Klinik einwies. Dort erhielt sie sofort hochdosierte Antibiotika und Partusisten, ein wehenhemmendes Mittel. Aufgrund der prekären Lage riet der Oberarzt zu einem Kaiserschnitt am nächsten Tag, da man danach die Pleuropneumonie besser therapieren könne und somit dem Kind nicht allzu viel schaden würde. Außerdem bestehe weiterhin die Gefahr, dass die Wehen jederzeit wieder einsetzten, so dass es zu einer vorzeitigen Spontangeburt kommen könnte, was jedoch ein unkalkulierbares Risiko für Mutter und Kind wäre. Aufgrund des enormen Schwächezustandes der Frau und der Minderbelüftung ihrer Lunge sei eine Geburt auf natürlichem Wege für beide äußerst lebensbedrohlich.

So willigte der Ehemann schließlich in eine Sectio ein und besprach alles mit seiner tapferen Frau. Man wollte sich nun zunächst vollständig der Intensivmedizin anvertrauen, in dem Glauben, nach erfolgreicher schulmedizinischer Behandlung einen etwaigen chronischen Schaden später wieder homöopathisch zu bereinigen. Das Risiko, in diesem Stadium weiter abzuwarten und darauf zu setzen, durch Akuthomöopathie alles zum Besten zu kehren, erschien allen Beteiligten zu groß. So könnte beispielsweise niemand voraussagen, welche Reaktionen im Falle einer Erstverschlimmerung wirklich auftreten würden; ob sich dann z. B. die Wehen mangels vorübergehendem verstärktem Sauerstoffmangel „aufschaukelten" und somit die Gefahr einer Spontangeburt noch größer wäre, als sie es ohnehin schon war, etc. pp.

Der Kaiserschnitt verlief komplikationslos und die Frau wurde von einem gesunden Buben entbunden. Nach dem Erwachen aus der Narkose wurde der Kleine sogleich auf ihren Bauch gelegt, so dass ein erster Kontakt gegeben war. Aber die Mutter konnte diesen Augenblick überhaupt nicht genießen, da sie noch viel zu viele Beschwerden hatte. Ihre Atmung war noch immer stark eingeschränkt und sehr schmerzhaft. Darüber hinaus hatte man auch einen Aszites (Bauchwassersucht) festgestellt, und es sei auch etwas Eiweiß im Urin gewesen. Eine Gestose wurde jedoch ausdrücklich ausgeschlossen, obwohl die Frau seit Tagen relativ ausgeprägte Ödeme in den Beinen hatte. Unter Absprache mit dem Oberarzt erhielt sie nun Nux vomica LM18 und Staphisagria LM18 als homöopathische Sectio-Nachsorge, was ihr auch sichtlich guttat. Nur in die intensivmedizinische Behandlung wollten wir nicht weiter eingreifen, da wir alle davon ausgingen, in ein paar Tagen sei alles viel besser.

Doch es kam alles ganz anders. Das CT des Thorax (Computertomogramm des Brustraumes), welches zwei Tage nach dem Kaiserschnitt angefertigt wurde, ergab einen „riesigen Pleuraerguss" (Rippenfellerguss), der die Lunge dermaßen komprimierte, dass sie für die Sauerstoffaufnahme fast vollständig ausfiel. Man riet zu einer Punktion, um die Flüssigkeit abzuziehen, dann könne die junge Mutter wieder freier und besser atmen. So wurde der Pleuraerguss am nächsten Tag punktiert. Es konnte jedoch nur wenig Flüssigkeit entzogen werden, so dass sich der ganze Aufwand buchstäblich nicht gelohnt hatte. Nun fuhr man das „nächste intensivmedizinische Geschütz" auf, die Saugdrainage. Diese sollte die verbliebene Menge an Erguss zutage befördern. In der Hoffnung, dass damit alles erledigt sei, willigten die Frau und ihr Mann ein. Jene wurde dann unter immensen Schmerzen – die junge Frau „schrie die ganze Intensivstation förmlich zusammen" – mit einem sehr großkalibrigen Schlauch durchgeführt, welcher für mehrere Tage angeschlossen blieb. Aber auch bei diesem Eingriff war das Resultat eher bescheiden; es kam nur sehr wenig Flüssigkeit. Und der Erguss nahm immer mehr zu.

So wurde der Mann am nächsten Tag von seiner leidenden Frau mit den verzweifelten Worten empfangen: „Die wollen mich nun operieren." Sie war völlig „aufgelöst" und kaum mehr zu beruhigen, da sie keinen Ausweg aus ihrer Misere sah. Auch ihren Sohn hatte sie bis dahin kein weiteres Mal mehr gesehen, dazu war sie viel zu geschwächt und hatte auch zu viele Schmerzen. Ein richtiges Häufchen Elend. Der Oberarzt erklärte dann ihrem Ehemann, hierbei würde es sich „wohl" um eine Ergusskammerung mit Verschwartungen (Fibrin) handeln, d. h. der Erguss bestünde quasi aus mehreren Teilergüssen, welche allesamt durch verschwartete Septen (Scheidewände) getrennt wären. Diese könnten operativ gelöst werden, so dass die Saugdrainage dann Erfolg hätte. Von einem weiteren Abwarten würde er in jedem Fall abraten, da die akute Gefahr bestünde, dass sich die Verschwartungen weiter ausprägten und so der gesamte Erguss zu einer kompakten Masse werden würde.

Dies war also das Szenario, wo es die beiden nun doch mit der Homöopathie versuchen wollten. Sie waren nicht weiter bereit, „Versuchskaninchen" zu sein, wie die junge Frau dies hoffnungslos formulierte, denn die Sache mit der Ergusskammerung war auch nur eine Vermutung und Theorie, zugegebenermaßen eine sehr plausible. Aber eine wirklich genaue Diagnose konnte keiner stellen. Im Gegenteil, wir hatten den Eindruck, dass man ein

Auswirkungen der Anti-D-Prophylaxe in der Schwangerschaft

ComRep V9.5

Nr.	Symptome
1	allgemeines - wassersucht - äußerlich
2	allgemeines - wassersucht - innerlich
3	**hautausschl./a - unterdrückt**
4	**brust - entzündung - lungen**
5	**brust - entzündung - lungen - verschleppte lungenentzündung**
6	**brust - entzündung - lungen - pleuropneumonie**
7	**brust - entzündung - rippenfell**
8	**brust - entzündung - rippenfell - verschleppte pleuritis**
9	brust - lungen - ödem
10	brust - wassersucht
11	extremit. - schwellung - wassersüchtig
12	atmung - atemnot - liegen, im
13	abdomen - peritoneum, ascites
14	urin - beimengungen - eiweiß

Methode: Wertigkeit

Nr.	Arzneimittel	Neg	Wert	Symptome: 1 2 3 4 5 6 7 8 9 1 0 1 2 3 4 5 6 7 8 9 2 0 1 2 3 4 5 6 7 8 9	
1	ars	2	34	3 3 2 3 . . 2 3 3 3 3 3 3 3	
2	sulf	0	33	2 3 3 3 3 2 3 3 1 2 2 2 2 2	*<chronisch>*
3	apis	4	27	3 3 . 2 . . 2 . 2 3 3 3 3 3	
4	lyc	2	27	2 1 2 3 3 . . 1 2 3 2 2 3 3	
5	bry	5	22	2 2 3 3 . 3 3 . . 3 1 . 2 .	*<akut>*
6	dig	4	22	3 3 . 2 . . 2 . 2 2 2 2 2 2	
7	chin	3	21	3 3 . 2 . 2 1 1 . 1 2 2 2 2	
8	kali-c	3	21	2 2 1 2 . . 2 . 1 3 1 3 2 2	
9	phos	3	21	1 1 1 3 2 3 2 . 2 . . 2 2 2	
10	ant-t	5	20	2 2 . 3 . 3 1 . 3 2 . 2 . 2	*<akut>*
11	dulc	4	20	2 2 3 1 . 2 2 . . 2 2 . 2 2	
12	merc	4	20	2 2 1 3 . . 2 . . 2 2 2 2 2	
13	seneg	4	20	2 2 . 3 . 2 3 2 1 2 1 2 . .	
14	calc	3	19	2 2 1 2 . 2 2 2 . 1 . 1 2 2	
15	carb-v	5	19	. 1 2 3 . . 2 2 2 2 . 3 . 2	

Erläuterung: *Wertigkeit der Arzneimittel:* *1 bis 3*
Wert: *Gesamtwertigkeit*
Neg: *negative Trefferanzahl*

wenig ratlos war, ja regelrecht im dunkeln tappte und kein richtiges Konzept hatte. Es gab keine Linie oder roten Faden in der ganzen Therapie. Und hinsichtlich einer Prognose wollte niemand etwas sagen, nicht einmal der Oberarzt. So entschlossen sich die beiden, die Thorakoskopie zur Ausräumung der Septen abzusagen und zunächst weiterhin abwarten zu wollen. Was sie dem Klinikpersonal allerdings nicht mitteilten, war, dass sie nun eine homöopathische Behandlung einleiten würden. Es war also kein Zuwarten, indem man die Hände einfach in den Schoß legte und nur hoffte, sondern es handelte sich um eine heimliche Therapie in die intensivmedizinische Betreuung hinein.

Wie man der Repertorisation unschwer entnehmen kann, wird dieser Fall zunächst einmal durch einen *verschleppten Krankheitsprozess* charakterisiert. Darauf aufgepfropft gibt es dann noch die *Unterdrückung* durch die intensivmedizinische Behandlung, so dass es erst dadurch zu den Verschwartungen des Pleuraergusses kommen konnte. Erguss sowie Entzündung schlechthin sind, strenggenommen, Heilungssymptome in der vagotonen Heilungsphase! Nur eben sehr ausgeprägte, beschwerliche und nicht gerade ungefährliche. Zieht man zu viel Flüssigkeit ab oder „bekämpft" man die natürlichen Heilreaktionen einer Pneumonie oder einer Pleuritis (Lungenentzündung oder Rippenfellentzündung), so torpediert man die biologisch-natürlichen Abläufe, so dass Komplikationen zwangsläufig vorprogrammiert sind, was sich hier als Ergusskammerung und Verschwartung manifestierte. Aus diesem Grunde war der potenzierte Schwefel, Sulfur LM18, das chronische Mittel der Wahl; zunächst täglich nur einen einzigen Topfen auf einem Teelöffel voll Wasser, zuvor das Fläschchen zehnmal schütteln. Sulfur trifft sowohl die Idee der Geschichte und die Leitsymptome als auch die Gesamtsymptomatik des Falles am besten. Als Akutunterstützung, sozusagen zur Dämpfung der täglichen Beschwerdespitzen, waren Bryonia D6, etwa dreimal täglich fünf Globuli, und Antimonium tartaricum D6, Einnahme wie bei Bryonia, gedacht. Diese beiden Mittel sollten bei Bedarf eingenommen werden, wenn sie denn zwischendurch Erleichterung verschafften.

Schon am nächsten Tag gab es die ersten erfreulichen Reaktionen. Die Patientin reagierte, trotz hochdosierter zweifacher Antibiotikumgaben, mit Fieber! Und im Röntgenbild, das an diesem Tage erstellt wurde, war der Erguss leicht vergrößert. Dies getrauten wir uns ganz vorsichtig als *homöopathische Erstverschlimmerung*[1] zu werten, was sich im Nachhinein dann

---

[1] siehe Anhang A.4 *„Einige Begriffserläuterungen"*

auch bestätigt hat, denn bereits drei Tage nach der ersten Sulfureinnahme war der Erguss rückläufig! Das gab uns die Zuversicht, die bis dato noch liegende Saugdrainage zum Entsetzen des gesamten Intensivstationpersonals ziehen zu lassen. Alle beschworen nun die junge Frau und ihren Ehemann, dies nicht zu tun, denn bei Vergrößerung des Ergusses bestehe die akute Gefahr einer Kompression der Vena cava, der großen Hohlvene, und damit die Gefahr eines Verlustes von Vitalfunktionen. Der Erguss drücke nämlich bereits die rechte Lunge gegen das Mediastinum (Mittelfellraum; Raum zwischen den beiden Brustfellhöhlen bzw. Lungen). Doch der Entschluss der beiden stand fest, und das Vertrauen in die Homöopathie war groß, denn sie wussten ja, dass sie nicht „nichts taten" und dass sich seit der Sulfurgabe schon sehr viel bewegt hatte. So konnte die geplagte Frau an diesem dritten Tag schon das erste Mal für etwa zwei Stunden wieder auf einem Stuhl sitzen! Und sie hatte sich auch ihre Haare waschen lassen und föhnte sie nun selber! Das stimmte sie sehr zuversichtlich, und darüber waren alle beide sehr glücklich.

Doch nun stellte sich ein hartnäckiger Durchfall ein, den es – laut Schulmedizin – sofort zu bekämpfen gab. Darüber hinaus stieg das Fieber, besonders nachts, auf sehr hohe Werte (über 39,1 °C), was – gemäß den behandelnden Ärzten – auch nicht hingenommen werden durfte. Homöopathisch beurteilt, sind diese Reaktionen allesamt hoch erfreulich. Der Durchfall signalisiert eine forcierte Toxinausscheidung, die keinesfalls unterbunden werden durfte. Und somit warf die tapfere Frau die „Durchfallkapseln", welche sie zur Behandlung ihrer Diarrhoe erhalten hatte, einfach weg bzw. sie gab sie ihrem Mann zur Entsorgung mit. Das Fieber zeigte an, dass die echten Selbstheilungskräfte wieder zum Erwachen gekommen sind und die Lebenskraft nun wieder funktionstüchtig wurde. Fieber ist ein Phänomen der vagotonen Heilungsphase und für eine echte Ausheilung ohne Komplikaltionen lebensnotwendig. Aus diesem Grunde „pfuschte" die Patientin ein wenig und gab bei der Fiebermessung stets falsche (niedrigere) Werte weiter. Die wahren vertraute sie ausschließlich ihrem Ehemann und Homöotherapeuten an. Nur die profusen Nachtschweiße, auch eine erfreuliche Ausscheidungskrise, ließen sich schwerlich vertuschen. Bisweilen musste sie nachts bis zu dreimal das Bettzeug wechseln lassen! Tagsüber ging es ihr aber sichtlich besser; der Appetit kam zurück, sogar nachts verlangte sie zu essen. Und auch die Atmung machte erfreuliche Fortschritte, so dass auf die „Sauerstoffschläuche" wegen der ursprünglichen Minderbelüftung des rechten Lungenflügels schon bald verzichtet werden konnte. Darüber hinaus reduzierten die Ärzte nun auch die Antibiotika auf nur eines, worüber wir sehr froh waren. – Parallel dazu verringerten auch wir die tägliche Sulfurgabe auf alle zwei Tage. – Trotzdem passte dies alles bei den Ärzten nicht recht zusammen, denn die Nachtschweiße standen in keinem Verhältnis zu den angegebenen Temperaturen, und so rätselte man zu Recht herum, wieso dem so sei.

Etwa fünf Tage nach Sulfurbeginn bekam die langsam, aber stetig genesende Frau noch einmal regelrechte Panik, da die Ärzte eine ungute Stimmung verbreiteten, denn „ihre Blutwerte seien nicht so gut". Uns war dies klar, denn das hohe Fieber bestand ja immer noch (um die 40 °C!), ohne dass dies die Ärzte wussten. Also gab es aus unserer Sicht keinen Grund zur Aufregung, denn die Blutwerte waren eigentlich passend; es bestand ja noch ein hochentzündlicher Prozess im Körper! Zur Beruhigung erhielt die Patientin ein paar Tropfen Aconitum LM6, nach Bedarf einzunehmen, einerseits wegen der Panik, andererseits hat Aconit aber auch einen großen Bezug zu Pleuritis und Pneumonie. Es tat ihr auch sichtlich gut; ganz besonders auch hinsichtlich des leichteren Durchatmens. Mit Sulfur setzten wir zwischenzeitlich für eine Gabe aus, um die Geschwindigkeit des Heilungsprozesses ein wenig drosseln, d.h. im Klartext, um die Heilungsreaktionen etwas dezenter ausfallen zu lassen, damit von Seiten der Ärzte wieder „mehr Ruhe in die Sache" kommt.

Am siebten Tag nach der ersten Sulfureinnahme wurde die Patientin zu unserer größten Freude auf die gynäkologische Station verlegt, hin zu ihrem Kind. Das Atmen klappte schon recht gut, von Erguss war keine Rede mehr, und die Kräfte kehrten allmählich zurück; jedenfalls konnte sie schon zu Fuß ganz alleine auf die Toilette gehen, allerdings noch sehr schleichend und wackelig, was sich für sie ausnahm wie eine größere anstrengende Reise. Nach jeder Sulfurgabe bekam sie nun zunächst etwas mehr Atemnot, die sich im Laufe des Tages wieder verlor. Und Aconit tat ihr so gut, dass wir es noch für eine Weile als Akutmittel in der LM18-Potenz folgen ließen.

Etwa zwei Monate später wechselten wir zu Silicea LM18 als chronischem Mittel, speziell zur Nachsorge ihrer Lunge. Hinweise auf dieses Mittel waren z.B. ihre Empfindlichkeit am Kopf gegen Kälte den ganzen Winter hindurch, ihre Fußsohlen, welche sich großflächig schälten, ihre „fibröse" Lunge (aus derbem Bindegewebe bestehend), denn Silicea löst ja bekanntlich Narbengewebe auf, und einiges mehr. Auch der Hinweis in der Arzneimittellehre von William Boericke „langsame Erholung nach Pneumonie" sprach für Silicea. Die Patientin war zu diesem Zeitpunkt schon lange wieder zu Hause und machte immer bessere Fortschritte. Es dauerte allerdings noch eine ganze Weile, bis sie wieder einigermaßen belastungsfähig war und zu alten Kräften zurückfand.

Wer weiß, wie dieser Fall ohne die Homöopathie ausgegangen wäre?

Eine Operation im Lungenbereich, ... man darf gar nicht daran denken! Wir waren auf jeden Fall sehr zufrieden und die Patientin überglücklich. Im Nachhinein betrachtet, hätten wir schon die Saugdrainage ablehnen sollen, denn schon zu diesem Zeitpunkt wollten wir ursprünglich mit Sulfur beginnen, glaubten jedoch noch an einen schnelleren Erfolg durch die schulmedizinische Intensivbehandlung.

Abschließend nun noch ein paar Worte zu dem Frühchen, welches – strenggenommen – eigentlich gar kein „echtes" Frühchen im klassischen Sinne war, denn es kam ja nicht aufgrund von gynäkologischen Komplikationen auf die Welt. Der kleine Bub verbrachte seine ersten Lebenstage in einem Wärmebettchen auf der neonatologischen Station. Die Ärzte wollten auch ihm gleich Antibiotika angedeihen lassen, da ja die Mutter eine Lungenentzündung samt Pleuritis hatte, woran sich der kleine u. U. angesteckt haben könnte. Es gab jedoch zu keinem Zeitpunkt dahingehende Symptome! So lehnte der verantwortungsbewusste Vater „dankend" ab. Im Grunde genommen lehnte er jegliche Therapie und Eingriffe ab, vom Guthrie-Test angefangen, über Antibiotika bis hin zu Vitamin K und Vitamin D. Auf der pädiatrischen Station wurde er als der „große Ablehner" bekannt und für die Ärzteschaft recht unbequem. Deshalb kam es einmal zu einer ernsthaften Unterredung mit dem Oberarzt der neonatologischen Abteilung. So war es für ihn eine reine Gratwanderung, dass man ihn nicht samt seinem Kinde der Klinik verwies. Nur aus diesem Grunde willigte er ein, bei seinem Sohn wenigstens einen venösen Zugang zur Kontrolle von Blutwerten legen zu lassen. – Eine anfangs auftretende Lebervergrößerung und Neugeborenengelbsucht, Querfalten auf der Stirn sowie eine zeitweilig beschleunigte Atmung und „Knistergeräusche" in den Lungen haben wir dann erfolgreich mit Lycopodium LM12 behandeln können. Bis heute hat dieser Bub keinerlei schulmedizinische Medikamente, Impfungen oder sonstiges „gesehen" und entwickelt sich prächtig. Auch an sogenannten U-Untersuchungen wurden nur diejenigen während des damaligen Klinikaufenthaltes vorgenommen.

Erst etwa zwölf Jahre später – als ich aufgrund der Vielzahl von homöopathischen Schwangerschafts- und Kleinkindanamnesen und langjährigen Nachbeobachtungen immer mehr *Zusammenhänge und Auswirkungen* der *Anti-D-Prophylaxe bei Rh-negativen*[1] *Schwangeren und deren Kindern* beobachten konnte – erhärtete sich zunehmend meine anfangs noch recht leise

---

1 Rhesus-Faktor (Symbol: „Rh"): eine erbliche Blutgruppeneigenschaft; siehe auch Kapitel 1.22

geäußerte Vermutung, dass die eigentliche Ursache für dieses unschöne Ende der Schwangerschaft die „Rhesogam-Spritze“[1] war, deren Nebenwirkungen wie die von Impfungen sein können, und welche die junge Mutter fast mit ihrem Leben bezahlen musste. So hat sie auch während dieser Schwangerschaft – wie bei allen vorherigen – diese Prophylaxe routinemäßig erhalten, denn sie war Rh-negativ, ihr Mann jedoch Rh-positiv. Nach dem nun leider nicht mehr zu vermeidenden Notkaiserschnitt und der nachfolgenden langsamen Rekonvaleszenz (über Monate hinweg!) von der Pleuropneumonie samt den intensivmedizinischen Eingriffen stellten sich bei ihr mit der Zeit jahrelang anhaltende, blutige Durchfälle mit teilweise heftigen Bauchkrämpfen ein. Verdacht auf Colitis ulcerosa, einer – laut Schulmedizin – unheilbaren chronischen Darmerkrankung, was ein typisches Zeichen einer Impfschädigung ist und damit ein weiterer deutlicher Hinweis, dass sich die Anti-D-Prophylaxe wie eine echte Impfung verhält. – Im übrigen sind die Mittel der Anti-D-Prophylaxe (wie z.B. Rhesogam, Partobulin etc.) in der Roten Liste unter „Sera, Immunglobuline und Impfstoffe“ zu finden! Deutlicher geht es nun wirklich nicht.

[1] Eines der bekanntesten Anti-D-Immunglobulin-Injektionspräparate ist das Rhesogam, weshalb diese Prophylaxe im Volksmund auch häufig „Rhesogam-Spritze“ genannt wird.

Epilog

Wie kaum ein anderer in unserer Gesellschaft hat der Homöopath – sofern er chronisch zu therapieren versteht – einen sehr tiefen Einblick in unsere Gesellschaft. Dies liegt vor allem daran, dass die Homöopathie eine streng individuelle Therapie darstellt und die Anamnesen nicht nur den Status praesens betreffen, sondern auch das ganze bisherige Leben mit allen Höhen und Tiefen beleuchten. So kommen auch äußerst persönliche, interne und intime Dinge, mit denen sich der einzelne bislang noch keinem anvertraut hat, zur Sprache, denn gerade diese Zusammenhänge können der Schlüssel zur richtigen Abfolge von heilenden homöopathischen Arzneimitteln sein. Darüber hinaus – und das gibt es weltweit in keiner anderen Therapieform – ist für eine fundierte homöopathische chronische Behandlung die familiäre Belastung des Patienten – die sog. *miasmatische Prädisposition* – von größtem Interesse – bis hin zum Groß- oder Urgroßvater. Es wird also eine ausführliche Familienanamnese erhoben, um die eigentliche *Idee der zu behandelnden Beschwerden und Krankheiten* erkennen zu können, denn *jedes krankhafte Geschehen hat seine ihm eigene innere Logik. – Und eine immer öfter vorkommende Idee in unserer heutigen Zeit ist auf das Impfprogramm für Kinder zurückzuführen.*

Langjährige Beobachtung und Erfahrung bestätigen immer wieder, dass die Menschen *von Generation zu Generation zunehmend kränker werden.* Denken wir heutzutage nur an die vielen Kinder mit Neurodermitis, spastischer Bronchitis, Asthma, Heuschnupfen[1], Tierhaarallergien, dauernden Mittelohrentzündungen, Legasthenie, Hyperaktivität, Aggressivität und Gewalttätigkeit oder körperlichen und geistigen Behinderungen! Später – in der Pubertät – gesellen sich dann in zunehmendem Maße Probleme mit der Reproduktionsfähigkeit dazu (Menstruationsbeschwerden, Tubenverklebungen, Eierstockentzündungen, genitale Pilzinfektionen, Eileiterschwangerschaften, Fehl- und Frühgeburten) bis hin zu absoluter Sterilität. Das alles hat es in diesem Ausmaß in der letzten – geschweige denn – in der vorletzten Generation noch nicht gegeben! *Die Menschheit steuert, wenn sie*

---

1 Hahnemann gehörte zu den bestorientiertesten Ärzten seiner medizinischen Epoche. Dennoch werden in seinen Schriften Heuschnupfen oder ähnliche Symptome nirgends erwähnt! Auch in seinen späteren Schriften steht kein Wort über allergische Erkrankungen. Die ersten Berichte kamen aus England, und zwar nicht aus den ländlichen und bäuerlichen Regionen, dort, wo die meisten Pollen fliegen, sondern aus den Städten, besonders von den privilegierten Schichten, dort, wo man sich die Impfungen leisten konnte, bzw. treffender ausgedrückt, dort, wo geimpft wurde.

so weitermacht, der allergrößten biologischen Katastrophe zielstrebig entgegen, nämlich der Gefahr, sich selbst der Fortpflanzungsfähigkeit zu berauben! Was dies bedeutet, brauchen wir nicht näher zu erläutern.

Und wiederum muss ein Großteil dieser Schäden den derzeit so viel gepriesenen Impfungen angelastet werden!

Seien wir uns dessen bewusst: *Es geht längst nicht mehr um den einzelnen Menschen!* Es geht um uns alle hier auf dieser Welt; ja, es wird schon bald *um die gesamte Menschheit* gehen. Wir alle steuern auf eine globale Katastrophe zu, wenn wir nicht mit unserem kostbarsten Gut Gesundheit eigenverantwortlich umzugehen lernen. Zwar handelt es sich hierbei um einen schleichend fortschreitenden Prozess, doch – steter Tropfen höhlt den Stein. *Jede weitere Generation wird noch belasteter sein als ihre vorhergehende (Heredität der Miasmen und wiederholt zusätzlich aufgepfropfte Vaccinosen durch Impfungen).* „Es genügt (also) nicht, sich um das flüchtige Leben des einzelnen zu kümmern; wichtiger ist es, sich des ganzen Menschengeschlechtes anzunehmen." (Higinio G. Perez, Mexico)

Wie oben diskutiert, liegt dem Konzept der Impfungen eine völlig falsche Vorstellung darüber zugrunde, *wie* unser Immunsystem arbeitet. Spätestens seit der Entdeckung oben dargestellter biologischer Naturgesetzmäßigkeiten ist dieses Gedankengebäude als rein theoretische Konzeption entlarvt. *Impfungen sind eine grobe Missachtung*

- der Zweiphasigkeit der Erkrankungen
- des ontogenetisch bedingten Systems der Mikroben
- der miasmatischen Zusammenhänge der chronischen Erkrankungen.

Naturgesetze *sind!* Man kann keine Kompromisse mit ihnen schließen. – Entweder man ist schwanger oder nicht. „Ein bisschen schwanger" gibt es nicht.

Das Training des Immunsystems, wie man sich dies bislang vorstellte, gibt es nicht! Somit sind Begriffe wie „Impfschutz", „Immunität durch Impfungen", „Schutzimpfungen" oder „durch langjährige Tierversuche erprobt" *widersinnig* und nicht aussagekräftig. Demnach macht es auch keinen Sinn, ein bislang begonnenes Impfprogramm (z. B. Impfung gegen Polio) zu Ende zu bringen, da sich überhaupt kein echter Schutz aufbauen kann. Es ist also in jedem Fall dringend zu empfehlen, keine weiteren Impfungen vornehmen zu lassen – auch wenn beispielsweise bislang erst zweimal geimpft wurde –, denn gerade die nächste Impfung könnte zu erheblichen Schwierigkeiten führen.

Impfungen verändern das Erbgut! In der renommierten kanadischen Zeitung „The Medical Post" vom 20. Dez. 1994 ist zu lesen: „Die ärztlichen Behörden lügen immerfort. Impfungen sind eine *Katastrophe für das Im-*

munsystem gewesen. Sie verursachen in Wahrheit viele Krankheiten. *Wir ändern in Wirklichkeit unser Erbgut durch Impfungen.* Von heute ab in zehn Jahren werden wir wissen, dass das größte Verbrechen gegen die Menschheit Impfungen gewesen sind." Unterstrichen wird diese kühne Behauptung durch die Veröffentlichung des Ergebnisses der letzten Forschungsreihe am Institut für medizinische Genetik und Virologie der Universität Köln (Medical Sciences 2/1997), dass *Viren Gen-Veränderungen bewirken.* Bisherige Hypothesen (u. a. auch zu sog. Erbkrankheiten sowie zur Impfproblematik) seien in den Auswirkungen und Folgen erheblich in Frage gestellt. – Folglich scheint auch das Zitat aus der „ZeitenSchrift" *„Impfungen tragen zur Manipulation des Menschen bei."* wohl doch nicht allzu weit hergeholt zu sein.

Bei Kenntnis dieser Zusammenhänge und einem bisschen gesundem Menschenverstand kann man aus der homöopathischen Praxis heraus immer wieder Phänomene unserer heutigen Welt in einem ganz neuen Licht sehen. So durfte ich unlängst Impfpässe von Deutschen studieren, die während ihrer Jugend in Teheran (Iran) aufgewachsen sind. Summa summarum gab es da bis etwa zum 14. Lebensjahr sage und schreibe sechs Pocken- und zwölf Polioimpfungen zuzüglich diversen anderen – alles in allem 45 Impfungen(!) – (und im Gefolge davon logischerweise auch eine handfeste Meningitis, also Hirnhautentzündung)! – Kann man da überhaupt noch annähernd gesund sein? – Unterstellen wir einmal, dass diese „Impfwut" bei den Einheimischen dieser Region sowie bei den Bürgern der Anrainerstaaten ähnlich gehandhabt wird, kommen wir zu dem zwingenden Schluss, dass die Miasmen dort sehr tief verwurzelt sein müssen und viele chronisch Kranke geradezu „gezüchtet" werden. Und wenn man weiterhin bedenkt, dass die Gemütssymptome der Sykosis mit Exzess, Fanatismus, Übersteigerung in jeder Form, Depressionen, panischen Ängsten, Manie und anderen psychotischen Zuständen[1] zu tun haben können, so wird man leicht verstehen, warum diese Region niemals zur Ruhe kommen kann und ein ständiges Pulverfass sein muss. Verbrechen, Krieg und Terror haben viel mit dem destruktiven Zusammenwirken der Miasmen zu tun, insbesondere mit dem Zusammentreffen der Sykosis (u. U. verschärft und/oder ausgelöst durch Impfungen) auf ein tuberkulinisches Terrain! – Auch die vielen Schicksale in unseren Vollzugsanstalten und Psychiatrien sind meist Opfer des Systems.

Dieses Buch ist aus der Praxis heraus entstanden. Was meine Person betrifft, so kann ich nicht wider besseres Wissen und Gewissen handeln,

---

1 Ausführliche Fallbeispiele zu dieser Thematik siehe mein Buch *„Sanfte Medizin – Die Heilkunst des Wassermannzeitalters"*.

wider meine persönlichen Erfahrungen[1]. Aus diesem Grunde sind meine eigenen Kinder nicht geimpft. Ansonsten trete ich für eine objektive, sachlich fundierte Aufklärung sowie für eine *natürliche* Lebensweise ein. Kein Arzt oder Heilpraktiker nimmt einem die Verantwortung ab, auch dann nicht, wenn es teilweise so scheint oder suggeriert wird! Nur die Eltern allein sind Entscheidungsträger! Sie sollten *sich der Verantwortung stellen* und *frei entscheiden*, jedoch erst dann, *wenn sie sich eingehend mit dem Pro und Contra der Impfungen befasst haben.* (Und diese Entscheidung ist dann zu respektieren!) Sie sollten sich dabei auch der Tatsache bewusst sein, dass es nicht nur um die Gesundheit ihrer eigenen Kinder geht, sondern dass jeder ein Stück Verantwortung für die Gesellschaft und den Fortbestand der gesamten Menschheit trägt.

Lassen Sie mich deshalb empfehlen, dieses kleine Werk mehrmals zu lesen (studieren) und – vor allem – mit Stift; d. h., lesen Sie dieses Buch und unterlegen Sie die für Sie wichtigen Passagen und Zusammenhänge mit einem Textmarker, so dass Sie später die relevanten Stellen ohne Mühe wiederauffinden können. – Und glauben Sie nicht alles ungeprüft! *Die Naturgesetzmäßigkeiten und dargestellten Zusammenhänge lassen sich überall verifizieren.* Dazu genügt *gesunder Menschenverstand* (nicht etwa ein Medizinstudium). Beobachten Sie hierzu genau Ihre Umgebung[2]. Es ist

---

1 Ich verstehe mich *nicht* als Impfgegner! – Wer die kosmischen Gesetze kennt, weiß, dass *jeder Gedanke den Drang hat, sich zu manifestieren!* Folglich lohnt es sich nicht, gegen etwas zu sein (Das würde genau das Gegenteil dessen bewirken, was man eigentlich erreichen möchte; denn wenn wir unsere Aufmerksamkeit ständig auf das Bekämpfen von Problemen richten, werden diese weiter genährt!), sondern *für* etwas. *Für eine positive Sache!* Dadurch wird die Energie positiv verstärkt, so dass sich mit der Zeit viel verändern wird! Also nie gegen etwas kämpfen! Das zöge unweigerlich das Negative nach sich! Bezogen auf die Impfthematik: *Sachliche Aufklärung!* Wenn die Zusammenhänge verstanden werden, wird kein Mensch etwas Schädliches für sein Kind wollen. Somit werden die Impfungen von selbst verschwinden, da damit kein Geld mehr zu verdienen ist.

2 Beispielsweise lassen sich die Kinder Ihrer Verwandtschaft bzw. Bekanntschaft oder in Ihrer Still- oder Krabbelgruppe gut beobachten. Bei den meisten beginnen die Unpässlichkeiten wie Infektneigung, Mittelohrentzündungen, Mandelentzündungen, spastische Bronchitis, Pseudokrupp, gestörter Schlafrhythmus, Unzufriedenheit, Aggressivität, Ablehnung, fehlendes Lächeln und/oder fehlender Blickkontakt etc. i. d. R. etwa um den 3. bis 4. Lebensmonat, sofern nicht die ererbten Miasmen schon vorher sehr ausgeprägt vorhanden waren und dem Kind sowieso zu schaffen gemacht haben. Kinder, die anfangs völlig zufrieden und „pflegeleicht" waren! – Dies fällt in etwa mit dem Zeitpunkt zusammen, an dem die Impfungen laut Impfkalender beginnen! Hinterfragen Sie diese Zusammenhänge immer und immer wieder; und beobachten Sie den Unterschied zu den ungeimpften Kindern! Bereits hier kann man vieles studieren und lernen.

wichtig, dass Sie alles *verstehen* und *Zusammenhänge erkennen*. (Ihr Glaube ist nicht gefragt!) Dies ist gar nicht so einfach, denn wir alle sind über Jahrzehnte hinweg – ja sogar über Generationen – falsch konditioniert worden! Es braucht also gewiss seine Zeit, bis man sich der alten Konditionierungen entledigt hat und all die neuen Gedankengänge in Fleisch und Blut übergegangen sind. Erst dann werden Sie wahrscheinlich ähnlich reagieren können wie eine junge Mutter in ihrer Krabbelgruppe (gegen die allgemeine Haltung, sich nicht zu trauen, nicht zu impfen): „Ich würde mich nicht trauen, mich und mein Kind gegen irgend etwas impfen zu lassen!"

Helfen Sie mit, diese Zusammenhänge publik zu machen. Nur so haben wir eine Chance, etwas bewegen zu können.

Zu guter Letzt sei noch ein Zitat von Dr. Jacques Kalmar angeführt, welches auf den ersten Blick recht ketzerisch klingt, aufgrund der dargestellten Zusammenhänge jedoch in einem ganz anderen Licht erscheint:

Wenn wir die Zusammenhänge um Gesundheit und schließlich Impfungen studiert haben, „bedarf es des Gemüts eines Kamikazefliegers, um sich selbst impfen zu lassen. Um jedoch sein eigenes Kind impfen zu lassen, muss man bereits die dunklen Abgründe der Gewissenlosigkeit erreicht haben. Jede Impfung ist, wissenschaftlich gesehen, ein Skandal."

Anhang

A.1 Impfreaktionen und -schäden (Beispiele)

Impfungen – so bestätigt die Homöopathische Praxis immer wieder – *miasmatisieren*; d.h. sie sind in der Lage, die miasmatische Prädisposition, welche der einzelne geerbt hat, zu aktivieren und/oder auch völlig neue – bislang noch nicht vorhandene – Miasmen zu setzen. Zumeist handelt es sich dabei um die Sykotisierung breiter Bevölkerungsschichten, worauf schon *Professor John Henry Allen* vor ca. 100 Jahren (!) aufmerksam gemacht hat: „Impfung macht die ganze Rasse sykotisch … und ist besonders gefährlich für Kinder und ganz besonders für das tuberkulinische Kind." Und zwar deswegen, weil durch die zusätzliche Sykotisierung zwei *sehr destruktive Miasmen* im kindlichen Organismus zusammenkommen: die Sykosis und die Tuberkulinie, ein eigenständiges hereditäres Miasma, welches aus aktiver Psora und latenter Syphilis (im homöopathischen Sinne, wohlgemerkt) besteht.[1]

Insgesamt also eine *Kombination*, die *fast alle Miasmen* beinhaltet und die *verheerende Wirkungen* haben kann! – Kurz: *Impfen macht chronisch krank.*

Nicht die sogenannten *Antigene*[2], sondern das artfremde Eiweiß, das Quecksilber (Nervengift!) und die vielen Zusatzstoffe (wie z.B. Formaldehyd, Aluminiumphosphat, Azeton [Lösungsmittel], Phenol [ätzend, äußerst giftig] und vieles mehr, neuerdings sogar auch Nano-Partikel) machen die Impfcocktails für unseren Organismus so gefährlich!

Nachfolgend eine Aufstellung von Impffolgen und Impfschäden aus der homöopathischen Praxis. Die Einteilung in *„leichtere"*, *schwere* und *schwerste Störungen* ist willkürlich und orientiert sich an der *verbleibenden Lebensqualität* des einzelnen. Sie resultiert aus den Fällen in der Homöopathischen Praxis heraus. Selbstverständlich sind die Grenzen fließend; im Einzelfall können die Krankheitsbilder auch mehr oder weniger stark ausgeprägt sein, so dass sie dann, je nach Schweregrad, teilweise anders klassifiziert werden müssten.

---

1 siehe auch Anhang A.4 *„Einige Begriffserläuterungen"*

2 *Antigen: Anti*somato*gene* oder engl. für *Anti*body *gen*erating; körperfremde Substanzen, die die Befähigung besitzen, das Immunsystem zu einer Abwehrreaktion (Produktion von Antikörpern) anzuregen. Oder – bzgl. der Impfstoffe vereinfachend ausgedrückt: deren eigentliche Wirkkomponente gegen spezifische Krankheiten (lt. schulmedizinischem Verständnis).

1. „Leichtere“ Störungen/Schäden	
Neigung zu Infekten	Fieberschübe, rezidivierender/persistierender Husten und Schnupfen, Pseudokrupphusten, (spastische) Bronchits, Mittelohr-, Mandel-, Nasennebenhöhlen,- Stirnhöhlen-, Lungenentzündungen, Tubenkatarrh, Paukenerguss, Harnwegsinfekte, Prostatitis, Antikörper-Mangelsyndrom etc.
Magen/Darm-Beschwerden	Neigung zu Durchfällen/Brechdurchfällen, Neigung zu (täglichem) Erbrechen
Hautausschläge	Neurodermitis, Psoriasis, Neigung zu Urticaria (Nesselsucht)
Allergien	wie Heuschnupfen (Pollen, Gräser, Kuhmilch, Lebensmittel, Tierhaare, Sonne, Kälte, Chemikalien, Schwimmbad etc.), Glutenunverträglichkeit, allergisches Asthma, allergische Neurodermitis etc.
Asthma bronchiale	
Bettnässen/Einkoten	
Gedeihstörungen (Säugling)	Appetitmangel, mäßige Gewichtszunahme, Zöliakie
MCD	minimale cerebrale Dysfunktion (minimaler Hirnschaden): Wahrnehmungsstörungen aller Art, ADS, ADHS, Hyperaktivität, Entwicklungsretardierung (z. B. spätes Laufen- und Sprechenlernen), (panische) Ängste, Koordinationsstörungen (z. B. Stolperneigung), Konzentrationstörungen, Interessenlosigkeit, Verlangsamung, Lernschwierigkeiten, Legasthenie, Dyskalkulie, chronische Müdigkeit, Erethismus, „Klassenkasper“, Verhaltensauffälligkeiten, Aggressivität, Gewalttätigkeit, Intelligenzdefekte, einseitige Hochbegabungen
Pfeiffer'sches Drüsenfieber	infektiöse Mononukleose (Epstein-Barr-Virus)
Schlafprobleme	Einschlafstörungen, Durchschlafstörungen, nächtliche Ängste, Alpträume, stundenlanges unmotiviertes schrilles Schreien, Umkehrung des Tag-Nacht-Rhythmus etc.
Rheumatische Beschwerden	Rheumatismus, Polyarthritis

Morbus Bechterew	chronisch entzündlich-rheumatische Erkrankung des Achsenskeletts (Wirbelsäule, Iliosakralgelenke, Schambeinfugen, kleine Wirbelgelenke), der Extremitätengelenke u. Sehnenansätze
Augenkrankheiten	Kurzsichtigkeit, Strabismus (Schielen), Astigmatismus (Hornhautverkrümmung), Makuladegeneration, Morbus Coats (exsudative Netzhautablösung im jugendlichen Alter)
Hormonstörungen	Kleinwuchs, zu schnelles Längenwachstum, Leistenhoden, Pendelhoden, Rückbildung des Hodensacks bin hin zu einer Hautfalte im Säuglingsalter, Menstruationsstörungen aller Art, Amenorrhoe, unerfüllter Kinderwunsch, Schwangerschaftsbeschwerden bzw. -komplikationen, Fehlgeburten, Frühgeburten, Totgeburten, Hirsutismus (verstärkte Körper- und Gesichtsbehaarung bei Mädchen und Frauen), Morbus Addison (Bronzehautkrankheit)
Sexualstörungen	Verlust der Libido, Erektionsprobleme, Impotenz, verlangsamte/unzureichende Spermienmotilität, verminderte Spermiendichte, heftige Menseskrämpfe
Haarausfall	(massiver) diffuser Haarausfall, Alopecia areata (kreisrunder Haarausfall), Alopezie (Kahlheit infolge vermehrtem Haarausfall)
Abmagerung/Fettsucht	
Muskelkrämpfe	Muskelkrämpfe, Muskelkater und Muskelzuckungen, Muskelsteife
Migräne	
Schwerhörigkeit	
Riechbeeinträchtigung	
Zahnverfall	Caries, Wurzelentzündungen; schwarz-faulig zerfallenden Milchzähne
Herzrhythmusstörungen	
Mukoviszidose	angeblich erblich bedingte Stoffwechselstörung, die in einer generalisierten Funktionsstörung exokriner Drüsen resultiert

Erschöpfungs-syndrom	CFS (Chronic Fatigue Syndrome [engl.], chronisches Erschöpfungs- oder Ermüdungssyndrom), Burnout-Syndrom (Ausgebranntsein, Zustand eines chronischen Erschöpfungszustandes mit verminderter Leistungsfähigkeit)
Psychische Erkrankungen	Depressionen, Zwangserkrankungen, nervöse Tics (z.B. Zähltic aber auch Räusper-, Husten- oder Sprachtics, Blinzelkrampf, Lippenbeißen oder -schlecken; bei Kindern auch als passagere Erscheinung)

2. Schwere Störungen/Schäden	
Thrombozytopenie	teils lebensbedrohliche Blutungsneigung durch Armut an Blutplättchen
Autoimmun-krankheiten	autoimmunhämolytische Anämie (eine bestimmte Art von schwerer Blutarmut), Hashimoto-Thyroiditis (Schilddrüsenerkrankung), Systemischer Lupus erythematodes (SLE)
Poliomyelitis	… durch Polio-Schluckimpfung!
Marfan-Syndrom	angeblich erblich bedingte generalisierte Bindegewebserkrankung, charakterisiert durch Veränderungen des Habitus, des kardiovaskulären Systems und der Augen; *speziell bei den Augen:* Fehlbildungen und Anomalien der Hornhaut, Subluxation (unvollständige Luxation) oder Luxation (Verrenkung) der Linsen, evtl. mit Schlottern der Iris, evtl. Kugellinse, Kurzsichtigkeit, grüner Star, Netzhautablösung, enge Pupillen
Epilepsie	BNS-Krämpfe (generalisierte kleine Anfälle [petit mal] fokaler und multifokaler Genese), Grand-mal-Anfälle, fokale Krämpfe, Status epilepticus, Rolando-Epilepsie, Myoklonien, Absencen
Raptus-Anfälle	plötzlich aufretende und und teils lang anhaltende, unkontrollierbare Wutanfälle
Spastizität	krampfartig erhöhter Muskeltonus
Lähmungen	Hemiparese (inkomplette Lähmung einer Körperhälfte), Schlucklähmungen

Muskuläre Hypotonie	Schwäche der Arme und Beine, teilweise auch nur einseitig
Muskelatrophie	Rückbildung von Muskelgewebe
Duchenne-Muskeldystrophie	angeblich genetisch bedingte Muskelerkankung mit pathologischem Umbau des Gewebes und erheblicher Funktionsstörung
Multiple Sklerose	MS, primär entzündliche Erkrankung des Zentralen Nervensystems (ZNS)
Amyotrophe Lateralsklerose	ALS, fortschreitende degenerative Erkrankung des Rückenmarks mit Muskelatrophie und schlaffen Lähmungen
Friedreich'sche Ataxie	Kleinhirn-Rückenmarks-Erkrankung mit fortschreitendem Schwund der Hinterstränge und der Rückenmark-Kleinhirn-Bahnen mit nachfolgender Störung der Bewegungsabläufe
Stiff-man-Syndrom	sehr seltene, meist bei Männern im mittleren Lebensalter auftretende Erkrankung mit progressiver, anhaltender Rumpf- und Gliedmaßensteife und anfallsweisen tetaniformen, sehr schmerzhaften Muskelkrämpfen mit Frakturen, Luxationen und Kontrakturen als Folgeerscheinung; häufig assoziiert mit Autoimmunkrankheiten, einschließlich Diabetes mellitus oder Neoplasien (autonome Neubildung von Gewebe)
Kontaktstörungen	Autismus, Asperger-Syndrom, elektiver Mutismus
Diabetes mellitus (Typ I)	juvenile insulinpflichtige Zuckerkrankheit
Degenerative Erkrankungen	z.B. Lebersarkoidose, atypischer Morbus Crohn, Colitis ulcerosa
Mukopolysaccharidose	Sammelbezeichnung für angeblich erblich bedingte Stoffwechselstörungen
„Hirntumor"	
Überempfindlichkeiten	z.B. MCS (multiple Chemikalien-Sensibilität)

Polyneuropathie	systemische entzündliche und degenerative Erkrankung der peripheren Nerven mit Missempfindungen wie: „starkes Kribbeln, Ameisenlaufen, starke Nervenschmerzen in den Beinen, Schmerzen, als würde mir jemand mit dem Feuerzeug unter der Haut hinauf- und hinunterfahren, als würden mir die Beine abbrennen"
Gedächtnisstörungen	Gedächtnisprobleme, ... im Alter dann Demenz, Morbus Alzheimer
Innenohrkrankheiten	progressive Innenohrschwerhörigkeit, Taubheit, Gleichgewichtsstörungen, Drehschwindel, häufig anhaltende Schwindelzustände bis hin zu Dauerschwindel durch Labyrinthausfall
Nierenversagen	akutes Nierenversagen, chronische Niereninsuffizienz
Psychische Erkrankungen	schwerste Depressionen mit Suizidneigung, manische Depression, Psychose, Borderline-Syndrom (psychiatrisches Krankheitsbild im Grenzbereich zwischen Neurose, Psychose und schwerer Charakterstörung), Schizophrenie, paranoides Syndrom mit Angstzuständen, Stimmenhören, Logorrhoe

3. Schwerste Störungen/Schäden	
Louis-Bar-Syndrom	chronisch progressive cerebellare Ataxie (bei Kleinhirnatrophie)
Leukodystrophie	fortschreitende Degeneration der weißen Substanz (Markscheiden) des zentralen Nervensystems (ZNS), diffuse Entmarkung des Gehirns, Myelinuntergang (als infantile, juvenile und adulte Hirnsklerose [wg. der Gliawucherung] bezeichnet), später fortschreitende spastische Tetraplegie, ferner Sprachverfall, Gehörstörung, Schluckbeschwerden, in wenigen Jahren tödlich
Holoprosencephalie	schwere Fehlbildungen des Gehirns und Gesichts mit meist schwerer geistiger Behinderung
Mikrocephalie	pathologische Verkleinerung des Schädelumfangs
Tetraplegie	vollständige Lähmung/Spastik aller vier Extremitäten

West-Syndrom	Hypsarrhythmie (schwer pathologisches EEG mit diffusen gemischten Krampfpotentialen), BNS-Krämpfe (s. o.), schwere psycho-motorische Entwicklungsstörungen (geistig und motorisch behindert), insgesamt ungünstige Prognose, die im wesentlichen durch die Art der zugrunde liegenden Encephalopathie bestimmt ist
Lennox-Gastaut-Syndrom	bei infantiler epileptischer diffuser Gehirnentzündung Anfälle mit langsamen, diffusen S/W-Komplexen („Spitze/Welle-Komplex“ im EEG); Kombination von Sturzanfällen, nächtlichen tonischen Anfällen und Myoklonien; angeblich genetisch bedingter frühkindlicher Hirnschaden
Dravet-Syndrom	frühe infantile epileptische Enzephalopathie; eine seltene, schwere und maligne Form myoklonischer Epilepsie im frühen Kindesalter
Tourette-Syndrom	Zwänge, Tics; striäre allgemeine extrapyramidal-motorische Erkrankung mit blitzartigen Zuckungen vorwiegend im Gesichtsbereich (Augenzwinkern, Mundverzerren, Zungenschnalzen), aber auch im Bereich des Halses (ruckartige Kopfdrehungen) und der Schultern (Schleudern); evtl. zu choreatischem Bewegungssturm gesteigert; verbunden mit Zwangshandlungen; maladie des tics
Rett-Syndrom	frühkindlich beginnende und langsam fortschreitende Encephalopathie (z. B. Hirnatrophie); mit Demenz, autistischen Verhaltensweisen, Stereotypien, Zurückbleiben des Kopfwachstums, später mit epileptischen Krampfanfällen, Muskelschwund und Spastik
Ohtahara-Syndrom	schwere frühkindliche epileptische Encephalopathie mit muskulärer Hypotonie
Guillain-Barré-Syndrom	meist symmetrisch angeordnete schlaffe Lähmung, zunächst der Beine mit Reflexabschwächung, Parästhesien oder Fehlen aller bzw. einzelner Eigenreflexe. Eventuell Sensibilitätsstörungen und Schmerzen, die (meist innerhalb weniger Tage) bis zur Tetraplegie (Lähmung aller vier Extremitäten) fortschreiten kann. In der Folge mitunter Muskelatrophien und Gefahr der Atemlähmung.
Chorea	„Veitstanz“; eine extrapyramidale Bewegungsstörung mit schnellen, unwillkürlichen Kontraktionen einzelner, wechselnder Muskeln oder Muskelgruppen in fast allen Körperregionen („choreatische Hyperkinese“, in leichten Fällen nur ungeschickt und faxenhaft wirkend)

neuronale Ceroid-lipofuszinose	angeblich erblich bedingte Lipidspeicherkrankheit mit elektronenmikroskopisch sichtbaren Zeroidlipofuszin-Pigmenteinschlüssen in den Lysosomen aller Organe und Neurodegeneration mit zentraler Bewegungsstörung, Demenz und (meist) Erblindung
Mehrfachbehinderungen	... bis hin zu langsam fortschreitenden allerschwersten anhaltenden Skelettdeformationen, motorischen Behinderungen; u. U. vergesellschaftet mit geistiger Behinderung und Organausfällen

A.2 Impfschädigung – Wie es begann ... Betroffene und betroffene Eltern berichten

Nachfolgend 20 ausgewählte Fallbeispiele von Impfschädigungen *aus der homöopathischen Praxis*, welche stellvertretend für Legionen stehen. Auszüge und Beschreibungen aus homöopathisch chronischen Anamnesen und authentische Berichte von Betroffenen bzw. betroffenen Eltern, wie es bei ihnen oder ihren Kindern zu einer Impfschädigung oder handfesten Impfschäden kam und wie es ihnen davor ging.

- **Neurodermitis eines dreijährigen Kindes**

Ein dreijähriger Junge namens Ben wird wegen schwerer Neurodermitis in der Praxis vorgestellt. Er kratzt sich tagsüber weniger, nachts ist es dafür besonders schlimm, so die Eltern. Befallen sind vor allem seine Armbeugen, Kniekehlen, Wangen, Stirne und Oberschenkel. Im Laufe der Jahre haben sich die Hauterscheinungen gesteigert. Seit 1½ Jahren sind noch beide Arme, Schultern, Brust und Nacken dazugekommen. Außerdem sind das Gesicht und beide Ohren befallen. Zum Zeitpunkt der Anamnese waren die Ohrläppchen total aufgekratzt und stark verkrustet. Bens Hände sind seit dem letzten Jahr auch noch betroffen. Windelbereich und Füße blieben aber stets ausgespart.

Begonnen habe alles nach der HIB-Impfung mit vier Monaten. Da habe Ben nach nur drei Tagen am ganzen Körper reagiert. Die Haut wurde rot, und es gab juckende Pünktchen und Flecken, welche nie vollständig abgeheilt sind. Einen Monat zuvor erhielt der Junge eine Dreifachimpfung gegen Diphtherie, Tetanus und Polio, welche aber „gut vertragen" wurde, so die besorgten Eltern.[1] Später habe es dann noch weitere Impfungen gegeben incl. der kombinierten Masern-Mumps-Röteln-Impfung. Zum Kindergarteneintritt erfolgte dann der sogenannte Tine-Test, ein Multipunkturstempeltest zur Austestung der Tuberkulin-Schwelle, wie es im Pschyrembel (Klinisches Wörterbuch) erklärt ist.

Ben war schon immer recht klein und zart. „Letztes Jahr ist er fast gar nicht gewachsen!“ Und das, obwohl beide Eltern recht groß sind …

- **Neurodermitis eines Mädchens in der Pubertät**

Das 16-jährige Mädchen Noemi leidet seit etlichen Jahren an Neurodermitis. Besonders der Rücken war betroffen; seine linke Seite schon des öfteren aufgekratzt und nässend. An den Armen und Beinen hatte es zum Zeitpunkt der Anamnese Knötchen. Begleitet waren diese Hauteffloreszenzen von einem anhaltenden, extrem starken Juckreiz, besonders nachts. Deswegen könne es seit längerem gar nicht mehr schlafen. Noemi schlafe jetzt tagsüber, ab 6.00 Uhr in der Früh; nachts sei sie wach. Aus diesem Grunde haben ihre Eltern sie von der Schule abgemeldet. Zuvor hatte sie schon des öfteren wochenlang gefehlt oder wegen absoluten Schlafmangels kaum am Unterricht teilnehmen können. Vor ihren Menses steigerte sich der Juckreiz jedes Mal bis ins Unermessliche. Und auch um Vollmond herum war alles noch unerträglicher.

„Vor 2½ Jahren ist die Hautgeschichte so schlimm geworden; kurz nach einer Zahnarztspritze und Noemis Menarche[2]“, erklärte ihre Mutter. „Als Baby hat sie schon extrem nach einer DT-Impfung[3] reagiert. Doch später wurde dann alles besser und einigermaßen akzeptabel.“ Die Neurodermitis sei 13 Jahre lang nur noch latent da gewesen mit Stellen an den Augen und Ellenbeugen. Doch jetzt sei der gesamte Tag-Nacht-Rhythmus auf den Kopf gestellt, und die ganze Familie leide sehr darunter. Es sei ein regelrechtes Martyrium. Alles in allem hätten die Eltern mit ihrer Tochter bereits eine Odyssee von Behandlungen hinter sich. Sie seien schon bei 52 Behandlern gewesen, wie sie mir versicherten.

Im Notfall müsse man immer wieder auf Cortison zurückgreifen, z. Zt. etwa einmal im Monat. Die vielen Behandlungen, welche Noemi schon

---

[1] Die von Eltern häufig gemachte Aussage „Alle Impfungen wurden gut vertragen“ ist für die Homöopathie im Prinzip völlig wertlos. Die *miasmatische Stigmatisierung* kann *längst in aller Stille erfolgt* sein und erst viel viel später, unter Umständen sogar erst nach Jahren oder Jahrzehnten, in ihrem vollständigen Ausmaße in Erscheinung treten.

[2] Menarche: erster Eintritt der Regelblutung

[3] DT-Impfung: Kombinationsimpfung „gegen“ Diphtherie und Tetanus

erhalten hat, umfassen die Schulmedizin incl. mehrwöchigen Klinikaufenthalten mit Antibiotika-Salben und anderen unterdrückenden dermatologischen Therapien, Holopathie, Bioresonanz, Darmsanierung, Komplexmittelhomöopathie, Medikamente von Sanum-Kehlbeck nach Professor Enderlein und homöopathische Ampullen von Heel, Craniosacraltherapie, „Homöopathie nach Hahnemann“, allerdings ohne die chronischen Miasmen zu berücksichtigen. …

- **Multiple Sklerose (MS) im frühen Kindesalter**

Der achtjährige ausländische Junge Amir leidet seit einem halben Jahr an multipler Sklerose. Zur Zeit erhält er noch regelmäßig Cortison, „5 Tropfen am Tag“; anfangs – kurz nach seinem ersten deutlichen „Schub“ waren es 100 Tropfen!

Begonnen hatte alles vor etwa sieben Monaten nach einer Sechsfachimpfung. „Ihm ging es dann nicht so gut mit der rechten Hand“, so sein besorgter Vater, der der deutschen Sprache nicht ganz mächtig war und deshalb einen Freund zum „Übersetzen“ mitgebracht hatte. Auch die Koordination der Beine bereitete Amir ernsthafte Probleme. Er hatte zunehmende Gleichgewichtsstörungen und verminderte Kraft, einen „richtigen Charly-Chaplin-Gang“. Nach zehn Tagen Untersuchung in einem „Kinderspital“ inklusive MRI[1] wurde die Diagnose zunächst auf „Nervenentzündung“ unklaren Ursprungs festgesetzt, allerdings wenig später auf „erster Schub einer Multiplen Sklerose“ revidiert. Wieder ohne Kausalität. In einem späteren Arztbrief war ferner zu lesen: „Aggressive Multiple Sklerose mit demyelinisierenden Herden (laut Kernspin); es handelt sich um zentromedulläre Entmarkungen mit sehr diskreter Raumforderungseinwirkung …“ und an anderer Stelle: „Zunehmende Ataxie[2] mit Betonung der Arme (rechts mehr als links). Babinski[3] beidseits positiv. Gangschwierigkeiten. Generelle Hyperreflexie[4]. Visusstörung[5].“

Der Junge bekam sofort Infusionen mit hochdosiertem Cortison und – wieder zu Hause – Cortison in Tropfenform zum Einnehmen. „Beim Aus-

---

1 MRI: Magnetic Resonance Imaging, Kernspin(resonanz)tomographie (MRT), ein bildgebendes Verfahren

2 Ataxie: Störung der Bewegungskoordination, des geordneten Zusammenwirkens von Muskelgruppen mit der Folge, dass z.B. der Gang torkelnd (Gangataxie), der Stand unsicher (Standataxie) wird

3 Babinski: ein Pyramidenbahnzeichen (im ersten Lebensjahr noch physiologisch)

4 Hyperreflexie: Steigerung und Verbreiterung der Reflexe, Ausfall der Hemmung

5 Visus: Sehen, Gesichtssinn, Sehschärfe

schleichen der Tropfen wurde es gleich wieder schlechter", berichtete Amirs Vater. „Da gab es auch Schmerzen in und über seinem linken Auge." Später habe der Bub dann auf dem linken Auge schlechter gesehen und „zwei Wochen danach gar nichts mehr; alles war nur noch schwarz". Daraufhin gab es abermals Infusionen und auch die Tagesdosis wurde erneut erhöht. Jetzt sei Amirs Augenlicht glücklicherweise wieder zurückgekehrt; der Junge sehe wieder recht gut, auch seine Motorik sei etwas besser. Mit dem Ausschleichen gehe man nun – unter Anleitung der Ärzte – behutsamer vor. Zur Zeit belaufe sich die Tagesdosis noch auf die oben angeführten fünf Tropfen. Insgesamt habe sich Amirs Zustand gebessert, sei „aber noch nicht 100 %ig so wie früher". Seit der Cortisonbehandlung habe der Junge deutlich zugenommen und zeige Symptome eines angehenden sog. Cushing-Syndroms[1]. Darüber hinaus sei sein linkes Auge „immer etwas zugeschwollen" …

- **Multiple Sklerose (MS) im fortgeschrittenen Alter**

Dieser Fall, den man als „Werdegang einer MS oder ,wie man dazu gemacht wird'" bezeichnen könnte, handelt von einer Frau mittleren Alters, deren MS nunmehr seit ein paar Jahren progredient zunahm. Früher habe es immer einen schubförmigen Verlauf gegeben mit dazwischenliegenden Erholungsphasen, so die bedrückte Patientin. Bis vor knapp zehn Jahren habe sie regelmäßig Imurek[2], 100 mg täglich, genommen, ca. zehn Jahre (!) lang, davor auch längere Zeit Cortison! Und bis vor zwei Jahren sei sie noch voll erwerbsfähig gewesen und habe regulär gearbeitet; sie sei über die Jahre nur ganze dreimal wegen einer akuten Krankheit ausgefallen. – Beim Sprechen fiel ihr vermehrter Speichel in den Mundwinkeln auf.

Im Alter von 22 Jahren musste sie wegen einer akuten Sehnerventzündung für zwei Wochen stationär mit Cortison behandelt werden. Zuvor war sie nach einem anstrengenden Nachtdienst Skifahren in gleißender Sonne. Am nächsten Tag konnte sie dann an den Geräten an ihrem Arbeitsplatz nichts mehr ablesen ohne dabei Schmerzen zu empfinden. Beim Augenarzt habe sie schließlich nur noch hell und dunkel sehen können.

Im darauffolgenden Jahr kam es zu „schlimmem stundenlangen Erbre-

---

[1] Cushing-Syndrom: Krankheitsbild gekennzeichnet durch ein Überangebot von Glucocorticoiden (Cortison, Cortisol etc.)

[2] Imurek: ein sog. Immunmodulator, d. h. ein Medikament, welches Abstoßungsreaktionen verhindern soll und bei Organtransplantationen sowie Autoimmunkrankheiten eingesetzt wird oder wenn eine Cortison- oder andere Standardtherapien nicht ausreichend wirksam sind (gemäß Arzneimittelverzeichnis „Rote Liste 2005")

chen wie nie zuvor in meinem Leben". Sogar jedes bisschen Flüssigkeit kam postwendend wieder hoch, so dass sich die Einweisung in eine Klinik nicht vermeiden ließ. Laut den Ärzten bestand der Verdacht auf Morbus Ménière[1], was sich später dann nicht bestätigt hat. Jedenfalls bestand die Therapie aus mehrtägigen Infusionen.

Drei Jahre später sei sie Mutter geworden. Nach der Geburt überkam sie eine große Schwäche in den Armen, welche ca. ein halbes Jahr lang anhielt. „Ich hatte Panik, denn ich dachte immer, ich lasse mein Kind fallen." Sie war in dieser Zeit froh, wenn sie sich hinsetzen konnte, denn sie war seitdem auch von ihrem Allgemeinbefinden her relativ schwach. In demselben Jahr traten auch Mißempfindungen in den Beinen auf, „wie ein Belag oder Schutzschild über den Beinen hoch bis zur Hüfte". Darüber hinaus beschrieb sie ein „Gürtelgefühl um ihren Bauch und Hüften, wie eine Einschnürung". Beides währte ein viertel Jahr lang und kam jeweils ein bzw. zwei Jahre später kurzzeitig zurück.

Später – bei einer erneuten leichten Sehnerventzündung – gab es dann die Diagnose MS und zunächst Cortison, im weiteren Verlauf, wie bereits erwähnt, das „Immunsuppressivum" Imurek. In den folgenden Jahren traten „alle drei Jahre kleinere Schübe auf mit Stolpern und Schwierigkeiten beim Gehen". Meistens kurz vor Weihnachten und im Frühjahr. „Nach einem Schub ging es dann wieder, aber insgesamt habe ich an Kraft und Ausdauer verloren." Jahrelang war nur die linke Seite betroffen; jetzt sei die Ataxie rechts verstärkt.

Im Juli vor vier Jahren kam es dann „unerklärlicherweise" ganz spontan zu einem großen Schub mit Teillähmungen, von dem sich die Frau nicht mehr erholte. „Von nun an gings's bergab", wie sie sich mit dem bekannten Knef-Zitat ausdrückte. Doch bei der homöopathischen Lebensanamnese stellte sich dann heraus, dass sich die gute Frau einen Monat zuvor, im Juni, gegen Hepatitis A hatte impfen lassen! Und weitere drei Jahre davor gegen Hepatitis B! Des weiteren gab es in der Vorgeschichte Antibiotikabehandlungen wegen einer Lungenentzündung, einer Nierenbeckenentzündung und einiger Blasenentzündungen. Außerdem plagte die Frau „zwischen Herbst und Frühjahr" regelmäßig eine rezidivierende Bronchitis mit anhaltendem Husten, bis hin ins Erwachsenenalter, selbstverständlich nicht unbehandelt. Darüber hinaus lange Zeit schwere Migräneattacken etc. pp. – Alles in allem also *Immunsuppression par exellence seit jeher* und dazu die akuten *Impfun-*

[1] Morbus Ménière: anfallsweiser Drehschwindel mit Übelkeit und Erbrechen, fluktuierender Innenohrschwerhörigkeit und subjektiven Ohrgeräuschen; Vestibularisschwindel

gen in der jüngsten Vergangenheit, die das Fass endgültig zum Überlaufen brachten. ... Jedenfalls konnte sich die Frau seit ein paar Monaten ohne Gehhilfe kaum noch in der Senkrechten halten und war auf einen Rollstuhl angewiesen. ...

- **Heuschnupfen**

Eine Patientin kam wegen eines ausgeprägten Heuschnupfens mit leichten asthmatischen Beschwerden in die homöopathische antimiasmatische Behandlung. Bei ihr hatte alles nach einer *lebensbedrohlichen Lungenentzündung im Kindesalter* von etwa sieben Jahren begonnen, bei welcher „sie fast gestorben wäre". Jedenfalls habe sie damals *„alle Viertel Stunde ein anderes Antibiotikum"* in ihrem Tropf erhalten, so schlecht sei es ihr gegangen. Ihr Heuschnupfen, der nach wie vor präsent war (sie war mittlerweile um 30 Jahre älter geworden), betraf vornehmlich ihre Augen mit Juckreiz und Tränen sowie ihre Nase mit einem brennenden, wässrig-tropfenden Schnupfensekret, meist im Zeitraum April bis Juni. In die Anfangszeit ihrer Pollinosis fiel aber auch ihre damalige erste *Polio-Schluckimpfungsserie*, welche zu jener Zeit in Form von Massenimpfaktionen an den Schulen verabreicht wurde. Auf jeden Fall könne sie sich noch genau daran erinnern, wie sie sich, zusammen mit ihren Mitschülern, in ihrem Klassenzimmer in Reih und Glied aufstellen musste, um vom Amtsarzt das „begehrte" Stückchen Zucker zu erhalten. „Schluckimpfung ist süß, Kinderlähmung ist bitter", so der damalige Werbeslogan ...

- **Polyarthritis – Rheuma**

In diesem Fall brauchte es kein ganzes „Impfpaket", sondern „nur" eine Einzelimpfung, die den Ausschlag zu einer PCP gab, einer progredient-chronischen Polyarthritis[1], und zwar war es hier der dritte Teil der sog. Zeckenimpfung. Gleich ein paar Monate danach, nach besagter FSME-Impfung, kam es zu wiederholten Blasenentzündungen, Scheidenpilz- und Chlamydieninfektionen, die teilweise antibiotisch behandelt wurden, sowie zu den ersten rheumatischen Beschwerden. Nicht viel später fand sich die betroffene junge Frau im Alter von nur 20 Jahren für drei Wochen im Spital wieder und erhielt hochdosiertes Cortison und Penicillin, ohne sichtlichen Erfolg. In der Folge dann „diverse Rheumamittel", die allesamt „nichts brachten". Über Jahre hinweg probierte sie „so ziemlich alles an Therapie

[1] PCP, progredient-chronische Polyarthritis: rheumatoide, in mehreren Gelenken auftretende Arthritis

aus, was es gab, wie Bioresonanz, Kinesiologie, Akupunktmassage, homöopathische Komplexmittel, Ernährungsumstellung" und einiges mehr, doch „nichts half". Erst nachdem sie mit ihrem Mann in die Karibik auswanderte, ging es ihr zunehmend besser. „Das dortige Klima war so angenehm, dass ich nach ein paar Monaten keine Symptome mehr hatte und vollkommen schmerzfrei war,[1] und das trotz leichter Gelenkdeformationen an meinen Fingern! Selbst meine Muskeln bauten sich langsam wieder auf."[2] Sechs Jahre später kehrte die Frau dann doch wieder in ihr Heimatland Österreich zurück, und all die Beschwerden ihrer bislang fort geglaubten PCP begannen sich allmählich wieder zu manifestieren. Der diesmalige Verlauf war allerdings dermaßen progressiv, dass es auch, neben den immensen Schmerzen in so ziemlich allen Gelenken, innerhalb von nur 2½ Jahren (!) zu viel ausgeprägteren irreversiblen Gelenkdeformationen an ihren Fingern und Handgelenken kam, welche man eigentlich erst im fortgeschrittenen Alter erwarten würde; etc. pp.

- **Epilepsie im Kleinkindalter**

„Paul hatte sich in seinem ersten Lebensjahr normal entwickelt; in den ersten Monaten war er sogar ein wenig weiter als der Durchschnitt. Er war auffallend fröhlich, voller Tatendrang, ohne unruhig zu sein, ausgeglichen, offen gegenüber Fremden. Er hat nie gefremdelt, nicht einmal vor Dunkelhäutigen. Im Alter von 14 Tagen begrüßte ich ihn mit ‚Hey, kleines Baby!'. Paul antwortete mir mit einem klaren ‚Hay'. Mit vier Monaten besuchte ich zwei Freundinnen, die ich im Krankenhaus nach meiner Entbindung kennengelernt hatte. Wir legten unsere drei Babys auf den Boden. Paul lag das erste Mal neben einem gleichaltrigen Kind. Er drehte bald freudig den Kopf zu dem anderen Baby und griff nach seinem Bauch. – Mit 15 Monaten erreichte er bei einem Entwicklungstest (Münchner Brückentest) die unters-

---

1 homöopathisch gesehen: „Verbesserung am Meer"

2 Weitere herausragende Beispiele für „Verbesserung am Meer", wie sie mir von anderen Patienten berichtet wurden, sind: Besserung der Neigung zu Bronchitis und Nebenhöhlenentzündungen, des Asthmas, der Neurodermitis („Nach Aussteigen aus dem Flugzeug – zurück in Deutschland – war wieder alles da!"), des Durchfalls, des Taubheitsgefühls der linke Hüfte bis in die Zehen hinein, morgendlich verklebter Augen, der rheumatischen Kopfschmerzen, der Migräne, der chronischen Verschleimung von Lunge und Bronchien mit zähem, grüngelbem Schleim und vieles mehr. Eine ältere Patientin, die „von 1987–1990 auf den Kanaren gelebt hatte", gab sogar an, dass sie „dort nach einiger Zeit keine Brille mehr benötigt" habe! – Wobei, meinen Beobachtungen zufolge, die Nordsee, der Atlantik und die Karibik viel mehr Kraft haben als beispielsweise das Mittelmeer.

te Toleranzgrenze. Er gab einem bei Aufforderung gezielt seinen Schnuller. Er stand alleine frei. Gegenüber anderen Kindern war er offen und gab gerne sein Spielzeug ab. Paul konnte einen kreisförmigen Baustein in eine Steckbox stecken. Mit 18 Monaten zeigte er gezielt auf Gegenstände, konnte acht Schritte frei laufen und sprach einmal einen Zweiwortsatz. Er konnte zwölf Wörter in der Babysprache. Er spielte auffallend gerne mit Bällen. Wollte ein anderes Kind ebenfalls mitspielen, rollte er ihm gerne den Ball zu."

Soweit der Beginn des schriftlichen Berichtes einer Mutter zur zunächst fast völlig normal erscheinenden Entwicklung ihres Epilepsie-kranken Kindes während seiner ersten Lebensmonate. Doch heute – Paul ist mittlerweile vier Jahre alt – entspricht sein aktueller Entwicklungsstand „etwa dem eines 15 Monate alten Kindes"!

Im Alter von 4½ Monaten hatte Paul seinen „ersten Grand-mal-Anfall[1] mit einer Dauer von 15 bis 20 Minuten", einen Monat nach der zweiten Sechsfachimpfung, auf die er ansonsten nicht auffällig reagierte. Der Krankenhausaufenthalt mit „Durchführung einer 30-minütigen Rückenmarkspunktion" brachte zunächst keine konkreten Ergebnisse. Etwa einen Monat später, vier Tage nach der dritten Sechsfachimpfung, kam es dann „wie aus heiterem Himmel" zu einer heftigen Lungenentzündung und weiteren Grand-mal-Anfällen, welche sofort stationär behandelt wurden und welchen später weitere große, bis zu 36 Minuten andauernde Anfälle in Serie folgten. Nun wurde erstmals die Diagnose Epilepsie amtlich festgehalten, und Paul in der „Epilepsieklinik für Kinder und Jugendliche in Kehl-Kork[2] eingestellt". Man experimentierte mit verschiedenen Antiepileptika herum; zeitweise bekam Paul sogar drei Antikonvulsiva gleichzeitig. Schließlich erhielt der Junge über Jahre hinweg zwei krampfunterdrückende Präparate, von welchen eines in 3,25-fach überhöhter Dosierung verabreicht wurde, wie es für sein Alter eigentlich nicht zulässig ist, um den Krämpfen einigermaßen Herr zu werden.

„Seither ist Pauls Entwicklung rückläufig", erinnert sich die Mutter. Anfänglich schleichend, später progressiv. Der Junge konnte nicht mehr frei stehen, zitterte am ganzen Körper, hatte einen Tremor. Zeitweise war er apathisch. Bereits gesprochene Wörter hatte er verlernt. „Die Entwicklung stagnierte für ein ganzes Jahr", so die völlig verzweifelten Eltern. „Im Alter von zwei Jahren begannen wir dann eine homöopathische Behandlung bei

---

[1] Grand mal: (franz.) – „großes Übel"; generalisierte Epilepsie mit tonisch-klonischen Krämpfen, „großer Anfall"

[2] Dass es heutzutage schon ganze Kliniken gibt, welche sich auf Epilepsie im Kindes- und Jugendalter spezialisiert haben, muss einen doch sehr nachdenklich stimmen!

einem Arzt. Nachdem wir in Zusammenarbeit mit der behandelnden Neuropädiaterin eines der beiden Antiepileptika reduzierten und schließlich ausgeschlichen hatten, verbesserte sich Pauls Allgemeinzustand leicht. Mit 2½ Jahren lernte er zum zweiten Mal das Laufen." Doch zur Zeit stagniere seine Entwicklung wieder, und man komme nicht weiter. Der behandelnde Homöopath schien „mit seinem Latein am Ende" zu sein, ja laut Pauls Eltern lehnte er es sogar explizit ab, die Behandlung des Jungen fortzuführen.

„Paul lebt in seiner eigenen Welt. Er ist nur auf bestimmte Gegenstände fixiert, die ihn magisch anziehen. Alle anderen Dinge blendet er aus. Er guckt weg, nimmt keinen Kontakt mit einem auf. Mit anderen Kindern kann er nichts anfangen, beachtet sie in der Regel nicht. Paul ist sehr unruhig und springt ständig hin und her. Seit einigen Wochen schüttelt er manchmal für etwa fünf Sekunden den Kopf oder rollt ihn mehrmals hin und her. Er lässt sich häufig mit dem Rücken gegen das Sofa ‚knallen', in einem fort, immer und immer wieder, so richtig stereotyp. … Seit einigen Monaten hat er einen schwankenden Gang. Er stolpert oft über seine eigenen Beine und kann sich kaum halten. … Zeitweise grinst er recht dümmlich. Ein Bekannter, der viel mit behinderten Kindern arbeitet, meinte, Paul habe autistische Züge."

Mit der Zeit hat der kleine Bub mehr als acht mehrtägige bis mehrmonatige Krankenhausaufenthalte hinter sich gebracht, einmal sogar wegen eines Status epilepticus[1], und das trotz minutiöser Einstellung mittels Antiepileptika! …

- **Epilepsie in der Jugend**

Ein junges Mädchen vom Lande hatte im Alter von 15 Jahren zum ersten Mal zwei epileptische Grand-mal-Krampfanfälle, ohne Vorwarnung. „Das erste Mal bin ich beim Sport, beim Basketballspielen, umgekippt. Ich war total verkrampft und habe am ganzen Körper gezittert. Dazu gab es einen Zungenbiss. Das Ganze dauerte etwa fünf Minuten." Die Tage zuvor sei das Mädchen erkältet gewesen, was in letzter Zeit häufiger vorkomme, sei aber trotzdem noch Ski gefahren und habe am Abend vorher Glühwein getrunken. Medikamentös wurde nichts gemacht.

Der zweite Grand mal ereignete sich etwa sieben Monate später beim „Inliner-Fahren". „Ich bin gerade losgefahren", erinnerte sich das Mädchen. „Später hat mich dann ein Bauer auf dem Fahrradweg gefunden. Das

[1] Status epilepticus: Wiederholung von mindestens drei großen generalisierten Krampfanfällen innerhalb von Minuten bis zu wenigen Stunden mit Bewusstlosigkeit, die auch in den Intervallen fortbesteht, bzw. Serie epileptischer Anfälle mit nur kurzen anfallsfreien Intervallen (ohne Erreichen des Ausgangsverhaltens)

Krampfen hat er aber nicht gesehen, nur dass ich bewusstlos dalag. Ich kann mich an nichts weiter erinnern und weiß eigentlich nicht, wie und was genau passiert ist." Auch bei diesem Anfall war der Zungenbiss sicher, denn das Mädchen hatte enorme Schmerzen und eine blutige Verletzung in seiner Zunge, welche insgesamt sehr angeschwollen war, genauso wie beim ersten Mal. „Bei diesem Krampf hatte ich gerade meine Menses", ergänzte das Mädchen.

Zur Zeit – seit etwa einem Jahr – sei sie auf Orfiril long 500 mg eingestellt. Das Jahr davor habe sie ein ähnliches Valproinsäure-Präparat eines anderen Herstellers genommen, sei dann aber immer so müde und schlapp gewesen, habe fast 10 kg zugenommen und sich schlecht konzentrieren können.

Während der Anamnese stellte sich dann heraus, dass das Mädchen vier Monate vor dem zweiten Grand mal eine *Tetanusimpfung wegen einer Knieverletzung* erhalten hatte. Die anderen Impfungen lagen schon drei Jahre und mehr zurück, beliefen sich aber auf summa summarum 14 Stück. Seit der letzten Impfung sei das Mädchen auch recht häufig deprimiert, hege Selbstzweifel, fühle sich des öfteren „als fünftes Rad am Wagen", sei „mal unten, mal oben" und habe zu nichts Lust. Dann kämen zeitweise sogar Gedanken an Selbstmord auf. Und seit ein paar Jahren gebe es immer wieder grippale Infekte, die das Mädchen in dieser Häufigkeit und Ausprägung früher nicht gekannt hatte. ...

- **Säugling mit West-Syndrom**

Die kleine acht Monate alte Ines leidet seit gut vier Monaten unter epileptischen Krampfanfällen (BNS-Krämpfen). Begonnen – so dass es den Eltern richtig auffiel – hat alles *nach der zweiten Mehrfachimpfung* (DPT zusammen mit HIB). Seitdem gibt es öfter „Schreckanfälle", wie die Eltern ursprünglich meinten. Allerdings konnte schon nach dem ersten Impftermin eine vermehrte „Schreckhaftigkeit" festgestellt werden, um welche sich die Eltern anfangs jedoch keine ernsthaften Sorgen machten, da diese nicht als Krampf identifiziert wurde.

Richtige Krampfanfälle wurden dann später nach dem Schlaf beobachtet. Weiterhin gab es Zuckungen beim Einschlafen; manchmal nur einmal am Tag, dann wieder mehrmals, meistens vor, nach oder während des Schlafens. Seit etwa sechs Wochen „gehe es rapide bergab" mit der Gesundheit. Ines wirke apathisch und folge einem Gegenstand nur kurz mit ihren Augen, der Blickkontakt werde immer weniger. Kein Lachen mehr, kein „Singen". Sie reagiere nicht mehr auf Ansprache. Starrer Blick. Ihre Lebhaftigkeit nahm ab. Dafür wurde sie zappeliger. Auch gab es keinerlei koordiniertes

Greifen mehr. Sie drehe sich immer seltener. Bei Hitze im Auto werde sie unruhig, schreie und krampfe. Die Zustände träten teilweise in Serien bis zu 7-mal hintereinander auf. Auf der anderen Seite seien aber auch manchmal über Tage hinweg keine Anfälle zu verzeichnen. Die Krämpfe seien vielfältiger Natur und hätten bisher folgendes Aussehen: Beine und Arme gestreckt, Augen starr; Beine über Kreuz, Arme über Kreuz, Augen starr; Kopfnicken; Zittern des ganzen Körpers; Hände zur Faust geballt mit innenliegendem Daumen; seit einer Woche auch Zuckungen am Mund mit Prusten, Schreien und Lachen vor und nach dem Anfall oder den Mund zusammengepresst. In letzter Zeit habe sich das Anfallsbild insofern erweitert, als dass hochfrequente generalisierte Kloni[1] den beschriebenen Zuständen für zwei bis drei Sekunden folgten, anschließend Wimmern für ein paar Sekunden. Wurde in der Kinderklinik mit Sabril (Antiepileptikum) eingestellt und mit „gutem EEG" entlassen (zuvor schwer pathologisches EEG entsprechend dem Bild einer Hypsarrhythmie[2], was ein Zeichen einer zentralen cerebralen Störung, einer Großhirnstörung, ist). Schon eine Woche später musste die Sabrildosis auf das Doppelte erhöht werden, da die Krampfanfälle wieder verstärkt auftraten.

Die Diagnose lautete „West-Syndrom", eine erstmals von dem englischen Arzt W. J. West beschriebene Encephalopathie beim Kleinkind, gekennzeichnet durch die Trias: 1. generalisierte kleine Anfälle (Petit mal) fokaler[3] und multifokaler Genese (BNS-Anfälle); 2. Hypsarrhythmie (diffuse gemischte Krampfpotentiale) im EEG (diagnostisch wegweisend); 3. psycho-motorische Entwicklungsstörungen; ... Die Prognose ist insgesamt ungünstig und im wesentlichen durch die Art der zugrundeliegenden Encephalopathie bestimmt mit später evtl. großen epileptischen Anfällen. – Im Falle der kleinen Ines hieß das explizit: *psycho-motorische Behinderung*, d. h. geistige und motorische Behinderung ein Leben lang. Sie würde nie sitzen, geschweige denn stehen und laufen können; von kognitiven Fähigkeiten ganz zu schweigen. ...

- **Beginnender Autismus**

Der kleine 2½-jährige Marc kam „wegen autistischer Züge nach einer MMR-Impfung" in die Praxis. Seine Eltern hatten beobachtet, dass sich das Verhalten ihres Sohnes zwei bis drei Wochen nach erfolgter Impfung geän-

[1] Kloni: schüttelnde Krämpfe

[2] Hypsarrhythmie: besonderer Typ eines schwer pathologischen EEG, meist bei schweren Behinderungen und BNS-Krämpfen

[3] fokal: von einem Herd ausgehend

dert hatte. „Er hat das Interesse am Spielen verloren; er spielt nicht mehr so wie früher." Auch seine Sprache habe sich gewandelt. „Das ‚Mama' und ‚Papa' ist weg. Er wiederholt es nur noch beim Vorsprechen." Darüber hinaus fehle ihm nun auch der Blickkontakt; Marc schaue jetzt durch einen hindurch oder woanders hin. Er sei in seiner eigenen Welt, richtig autistisch. „Man kann nur noch schwer Kontakt zu ihm aufnehmen." Und seit der Impfung habe der Bub „ständig erhöhte Temperatur, zwischen 37,5 °C und 37,8 °C, über Wochen schon, und das trotz Antibiotika". Marc schlafe auch wieder viel nachmittags, dafür sei er dann abends um so wacher.

Etwa zehn Tage nach besagter Impfung habe Marc mit einem generalisierten Hautausschlag am ganzen Körper reagiert, sein Gesicht ausgenommen; lauter rote Flecken für ein paar Tage. „Und zwei Tage nach der Impfung hatte er 39 °C Fieber, ohne weitere Symptome." Auf die vier DPT-Impfungen zuvor, welche des öfteren wegen Infekten (Husten, Schnupfen) verschoben werden mussten, habe der Junge auch schon jeweils reagiert, und zwar habe er „an der Einstichstelle einen ganz dicken Po bekommen". Die Stelle sei heiß angeschwollen und war hart. „Nach jeder dieser Impfungen." Das Ganze ging immer eine Woche lang. Bei dem begleitend aufgetretenen Fieber habe der Kinderarzt jedesmal zu einem Zäpfchen geraten. Auch die Zähne von Marc hätten sich sehr verschlechtert. „Der Zahnschmelz, 2 mm vom Zahnfleischrand, ist weggegangen; die Zähne haben sich dort braun verfärbt, sehen regelrecht zerfressen aus, innerhalb von nur zwei bis drei Wochen."

Soweit der Ursprung dieses beginnenden Autismus. Zuvor habe sich Marc „ganz normal entwickelt". Doch als Homöopath sieht man da ein wenig mehr das Absolute hinsichtlich Gesundheit und Krankheit, ganz besonders mit der miasmatischen Brille …

- **Schwerster Autismus**

„… in tiefer Verzweiflung wende ich mich heute nochmal an Sie, mit der Bitte, uns zu helfen. Ich habe letztes Jahr schon einmal mit Ihnen telefoniert. Ihr letzter Satz war: ‚Spricht Ihr Kind denn noch?', und ich meinte: ‚Ja, natürlich.' Jetzt spricht mein Sohn aber mittlerweile nichts mehr. Er ist aus meiner Sicht – und ich habe mich viel mit der Sache beschäftigt – impfgeschädigt durch eine Hepatitis A und B-Impfung (Twinrix)." … Und weiter hinten: „Martin verlor innerhalb einer Woche seine Sprechfähigkeit. Seitdem lallt er nur noch irgendwelche Laute". – So beginnt die schriftliche Anfrage einer verzweifelten Mutter bezüglich ihres vierjährigen autistischen Kindes hinsichtlich einer homöopathischen antimiasmatischen Behandlung.

Den aktuellen Zustand ihres Kindes beschreibt sie weiter: „Völlig persönlichkeitsverändert (von hochintelligent bis zum demenzartigen Zustand); autistisch (spielt nicht, kann nicht mit anderen Kindern spielen, würde aber gerne); kann sich überhaupt nicht konzentrieren; wahrnehmungsgestört; steckt sich häufig die Finger in die Ohren; völlig hyperaktiv (rennt im Wohnzimmer den ganzen Tag hin und her); leidet an Verstopfung (von Geburt an); ist süchtig nach Süßem und nach Weißmehlprodukten; kann nicht mehr sprechen, nur auf Aufforderung wiederholt er manchmal das gesagte Wort; ist aber trotzdem fröhlich und lustig; ist schwer zum Schlafen zu bringen, schläft dann aber zehn bis elf Stunden durch." Des weiteren wurde eine „visuelle Epilepsie" bei Martin festgestellt, die sich „für uns nur mit Augenzwinkern bemerkbar macht". Deswegen erhielt der Junge das Antiepileptikum Timonil. „Das EEG ist aber noch unverändert schlecht bzw. pathologisch, d.h., es ist nicht im Griff." Eine Ärztin habe auch eine starke Candidabelastung im Darm diagnostiziert und eine Nahrungsmittelallergie auf Weizen, Walnüsse, Tomaten, Eier und Zucker. Außerdem bestünden bei Martin diverse Ängste, z.B. vor Hunden, fremden Personen, Dunkelheit und vielem mehr. … „Der betreuende Neurologe in der RWTH Klinik Aachen, ein Spezialist auf seinem Gebiet, vermutet eine Neurotransmitterstörung, insbesondere des Neurotransmitters Serotonin. An der Uni-Klinik in Leuven, Belgien, hat der Professor, einer der zehn größten Stoffwechselspezialisten in Europa, zuvor einen sehr hohen ADP-Wert gefunden und diagnostizierte einen Blutplättchen-Signalübertragungs-Defekt. Dieses Ergebnis korrespondiert auch mit den Vermutungen in Aachen. … *Aus meiner Sicht sind das alles Folgen, aber nicht die Ursache!*" – Soweit die Angaben und Stellungnahme der Mutter in ihrem Schreiben.

Eine Heilpraktikerin habe bei Martin „eine Störung der Myelinbildung nach der Twinrix-Impfung, eine Störung des Wachstums der Axone im zentralen und peripheren Nervensystem, einen gestörten Eiweiß-Zellstoffwechsel und eine erhöhte Quecksilberbelastung" durch Austestung festgestellt, was meines Erachtens der ganzen Sache sehr nahe kommt.

Die klinische Beobachtung von Martin zeigte ein stark auffälliges Verhalten: „Er scheint in einer eigenen Welt zu leben. Er hielt nur kurz Blickkontakt, es scheint, als schaute er die Beobachter durch einen Schleier an. Sein Spielverhalten entsprach dem eines eineinhalbjährigen Kindes. Auffallend waren seine kurze Aufmerksamkeitsspanne und seine Umtriebigkeit. Anhand von Videoaufnahmen vor und nach der Erkrankung wurde eindrucksvoll deutlich, in welchem Ausmaß er sich verändert haben muss." So ist es in dem Bericht des Kinderhospitals Frankfurt zu lesen. Gemäß dem Fachbereich Kinderheilkunde Wiesbaden wurde schließlich die Diagnose

„schwere psychomentale Entwicklungsregression ungeklärter Ursache“ gestellt, wobei zeitliche Zusammenhänge mit den zwei Twinrix-Impfungen eingeräumt wurden.[1] Laut dem Autismusinstitut Langen lagen bei Martin „autistische Züge“ vor wegen „Defiziten in der kommunikativen Sprache, panikartigen Ängsten, kaum Rollenspielen und gelegentlichen stereotypen und rituellen Verhaltensweisen“. Eine andere Kinderklinik bestätigte diese Diagnose, indem sie „eine autistiforme Verhaltensstörung bei Verdacht auf visuelle Krampfanfälle (Terror fits)“ feststellte. …

- **ADHS**

Mit zwei Jahren plötzlich „Turbokind“: „Hannes ist unser erstes Kind, auf das wir fünf Jahre warten mussten. Nach mehreren missglückten Inseminationen wurde ich endlich schwanger. … Es begann eine sorgenfreie, fröhliche Zeit zu dritt. Bis zu seinem zweitem Geburtstag war Hannes völlig unauffällig, sowohl körperlich als auch psychisch. Kurz danach bemerkten wir dann verstärkte Trotzanfälle, Wutausbrüche auf dem Fußboden und verspätetes Einschlafen am Abend. Anfangs führten wir all dieses noch auf die ‚terrible two's-Phase‘ zurück.“ – So steht es im Bericht einer jungen Mutter zu ihrem verhaltensauffälligen Kind. – „Im Kindergarten fiel Hannes durch große Ablöseschwierigkeiten von mir und durch schwaches Sozialverhalten auf. Auch später in der Schule beschrieb ihn seine Lehrerin als zappelig, ungehorsam, teilweise respektlos und albern, aber auch als guten Schüler im Rechnen, eifrig im Lesen und Schreiben, sehr gut im Malen, viel besser im Zweierunterricht als in der Gruppenarbeit, alleine in den Pausen, wirkt ausgegrenzt beim Spiel, eher ernst, traurig und still.“ Es folgten Gespräche mit der Schulpsychologin, „eine Odyssee zu Ärzten, Neurologen, Psychologen, Mal- und Spieltherapeuten“. „Ein Termin folgte dem anderen, und ohne uns richtig bewusst zu werden, standen wir mit der ersten Packung Ritalin auf der Straße“. Die Diagnose lautete Hyperaktivität und ADS. Über die Zeit mit Ritalin wurde Hannes „insgesamt ruhiger bis passiv am Tage, appetitlos und aufgedreht am Abend und hatte die größten Einschlafprobleme“. Im Familienleben machte er die gleichen Aktionen wie vorher, viele

---

[1] „Bei Folgeerkrankungen oder Folgeschäden nach Impfungen ist der zeitliche Zusammenhang wesentlich, da es keine spezifischen Untersuchungen gibt, die einen sogenannten Impfschaden beweisen könnten. Wenn kein anderes Krankheitsbild zu diagnostizieren ist und keine andere Kausalität im Zusammenhang mit dem Auftreten von Symptomen nach einer Impfung festzustellen ist, dann sind die Gesundheitsstörungen als eine Impffolge anzunehmen.“ – Dr. med. Herbert Pfeiffer in einem Gutachten eines anderen Impfschadenfalls

Frustanfälle und Streitereien mit dem Bruder. „Nach 1½ Jahren setzten wir eigenmächtig Ritalin ab, nachdem ich mich vom Laien zum Profi bezüglich ADS entwickelt hatte und die Nebenwirkungen nicht mehr hinnehmen wollte."

Hannes sei ein sehr sensibles, emotional „wackeliges", hochintelligentes, kreatives und besonders einfühlsames Kind, wie ihn seine Mutter beschreibt. „Hannes und ich verstehen uns oft ohne Worte." Seine Launenhaftigkeit, seine extremen Stimmungsschwankungen, seine grenzenlose Eifersucht, seine teilweise Traurigkeit, „die eigentlich nur Hilflosigkeit kaschiert", und vor allem die Respektlosigkeit seinen Eltern gegenüber überschatteten oft sein eigentlich liebenswürdiges, zärtliches, fröhliches Wesen. „Auf Anraten der Psychologin, bei der Hannes eine Therapie macht, wurden mehrere Hochbegabtentests durchgeführt. Ergebnis: IQ[1] zwischen 128 und 138 in der Spitze! Teilweise wurden die Tests sogar erst abends durchgeführt, obwohl er müde war."

Hannes ist „leicht eingeschnappt", „geht schnell hoch", schreit oft „bei Ungerechtigkeiten" oder knallt mit den Türen. In der Schule, jetzt Gymnasium, ist er dominant und möchte immer der Chef sein. Sein Selbstwertgefühl ist aber eher schlecht. Zeitweise sei er sogar depressiv verstimmt und sage schon mal, er möchte nicht mehr leben.

Bis zum Alter von zwei Jahren hatte der Bub bereits 23 Impfungen erhalten (DPT, samt HIB und Polio, MMR, BCG). Und kurz nach seinem zweiten Geburtstag einen Tuberkulintest (Tine-Test), der sich bekanntermaßen genauso verheerend wie eine BCG-Impfung auswirken kann[2] und der später noch dreimal wiederholt wurde. Alles in allem – bis zum Zeitpunkt seiner Vorstellung in der homöopathischen Praxis – gab es, sage und schreibe, 34 Impfungen (inklusive FSME, Hepatitis A und B) und vier Tine-Tests! – Da muss doch jeder kleine Körper – und sicherlich auch die Psyche – irgendwie pathologisch oder sonst wie auffällig reagieren, je nach miasmatischer Schwachstelle und familiärer Prädisposition eben mit ADS, MS, Epilepsie, Angstzuständen, Diabetes, Infektanfälligkeiten oder sonstigen mehr oder weniger schweren chronischen Störungen! Und miasmatische

---

1 IQ: Intelligenzquotient; der Quotient aus Intelligenz und Lebensalter (× 100). Ergebnis eines Intelligenztestes. Das Ergebnis wird an der Abweichung (nicht Prozentsatz!) vom Mittelwert der Bevölkerung gemessen. Der Mittelwert beträgt 100 und bezeichnet altersentsprechend die durchschnittliche Intelligenzreife; die Standardabweichung beträgt 15. Der IQ gibt nur bedingt das intellektuelle Leistungsvermögen eines Kindes oder Erwachsenen wieder, da er wesentliche Persönlichkeitseigenschaften nicht erfasst.

2 siehe Kapitel 3.2, Stichwort „BCG-Impfung und Tuberkulinie"

Vorbelastungen gab es auch bei Hannes zuhauf, das kann man schon an den vielen vergeblichen Inseminationen der Mutter ablesen, d.h. an der Tatsache, dass diese im gynäkologischen Bereich erhebliche Probleme hatte, welche eine deutliche miasmatische Sprache sprechen. …

- **Mehrfachbehinderungen**

Wie weit es mit Behinderungen gehen kann, wird an dem bedrückenden Beispiel eines 22-jährigen jungen Mannes sichtbar, der seit Jahren an den Rollstuhl gefesselt war, kaum imstande, seinen eigenen Kopf zu halten, und sich im Ganzen nicht mehr selbständig bewegen konnte. – „Früher, als Kind, ist er sogar Schlittschuh gelaufen!“ – Seine Diagnose bestand in einer *Tetraspastik*[1], einem *schweren Anfallsleiden* („im Schnitt ca. drei bis sechs Grand mals die Woche, zusammengenommen etwa 8 500 große Anfälle in seinem ganzen Leben!“, so die Mutter anhand ihrer Aufzeichnungen) und einer *hochgradig psychomotorischen Behinderung*. Völliger Sprachverlust im Alter von neun Jahren und zehn Monaten. – „Die Monate vorher konnte er noch sprechen, war aber schon geistig behindert.“ Zu dieser Zeit hatte er heftige Zorn- und Wutanfälle und Halluzinationen. Er hat immer wilde Tiere gesehen, die ihn fressen wollten, oder Menschen, die ihn verbrennen wollten. „Doch ganz früher, als kleines Kind, war er immer sehr kontaktfreudig, fröhlich, heiter und von anderen ein heißgeliebtes Kind.“ – Seine Hände waren bereits dermaßen stark missgebildet, dass sie in den Handgelenken zu den Unterarmen einen Winkel von 90 ° bildeten. Er konnte sie kaum noch bewegen. Ähnlich deformiert imponierten seine unteren Extremitäten.

Der junge Mann war mittlerweile bis auf Haut und Knochen völlig abgemagert und außerordentlich hypoton, so dass nicht einmal sein Mundschluss funktionierte. Sein Kinn bzw. Kiefer musste permanent gehalten werden, und das seit mehr als zehn Jahren! Einer seiner sich aufopfernden Geschwister tat dies rund um die Uhr, „damit er besser atmen kann“. Meist schaute er starr, machte auffällige Schluckbewegungen, „dann ist er wieder verkrampft und bekommt keine Luft“, sog. „stille Anfälle“, wie seine Eltern erklärten. Seit zwei Jahren konnte er nur noch über eine PEG-Sonde[2] künstlich ernährt werden. Sein Allgemeinzustand wurde über die letzten Jahre hinweg kontinuierlich schwächer.

Begonnen hatte alles *nach den ersten Impfungen*. Im Alter von elf Mona-

---

1 Tetraspastik: pathologische Vermehrung des Spannungszustandes der Muskulatur aller vier Gliedmaßen

2 PEG: *p*erkutane *e*ndoskopische *G*astrostomie; operative Eröffnung des Magens zwecks künstlicher Ernährung

ten gab es den „ersten Krampfanfall mit Fieber bis zu 41,3 °C, ‚Medikamentenresistenz' und Atemstillstand für ca. fünf Minuten", was meines Erachtens auf eine *deutliche encephalitische Reaktion* hindeutet. Der Mann war eine *Frühgeburt* („wahrscheinlich fünf Wochen zu früh") und hat in den ersten Lebensmonaten sehr viel geschrien (Blähungskoliken). Mit zwei Jahren gab es „unerklärliche" nächtliche Angst- und Panikattacken, „die ihn wie einen Verrückten haben aussehen lassen". Mit drei Jahren wurde er dann verhaltensgestört und aggressiv, hat gebissen, alles angefasst, jeden Schalter betätigt, ja er war richtig enthemmt und hyperaktiv.

Die Vorstellung beim „Kinderneuropsychiater" brachte die Diagnose „Erethismus", was laut klinischem Wörterbuch Pschyrembel „ein typisches Syndrom im Kleinkindalter mit gesteigertem Bewegungsdrang, psychomotorischer Unruhe und Intelligenzstörung" ist. – Ein typisches Syndrom im Kleinkindalter! Merken Sie etwas? Typisch für was? Für das Alter? Hier handelt es sich doch um eine pathologische Störung, um eine encephalitische Reaktion! – Die Vermutung einer Quecksilbervergiftung als Ursache wurde auch geäußert. Quecksilbervergiftung – aber woher? Mit dem Thiomersal[1] aus den Impfampullen hat das damals leider niemand in Verbindung gebracht!

Jedenfalls folgte mit der Zeit eine sprachliche Retardierung und später die Einschulung auf eine Sonderschule. Und schließlich die *Tetanusimpfung nach einem Fahrradsturz* mit 7½ Jahren. „Die hat ihm den Rest gegeben. Danach wurde er immer schwächer, stolperte nur noch, fiel hin und drehte sich schließlich in der Nacht nicht mehr um." Seine Wahrnehmungs- und Koordinationsstörungen wurden manifester. „Mit neun Jahren dann Nierenversagen nach einer unterdrückenden Behandlung im Spital wegen eines hoch fieberhaften Infektes mit acht Tagen Koma. Danach war er komplett gelähmt (oder nur zu schwach?)", so seine ratlose Mutter. …

- **Morbus Crohn im Kindesalter**

Die Mutter der 15-jährigen Miriam, welche wegen eines seit etwa sechs Jahre bestehenden „atypischen Morbus Crohn" Mitte November 1998 in die chronische Behandlung kam, gab mit dem homöopathischen Fragebogen ihrer Tochter folgenden schriftlichen Krankenbericht ab: „Seit ca. 1992 treten in Abständen von zwei bis drei Monaten Bauchschmerzen auf. Diese dauerten anfänglich ein bis zwei Tage, zur Zeit vier bis sechs Wochen,

[1] Thiomersal: chemische Verbindung aus Thiosalicylsäure und Äthyl*quecksilber*; zerfällt bereits in der Impfampulle in diese Bestandteile und enthält dann zu 50 % reines *Quecksilber*! (siehe Kapitel 1.19)

wobei mehrtägige Phasen mit geringeren Schmerzen feststellbar sind. Während am Anfang der Abstand zwischen den Schmerzperioden ziemlich exakt drei Monate betrug, sind zur Zeit nur noch ein bis zwei Monate schmerzfrei. Während dieser Phase macht Miriam einen vollkommen gesunden Eindruck. Sie ist dann fröhlich und ausgeglichen. – Die Schmerzphase beginnt mit Erbrechen (war früher wesentlich stärker). Dann treten anhaltende Bauchschmerzen mit starken kolikartigen, krampfigen Schmerzattacken auf. Auch nachts ist es sehr schlimm. Miriam krümmt sich dann zusammen, liegt ganz verwunden im Bett und hat Angst. Zur Zeit lassen sich ca. fünf Schmerzhöhepunkte feststellen. Nach dem letzten Höhepunkt klingen die Bauchschmerzen sehr rasch ab (ein bis zwei Tage), teilweise bleiben sie sogar schlagartig aus. Miriam kann dann wieder alles essen. Je länger die Schmerzen dauern, desto mehr verändert sich Miriams psychische Verfassung. Sie wird stark depressiv und kann die Schmerzen kaum mehr ertragen. Bei starken Schmerzzuständen gerät sie in einen fast als ‚hysterisch' bezeichenbaren Zustand. – Seit Juli 1998 erhält Miriam das Cortison-Präparat Urbason und Tramal-Schmerztabletten. Bei einer Dosierung von 3×40 mg verschwinden die Beschwerden innerhalb einer halben Stunde. Die Cortison-Gaben wurden Ende Juli 1998 mit dem Nachlassen des Schmerzes beendet und Ende September mit dem Beginn des neuesten Schmerzzustandes wieder aufgenommen und bis heute fortgesetzt. Miriam war mehrere Male stationär im Krankenhaus. Befund: Verdacht auf atypischen Morbus Crohn."

Begonnen habe alles im Alter von neun Jahren, im Sommer 1992, nach einer sechswöchigen Bali-Reise. Da habe Miriam ca. acht Wochen lang Resochin junior als Malaria-Prophylaxe eingenommen. Ab September '92 habe sie dann häufiger Bauchschmerzen bekommen, viel erbrochen, bis hin zu Galleerbrechen mit Acetongeruch. „Anfangs ein bis zwei Tage, später im Dreimonatsrhythmus." Untersuchungen im Tropeninstitut blieben jedoch ohne Ergebnis. Miriams Vater hatte zu dieser Zeit eine Herzmuskelentzündung, „unter Umständen auch aufgrund der wochenlangen Resochin-Einnahme".

Seit zwei Monaten nehme Miriam nun regelmäßig Cortison. Seither blieben auch ihre Bauchschmerzen beständig, und seither habe sie auch gehörig an Gewicht zugenommen und ein sog. Cushing-Syndrom entwickelt.

Ansonsten ginge es dem Mädchen recht gut; es sei relativ gesund. „Doch nach diesen Phasen hat Miriam häufig Erkältungen in Form einer Angina mit mäßigem Fieber (so um 37,5 °C bis 38 °C) und Schnupfen bekommen, welche teilweise mit Antibiotika behandelt wurden." An Impfungen habe sie die damals übliche Dreifachimpfung DPT (Diphtherie, Pertussis [Keuchhusten], Tetanus), einzelne Tetanusimpfungen und weitere gegen Polio, Masern, Mumps, Röteln sowie FSME erhalten. Ein Tine-Test (Tuberkulosetest) im November 1994 und die letzte FSME-Impfung Anfang 1995 bildeten den Abschluss. Oktober 1994 litt Miriam an einer „Nierenbeckenentzündung ohne Schmerzen mit bis zu 41 °C hohem Fieber“, welche wiederum antibiotisch versorgt wurde. …

- **Depressionen und Psychose**

Dieser Fall handelt von einem 45-jährigem Mann mit der Diagnose *Borderline-Syndrom*, einem psychiatrischen Krankheitsbild, welches gemäß klinischem Wörterbuch im Grenzbereich „zwischen neurotischer und psychotischer Persönlichkeitsstörung“ liegt. Seit mehr als 15 Jahren nehme der Mann regelmäßig schwere Psychopharmaka ein, insbesondere ein Antidepressivum und „ab und zu auch ein Neuroleptikum[1]“. „Damit ich arbeiten kann. Sie nehmen die Spitze, holen mich aus der Starre heraus.“ Und seit vielen Jahren befinde er sich in psychotherapeutischer Behandlung.

„Seit meiner Kindheit habe ich Depressionen, welche sich in der Pubertät verstärkt haben“, so der arme Mann weiter. Doch so schlimm, dass er irgendwelche Medikamente hätte einnehmen müssen, war es damals nicht. „Meinen ersten psychotischen Schub hatte ich im Alter von 20 Jahren, seitdem habe ich damit zu tun.“ Bei der chronischen Anamnese konnten wir dann herausarbeiten, dass diese erste handfeste Psychose, mit der sein langer chronischer Leidensweg begann, bei der Bundeswehr auftrat. Und zwar etwa drei Wochen nach einer *Tetanusimpfung*! „Ich hatte panische Angst- und Unruhezustände und ständig das Gefühl, ich falle auseinander, schnappe über.“ Es erfolgte die sofortige Einweisung in eine geschlossene Anstalt von mehrmonatiger Dauer und entsprechender unterdrückender Behandlung.[2]

„Später traten dann auch Zukunftsängste, Angst, nicht zu genügen, nicht

---

[1] Neuroleptikum: psychotrope Substanzen mit charakteristischer Wirkung auf Psychosen und andere psychische Störungen

[2] Wie menschenunwürdig es teilweise in solchen Einrichtungen zugehen kann, wird an dem Bericht eines anderen Patienten deutlich, der seit seiner Jugend unter starker Epilepsie zu leiden hatte, seit dieser Zeit die verschiedensten Antiepileptika einnahm und schließlich mit 56 Jahren wegen einer akuten Psychose „in eine Nervenheilanstalt“ eingeliefert wurde. Während seiner chronischen Anamnese gab er folgende traumatische Erinnerung zu Protokoll: „Wir wurden damals wie Vieh behandelt. Alle paar Tage wurden wir in einer großen Gemeinschaftsdusche splitternackt von einem ‚Wärter‘ mit einem Schlauch und kaltem Wasser von weitem abgespritzt!“

genug zu leisten, Orientierungslosigkeit, Leistungsschwäche und das Gefühl einer Lähmung auf, wie Kaugummi im Gehirn." Der Mann würde heute am liebsten nur noch im Bett liegen bleiben und Ruhe haben, ohne denken zu müssen. Des weiteren gab es immer noch häufig panische Angstattacken, „nichts Konkretes", wie er sagte, das Gefühl des Nicht-denken-Könnens, Herzrasen und Schweißausbrüche. Auch Angst vor Dunkelheit und Angst verrückt zu werden, „das ist immer so ein Grundgefühl". Manchmal auch Angst vor dem Autofahren. Aber jeden Tag – jahraus, jahrein – Angst, morgens aus dem Haus zu gehen, den Tag zu bestehen!

Seit der Bundeswehrzeit habe der Mann auch immer mit Kopfschmerzen zu tun, „mittig, tief im Gehirn, ein Spannungs- und Krampfschmerz", teilweise mit einer „Bewusstseinseintrübung", wie „ich bin nicht klar". Des weiteren gab es häufig grippale Infekte, welche sich lange hinzögen, ohne Fieber, „höchstens mit leichter Temperaturerhöhung". „Ich bekomme schon lange kein Fieber mehr", konnte sich der Mann erinnern. Früher, bereits vor seiner Teenyzeit, wurden jegliche Infekte antibiotisch behandelt, was er erst seit fünf Jahren anders handhabe. ...

- **Schlucklähmung**

Im folgenden geht es um eine Schlucklähmung. Eine noch stillende junge Mutter hatte eine DT-Impfung (Diphtherie und Tetanus) wegen einer Splitterverletzung erhalten. „Sechs Wochen später bekam ich Schluckkrämpfe, 18 Stunden lang. Ich konnte nicht schlucken und hatte auch das Gefühl, ich bekomme keine Luft mehr. Ich ließ den Notarzt holen und kam sofort ins Krankenhaus. Dort erhielt ich dann zweimal 250 mg Cortison, eine Infusion mittels Kochsalzlösung und Antibiotika. Ich hatte Todesangst, konnte die Tabletten nicht schlucken. So etwas hatte ich noch nie zuvor in meinem Leben."

Zeitweise konnte die junge Frau dann kein Wasser mehr trinken. Einen Tag vor dem Ganzen litt sie unter einer starken Erkältung mit sehr starken Kopfschmerzen, „tief im Inneren des Kopfes". „Vielleicht war es ja eine Gehirnentzündung?", so die Frau, die sich mittlerweile mit der Impfthematik schon intensiv auseinandergesetzt hatte. Stramonium habe ihr schließlich akut geholfen.

Später, etwa zwei Monate nach dieser Schlucklähmung, trat eine ausgeprägte Verschleimung auf. „Das ging über zwei Jahre hinweg, im Kehlkopfbereich, weißlich, zäh. Vieles kam auch die Nebenhöhlen herunter." Dann habe sie wieder nicht schlucken können, beim Essen. „Das ging ein paar Tage lang. Kalium carbonicum hat diesmal geholfen." Seither sei das Schlucken wieder einigermaßen gut, doch „die Angst, dass ich das Essen nicht herunterbekomme", sei noch da. „Ich habe große Angst zu ersticken." Das Essen mache so keinen Spaß mehr. Außerdem empfinde die Frau ein Druckgefühl im Hals, „da ist es eng". Berührung von außen sei aber kein Problem. „Ein bis zweimal im Monat gibt es noch diese Schluckbeschwerden. Mal ist alles wie zugeschnürt."

Dies alles erinnert sehr an eine *Form von Tetanussymptomatik*, wie sie im Buche steht! Unter dem Stichwort „Tetanus" ist nämlich im Roche Lexikon Medizin u. a. zu lesen: „... schmerzhafte tonische Krämpfe der quergestreiften Muskulatur (Refexerregbarkeitssteigerung durch Tetanospasmin), meist beginnend in der Kaumuskulatur (Trismus, Risus sardonicus), auf Nacken und Stamm, weniger auch Extremitäten übergreifend (meist Opistho-, selten Pleurotho-, Emprostho- oder Orhotonus); zwischendurch auch klonische Anfälle (mit an Tollwut erinnernden Zwerchfell- und *Schlingkrämpfen*); ferner Allgemeinsymptome und ..." (Hervorhebung durch den Verfasser).

Schlucklähmungen als Impfreaktion sind bei weitem keine Einzelfälle. So berichtete mir beispielsweise eine andere Patientin, dass sie eine Schlucklähmung „vor ca. 18 Jahren nach einer Einzelimpfung gegen Tetanus" gehabt habe. „Heute kommt das manchmal auch noch vor, allerdings in einer leichteren, harmonischen Form und nicht mehr so bedrohlich wie damals".

- **Thrombozytopenie**

Die 2½-jährige Sandra reagierte ca. zwei Wochen nach einer DPT-Impfung mit massiven blauen Flecken und hohem Fieber („über 40 °C"). In der Klinik diagnostizierte man eine hochgradige *Thrombozytopenie*[1], der *„Armut an Blutplättchen"* mit der großen Gefahr von nicht zu stoppenden Spontanblutungen, mit einer Thrombozytenzahl von nur 9 000 (Normalwerte zwischen 150 000 und ca. 400 000!). Sandra erhielt seitdem sehr oft Infusionen (bislang etwa 10mal) und hochdosiert Cortison als Dauermedikation. „Sie wäre uns einmal fast verblutet, hatte zum damaligen Zeitpunkt nur 2 000 ‚Thrombos'!", sagte die Mutter in der homöopathischen Anamnese.

Sandra hatte recht viele Impfungen erhalten, jedoch nie auffallend reagiert. Erst die letzte DPT-Boosterimpfung brachte das Fass zum Überlaufen. Die Blutergüsse und Petechien[2], welche sich nun schon nach recht leichten Berührungen einstellten, heilten i. d. R. erst nach etwa vier Wochen ab. Die Impfstelle, an der alles begann, war damals dick und blau angeschwollen. ...

---

1 siehe hierzu auch die Fußnote in Kapitel 1.6, Dr. Anthony Morris ...
2 Petechien: kleinste punktförmige Haut- und Schleimhautblutungen (Kapillarblutung)

• **Akute und chronische Atemnot und vieles mehr**
Ein 32-jähriger Mann berichtet von immerwährenden Atemnotzuständen und vielem mehr seit mehr als sieben Jahren:
„Bei einer Reise nach Fernost Ende 2002 traten akute Beschwerden in Form von kurzzeitigem hohen Fieber, starkem Schwindelgefühl (aufrechtes Stehen mit geschlossenen Augen war nicht mehr möglich – auch ohne Fieber, das schnell wieder abklang) und insbesondere akuter und chronischer Atemnot. Die Symptome erschienen fremdartig, da sie (vor allem, was die Atemnot betraf) nicht den bekannten Beschwerden einer Erkältung oder eines grippalen Infektes entsprachen (keinerlei Hustenreiz, kein Schnupfen oder dergleichen). Morgens fühlten sich meine Lungen verklebt an; ich musste ruckartig atmen, um sie wieder zu öffnen.

Auch nach der Rückkehr nach Deutschland hielten die Beschwerden mehrere Monate an, zusätzlich begleitet von plötzlich auftretendem kalten Schwitzen, großer Erschöpfung, schweren Konzentrationsschwierigkeiten und auffallend häufig auftretenden Erkältungskrankheiten.

Erwähnt werden sollte in diesem Zusammenhang auch, dass bei plötzlichem Erwachen aus dem Schlaf teilweise völlige Verwirrtheit auftrat bzw. eine eigenartige Unfähigkeit, aus dem zuvor Geträumten und dem Schlafzustand in die Realität zurückzufinden.

Die Beschwerden waren schulmedizinisch nicht erklärbar.

Eine Blutanalyse ergab keinerlei bakterielle oder virale Infektion oder sonstige Auffälligkeiten. Lediglich bemerkenswert war der erhöhte Wert der Antikörper gegen Erreger des Pfeifferschen Drüsenfiebers (EBV), was jedoch mit einer u. U. nur peripheren Auseinandersetzung des Immunsystems mit dem Erreger erklärt wurde.

Im Juni 2003 wurde dann im Hinblick auf weitere Reisen eine Polio-Tetanus-Diphtherie-Kombinationsimpfung in der betriebsärztlichen Dienststelle durchgeführt.

Bereits drei Stunden nach der Impfung trat ein so großer Schwindel auf, dass ein aufrechtes Stehen nicht mehr möglich war. Ich fiel für mehrere Monate regelrecht aus, da ich mit schwerster Erschöpfung zu kämpfen hatte. Unmittelbar nach der Impfung trat akute Atemnot in bis dahin völlig unbekanntem und erschreckendem Ausmaß auf, die im Grunde (in veränderter bzw. eigentlich verschlechterter Form) bis heute besteht.

Sportliche Betätigung war trotz meiner bis dahin bestehenden guten Fitness von einem Moment auf den anderen (bis heute!) nicht mehr möglich.

Dazu kamen weitere sehr belastende Beschwerden: völlige Unfähigkeit zur Konzentration, ein unerklärliches Zucken zwischen den Augen (inzwischen nicht mehr vorhanden), Gereiztheit, Niedergeschlagenheit, Veränderung des Schlafs (bis heute), in den Folgemonaten zahlreiche Infekte und Erkältungen, Veränderung der Motorik in den Unterarmen.

Sämtliche daraufhin vorgenommenen schulmedizinischen Untersuchungen (EKG, Ultraschall, Herzultraschall, Lungenfunktion, Untersuchung auf Asthma, Belastungs-EKG etc.) ließen mich völlig gesund erscheinen. Ein Zusammenhang mit der Impfung wurde verneint.

Im Grunde bestehen die Beschwerden bis heute fort, einiges hat sich im Laufe der Jahre ein wenig verbessert (etwa die Konzentrationsfähigkeit), insbesondere jedoch die Atemprobleme haben sich immens weiter verschlechtert. Auch ist es mir nicht möglich, Sport über einen längeren Zeitraum zu treiben und mich körperlichen Belastungen zu unterziehen.

Insgesamt bin ich seit der Impfung im Juni 2003 nicht mehr derselbe, der ich zuvor war." …

- **Alles nur psychisch bedingt?**

„Vor sieben Jahren erhielt ich eine Hepatitis A und B-Impfung (Twinrix), nur wenige Tage vorher eine Tetanusimpfung. Kurze Zeit später bekam ich starke Übelkeit, immer wieder Erbrechen und Schwindel. Ich wurde daraufhin in eine anthroposophische Klinik eingewiesen, was jedoch nicht von Erfolg gekrönt war. Später bekam ich Gelbsucht (immer wieder waren verschiedene Teile meines Körpers gelb, wie z. B. die Hände, die Füße oder auch das Gesicht). Zu dieser Zeit waren auch die Leberwerte (GOT und GPT) erhöht, was jedoch auf den Epstein-Barr-Virus[1] geschoben wurde, welchen ich dann auch sehr lange Zeit akut hatte. Auch die Unterbauchschmerzen begannen ziemlich schnell nach der Impfung, welche sehr schnell in extreme Dauerschmerzen übergingen (bis heute andauernde Unterbauchschmerzen). Zum großen Teil, gerade auch wegen dieser Schmerzen, habe ich einige Krankenhausaufenthalte hinter mir, während denen mehrfache Darmspiegelungen, zwei Dünndarmspiegelungen, Rektoskopien, Laparoskopien und vieles mehr vorgenommen wurden.

Ich bekam dann auch sehr schmerzhafte, ziehende und reißende Muskelschmerzen, hauptsächlich in meinen Armen und Beinen, am stärksten ausgeprägt jedoch in den Beinen, so als würde mir jemand alle Muskeln herausziehen. Schon damals, vor sieben Jahren, begann auch eine sich immer weiter steigernde Schwäche, eine andauernde Müdigkeit. Gleichzeitig wurde mein Schlaf immer schlechter, immer weniger, und ich schlief immer

---

[1] Epstein-Barr-Virus: EBV; Virus mit enger Beziehung zu den Herpesviren; tritt beim Pfeifferschen Drüsenfieber gehäuft auf

noch später ein, woraufhin ich dann zweimal in ein Schlaflabor geschickt wurde.

Kurze Zeit später wurde mir Hoffnung auf Besserung gemacht, und ich wurde stationär aufgenommen, wobei ich vorher nicht wusste, dass ich in einer Psychiatrie landete. Ich bekam dort Stangyl[1] und Zoloft[2], was mir jedoch überhaupt nicht geholfen hat, ich hatte nur Nebenwirkungen. Mir war weiterhin immer schlecht, was heute am stärksten nachts ist, direkt nach dem Essen bzw. Trinken (vor allem nach dem ersten Essen am Tag), aber auch, wenn ich längere Zeit nichts gegessen habe. Ich habe auch oft leichteres Fieber, ein Hitzegefühl im Kopf und das Gefühl, als wenn ich eine Grippe bekommen würde. Ich habe oft Kopfschmerzen, oft in Verbindung mit starkem Schwindel. Außerdem habe ich zu den Dauerschmerzen im Unterbauch schubweise Durchfall, früher hartnäckige Verstopfung, Schleim im Stuhl und manchmal auch Blut. Vor zwei Jahren wurde eine entzündliche Darmerkrankung (blutende Proktokolitis) festgestellt.

Später fingen dann die ganzen neurologischen Symptome an. Zuerst begann es mit einer Polyneuropathie[3]. Ich bekam ein starkes Kribbeln, so als würden Ameisen und Spinnen laufen. Zusätzlich habe ich sehr starke Nervenschmerzen, vor allem in den Beinen; Schmerzen, als würde mir jemand mit dem Feuerzeug unter der Haut hinauf- und hinunterfahren, als würden mir die Beine abbrennen, auch in den Füßen. Auch habe ich starke Muskelkrämpfe, Muskelkater und Muskelzuckungen. Es besteht sowohl eine Muskelsteife als auch eine Muskelschwäche. Ich habe oft kein Gefühl mehr, habe Gleichgewichtsstörungen mit dem Gefühl zu fallen, eine Krampfneigung (bin einmal in einem Restaurant umgefallen) und Sehstörungen.

Vor neun Monaten kam ich mit Verdacht auf MS (Multiple Sklerose) bzw. ALS[4] in eine neurologische Klinik, wo eine Lumbalpunktion gemacht wurde, an der ich beinahe gestorben wäre (konnte drei Wochen lang nur ganz flach auf dem Bauch liegen, hatte extreme Kopfschmerzen, als ob das Schädeldach platzen würde, anfangs auch extreme Rückenschmerzen, ständiges Erbrechen mit Galle, ich konnte keinen Schluck Wasser bei mir

---

[1] Stangyl: ein Psychopharmakon mit den Leitsymptomen Schlafstörungen, Angst, innere Unruhe (Rote Liste)

[2] Zoloft: ein Psychopharmakon zur Behandlung depressiver Erkrankungen und zur Rezidivprophylaxe depressiver Erkrankungen (Rote Liste)

[3] Polyneuropathie: Oberbegriff für systemische entzündliche und degenerative Erkrankungen der peripheren Nerven

[4] ALS: amyotrophe Lateralsklerose; Systemerkrankung des Rückenmarks

behalten, Fieber). Außerdem habe ich Morbus Bechterew, Morbus Ormond[1] (retroperitoneale Fibrose)."

Diesen erschütternden Bericht schrieb eine 23 Jahre junge, bildhübsche Patientin als chronologische Kurzfassung ihrer Krankengeschichte in den homöopathischen Fragebogen hinein, eine Frau, die von ihrem 17. Lebensjahr an um ihr ganzes Leben betrogen wurde und nun – seit der Lumbalpunktion – im Rollstuhl sitzt! Ihre Ärzte hatten sie nie recht ernst genommen, als alles vor sieben Jahren begann, „immer alles auf ihre Psyche geschoben, die übliche Schiene von Selbsttäuschung und Einbildung, wenn sie selber nicht weiterwissen". …

• Zwei aktuelle Zeitungsmeldungen

Abschließend noch einmal die *zwei „typischen" Zeitungsmeldungen* unserer Zeit zum Nachdenken, Zeitungsmeldungen, die fast schon makaber sind:

> • *Auffällig im Kindergarten – Ärzte warnen vor Zunahme von Entwicklungsstörungen*
>
> *München* – Jedes fünfte Kind in bayerischen Kindergärten ist laut einer neuen Studie verhaltensauffällig. Von 4318 untersuchten Kindern zeigten 943 Verhaltensauffälligkeiten, wie der Berufsverband der Kinder- und Jugendärzte (BVKJ) in München mitteilte. Dazu wurden die Ergebnisse von Vorsorgeuntersuchungen vier- und fünfjähriger Kinder von 90 Betriebskrankenkassen in Bayern ausgewertet.
>
> „Wir sehen immer mehr Kinder mit Entwicklungsstörungen, Konzentrationsschwächen und seelischen Problemen", sagte der bayerische BVKJ-Landesvorsitzende Martin Lang. Zu diesen „neuen Krankheiten" zählen Störungen der sozialen Kompetenz, der Feinmotorik, der Körperkoordination und der Konzentrationsfähigkeit.
>
> Und nicht nur im Kindergarten finden sich Verhaltensauffälligkeiten, sondern auch bei den Vorsorgeuntersuchungen im Grundschulalter. Mehr als 15 Prozent der von Eltern und Lehrern ausgefüllten Fragebögen, die im Rahmen der Vorsorgen U 10 (7- bis 8-Jährige) und U 11 (9- bis 10-Jährige) ausgewertet wurden, zeigen nach Angaben des Ärzteverbandes Fehlentwicklungen. „Wir sehen nicht nur eine Zunahme der sogenannten „ADHS-Kinder" – also von hyperaktiven und oft auch unkonzentrierten Kindern, die nicht selten Schulprobleme haben –,

---

[1] Morbus Ormond (eigentlich Ormond Syndrom): retroperitoneale Fibrose (krankhafte Bindegewebsvermehrung hinter dem rückseitigen Bauchfell) mit fortschreitender ein- oder beidseitiger Ureterstenose (Harnleiterverengung) mit Symptomen wie Harnrückstau und Gefahr der Urämie (Harnvergiftung) und Kompression venöser und lymphatischer Abflusswege.

sondern auch Kinder mit emotionalen Problemen und leider auch viele, die im Umgang mit Gleichaltrigen Schwierigkeiten haben", sagte Lang. „Das ist jetzt schon ein großes gesellschaftliches Problem." (Weilheimer Tagblatt, Titelseite, 29. 3. 2011)

Dieselbe Zeitung meldet am selben Tag auf derselben Titelseite unter der Rubrik *„Die gute Nachricht":*

- *Spendenfreudig* – Bill Gates greift der deutschen Entwicklungshilfe unter die Arme. Der Microsoft-Gründer habe Staatssekretär Hans-Jürgen Beerfeltz (FDP) in New York dazu angeregt, den deutschen Beitrag für das Impfprojekt „Global Alliance for Vaccination and Immunisation" auf 20 Millionen Dollar (14,2 Mio. Euro) zu erhöhen, berichtet der „Spiegel". Dann werde seine Stiftung den gleichen Betrag einschießen.

Hat man da noch Worte?! – Verschlägt es einem da nicht die Sprache?!

Jüngste Meldung dieser Zeitung ein Jahr später (9. 3. 2012), ebenfalls auf der Titelseite*:*

- „Psychische Störungen wie ADHS (Aufmerksamkeitsdefizit), Burnout oder Depressionen scheinen zum Massenphänomen zu werden. Vor allem bei Kindern steigt die Zahl der Diagnosen rasant. Schätzungen gehen davon aus, dass mittlerweile bis zu zehn Prozent aller Kinder betroffen sind." – Der Trend geht also weiter, unaufhaltsam, wie es scheint, und *kaum jemand merkt, warum.*

A.3 Empfohlene Literatur zu Impfungen

- Buchwald, G., „Impfen – Das Geschäft mit der Angst", 1997, Droemersche Verlagsanstalt Th. Knaur, München
- Burnett, J. C., „Vakzinose und ihre Heilung mit Thuja", 1991, Verlag Müller & Steinicke, München
- Coulter, H. L., „Impfungen – der Großangriff auf Gehirn und Seele", 2. Auflage 1995, Verlag Müller & Steinicke, München
- Coulter, H. L., Fisher, B. L., „Dreifach-Impfung – Ein Schuss ins Dunkle", 1991, Barthel & Barthel Verlag, Berg
- Cournoyer, C., „Impfen – ja oder nein? – Impftheorie nicht mehr haltbar", 1994, Waldthausen Verlag, Ritterhude
- Delarue, F. u. S., „Impfungen – der unglaubliche Irrtum", 6. Auflage 1996, Verlag Müller & Steinicke, München
- Delarue, S., „Impfschutz – Irrtum oder Lüge?", 2. Auflage 1995, Verlag Müller & Steinicke, München
- Kneißl, G., „Impfratgeber aus ganzheitlicher Sicht", 2000, Verlag Müller & Steinicke, München
- Krafeld, K., Lanka, S., „Impfen – Völkermord im dritten Jahrtausend?", 3. Auflage 2003, klein-klein-verlag, Langenargen
- Petek-Dimmer, A., „Kritische Analyse der Impfproblematik", 2 Bände, 2004/2005, Aegis, Littau, Schweiz
- Pfeiffer, H., „Impfungen und Homöopathie", Therapeutikon 6/1992, Braun GmbH, Karlsruhe
- Schär-Manzoli, M., „Das Tabu der Impfungen", 2. Auflage 1991, AG STG, Schweiz (zu beziehen bei: ATRA, Casa Orizzonti, CH-6517 Arbedo)
- Scheibner, V., „Impfungen, Immunschwäche und Plötzlicher Kindstod", 2000, Verlag Müller & Steinicke, München

Empfohlene Literatur zur Gesundheit von Kindern

- Grätz, J.-F. „Klassische Homöopathie für die junge Familie – Kinderwunsch, Schwangerschaftsbegleitung und Geburt, Kleinkindbetreuung, Entwicklungsstörungen und Behinderungen, natürliche Entwicklung", 2 Bände, 2. Auflage 2001/2003, Tisani Verlag, Oberhausen i. Obb.
- Grätz, J.-F. „Die homöopathischen Potenzen – Ein Ratgeber aus der Praxis", 2003, Tisani Verlag, Oberhausen i. Obb.

Empfohlene Literatur zur Klassischen Homöopathie

- Grätz, J.-F., Sanfte Medizin – Die Heilkunst des Wassermannzeitalters, 2007, Tisani Verlag, Oberhausen i. Obb.
- Kent, J. T., „Zur Theorie der Homöopathie – Vorlesungen über Hahnemanns Organon“, 3. Auflage 1985, Verlag Grundlagen und Praxis, Leer
- Risch, G., „Homöopathik“, 1985, Pflaum Verlag, München
- Voegeli, A., „Heilkunst in neuer Sicht“, 5. Auflage 1983, Haug Verlag, Heidelberg

Homöopathische Fragebogen für Kinder / Erwachsene (für Therapeuten)

- Plattner, I., Grätz, J.-F., „Homöopathische Behandlung Ihres Kindes – Fragebogen“, 5. Auflage 2007, 16 Seiten DIN A4
- Grätz, J.-F., „Fragebogen für Ihre homöopathische antimiasmatische Behandlung“, 7. Auflage 2010, 32 Seiten DIN A4

Beide Fragebogen auch in englischer Sprache erhältlich.

Bezugsadresse:
Tisani Verlag – Andrea Grätz,
Eyacher Straße 33, D-82386 Oberhausen i. Obb.,
Tel.: 08802/90 78 86, Fax: 08802/90 79 73; www.tisani-verlag.de

A.4 Einige Begriffserläuterungen

- **Immunisieren:**
  Von der offiziellen Medizin gebrauchter Begriff: Gegen Erreger ansteckender Krankheiten und gegen bestimmte Gifte auf künstlichem Wege (durch „Schutzimpfung") unempfindlich machen.
  Im allgemeinen Sprachgebrauch und in der medizinischen Literatur wird der Begriff Immunisation synonym für Impfung bzw. „Schutzimpfung" verwendet. In dem vorliegenden Buch wurde allerdings sehr sparsam mit diesem Fachwort umgegangen, da weiterhin stillschweigend unterstellt und suggeriert würde, dass Impfungen derart wirken.

- **Vegetatives Nervensystem (VNS):**
  Teil des Nervensystems, der den vegetativen Funktionen dient, das heißt, der Regelung der unbewussten und vom Willen unabhängigen inneren Lebensvorgänge und deren Anpassung an die Erfordernisse der Umwelt; setzt sich aus zwei Anteilen zusammen: Sympathikus und Parasympathikus (auch Vagus genannt) – vereinfachend gesagt: Regulation für Kampf, Stress, Flucht und Abwehr des Körpers sowie Regulation für Ruhe, Erholung und Regeneration.

- **Sympathikus:**
  „Stressanteil" des vegetativen Nervensystems.

- **Parasympathikus oder Vagus:**
  „Regenerationsanteil" des vegetativen Nervensystems.

- **Innervierung/Innervation:**
  Teil und Funktionszustand des (vegetativen) Nervensystems.
  - **Eutonie:**
    Normale Innervation durch steten Wechsel von sympathischem und parasympathischem Anteil beim Gesunden (z. B.: Tag-/Nachtrhythmus).
  - **Sympathikotonie:**
    Innervierung, bei der der Sympathikus vorherrschend ist, also Kampf-, Stress-, Abwehr- und Fluchtinnervierung.
  - **Parasympathikotonie/Vagotonie:**
    Innervierung, bei der der Parasympathikus vorherrschend ist, also Ruhe-, Erholungs- und Regenerationsinnervation.

- **Miasma:**
Die *Krankheit hinter der Krankheit.* Fest umrissener Begriff in der Homöopathie, der den Charakter einer *chronischen Grundkrankheit* beschreibt. Es werden vier Miasmen unterschieden, die ererbt oder im Laufe des Lebens erworben werden können: die *Psora*, die *Sykosis*, die *Syphilinie (syphilitische Konstitution)* und die *Tuberkulinie.* Alles Chronische geht auf diese Miasmen zurück. Darüber hinaus gibt es auch ein fünftes Miasma rein artifizieller Natur: das *Arzneimittelmiasma* (aufgrund jahrelanger Behandlung mit [schweren] Medikamenten). Eine erfolgreiche homöopathische Behandlung chronischer Erkrankungen ist nur unter der Berücksichtigung dieser Miasmen zu erreichen (vgl. Kapitel 1.9, 1.10, 2.6 und 2.7), denn diese haben niemals die Tendenz, von selbst zu heilen. Sie sind immer gegenwärtig und schreiten ständig weiter fort, häufig schleichend und mit vielen latenten – nicht bzw. kaum in Erscheinung tretenden – Phasen.

- **Psora:**
Das sog. *chronische Krätzesiechtum.* Ein von Hahnemann gewählter Begriff für sämtliche *Folgen von Unterdrückung* und funktionellen Störungen. Gemeint ist hauptsächlich die lokale Behandlung von Krankheitsmanifestationen, insbesondere von Hautausschlägen. Mit dem Verschwinden dieser äußerlichen Symptome wird die Krankheit ins Innere getrieben und zeigt sich nun an lebenswichtigeren Organen, wie z.B. an der Lunge (beispielsweise im Form von chronischer spastischer Bronchitis oder Asthma). Der Patient ist von einer „leichteren" Krankheit befreit; dafür hat er sich eine schwerere hinzugezogen. Im Grunde genommen handelt es sich aber um denselben energetischen Prozess (dieselbe *innere Krankheit*), der sich im Organismus nur anders äußert. Wird nun das Asthma homöopathisch behandelt, so muss der Hautausschlag (z.B. die Neurodermitis) wiederkommen, sofern das Lungenleiden derart – durch Unterdrückung des Hautleidens – entstanden ist. Jener verschwindet dann unter demselben homöopathischen Arzneimittel wie das Asthma oder ein Folgemittel wird erforderlich. Hautausschlag und Asthma gehören also zu ein- und derselben *Krankheit hinter der Krankheit*, dem Miasma Psora. – Die Psora ist sehr leicht übertragbar (schon durch Hautkontakt). Sie wird aber auch vererbt. Das bedeutet: Ein Mensch kann trotzdem psorisch sein, auch wenn er niemals Hautprobleme gehabt hat; die Reaktionsweise im Sinne von Krankheitsverschiebung (von einem Organsystem auf ein anderes) und dgl. ist ihm jedoch eigen.

- **Sykosis:**
Das sog. *chronische Trippersiechtum*, die *Feigwarzenkrankeit*. Diese chronische Grundkrankheit geht sehr oft auf eine Gonorrhoe (Tripper) oder ähnliches (Trichomonaden, Candida albicans, Chlamydien, Herpes genitalis, HPV-Infektion[1] etc.) zurück. Das gilt nicht nur für den Patienten selbst, sondern auch für seine Blutsverwandtschaft, denn die sykotische Reaktionsweise wird auch weitervererbt; es reicht also, wenn die Eltern oder Großeltern an derartigen Erscheinungen gelitten haben. Sie ist im Säuglingsalter schon recht ausgeprägt und umfasst Blähungskoliken, Windeldermatitis, katarrhalische Conjunctivitis (eitrige Bindehautentzündung, verklebte Wimpern und Lider), Säuglingsschnupfen, Vorhautverklebungen und Phimose, Scheidenverklebungen (Synechie), Schlafprobleme und dgl. mehr (der sog. sykotische Säugling). Später zeigt sich dieses Miasma in erster Linie im Urogenitaltrakt, d.h. die Sexualorgane und die ableitenden Harnwege sind betroffen. Klinische Krankheitsbilder sind häufige Blasen-, Nierenbecken- oder Eierstockentzündungen, Menstruationsprobleme aller Art, Eileiterschwangerschaften, Fehl- und Frühgeburten, Unfruchtbarkeit, genitale Pilzinfektionen, um nur einige zu nennen. Aber auch chronische Neben- und Stirnhöhlenvereiterungen, Heuschnupfen, eine Form des Asthmas, Krankheiten des rheumatischen Formenkreises, Gicht, Reaktionsschwäche, Depressionen, panische Ängste und psychotische Zustände gehören zu diesem Typ von Miasma. Die Sykosis ist über den Geschlechtsweg übertragbar.

- **Syphilinie oder syphilitische Konstitution:**
Die Syphilinie geht auf das Vorkommen einer *Syphilis in der Blutsverwandtschaft* zurück. Ihre Reaktionsweise ist gekennzeichnet durch Destruktion und umfasst vor allem Geschwüre jeglicher Art (z.B. Ulcus cruris – offenes Bein). Besonders betroffen sind auch die harten Gewebe (wie Knochen), Nerven und Sinnesorgane. Da es sich hier wiederum um ein venerisches Miasma handelt, das nur auf dem Geschlechtswege erworben wird, gibt es auch viele Symptome in den Reproduktionsorganen. Darüber hinaus sind Missbildungen aller Art und schwere psychische Störungen typisch für die Syphilinie.

---

[1] HPV: humanes Papillomavirus; laut Schulmedizin bei Gebärmutterhalskrebs nachweisbar

- **Tuberkulinie:**
  Die Tuberkulinie wird gesehen als *aktive Psora mit latent vorhandener Syphilinie*, welche jedoch ein eigenes ausgeprägtes Erscheinungsbild hat. Beim Vorhandensein des tuberkulinischen Miasmas findet der Homöopath sehr häufig eine *Tuberkulose als familiäre Vorbelastung*. Die Beschwerden manifestieren sich hauptsächlich im oberen und unteren Respirationstrakt (Atmungstrakt). Es kommt häufig zu Mandelentzündungen, auffälliger Erkältungsneigung, Bronchitis bis hin zu Lungenentzündungen, Asthma und ähnlichem mehr. Des weiteren gehören ständige Mittelohrentzündungen bis hin zu Trommelfellperforationen mit Eiterungen, Lymphdrüsenschwellungen, rachitische Erscheinungen und Kropf zu diesem Miasmatyp.

- **Arzneimittelmiasma:**
  Das Arzneimittelmiasma ist *rein artifizieller Natur* (künstlich hervorgerufen) und geht zurück auf den Konsum von schweren Arzneimitteln. Das beginnt heutzutage oft schon im Kindesalter mit fiebersenkenden Mitteln, geht über die Einnahme von Antibiotika, Cortison, Antiepileptika bis hin zu Psychopharmaka und anderen immunsuppressiven (unterdrückenden) Medikamenten. Aber auch nicht-rezeptpflichtige Präparate, welche häufig, regelmäßig oder über einen sehr langen Zeitraum eingenommen werden, können dieses Miasma auslösen.

- **Unterdrückung:**
  bedeutet, dass man die *Manifestation einer Krankheit zum Verschwinden bringt, bevor diese selbst geheilt ist.* – Genau genommen müssten wir sogar, gemäß dem Gesetz der Zweiphasigkeit der Erkrankungen, von *Unterdrückung der vagotonen Heilungsphase einer Erkrankung* (siehe Bild 1, Kapitel 1.5.2) sprechen! – Sie bringt i. d. R. eine *Verschlechterung* solchen Ausmaßes mit sich *(Verlagerung der Symptomatik auf andere Organe und Funktionsbereiche)*, dass schon die Wiederherstellung der alten Verhältnisse für den Kranken wünschenswert wäre. Gemäß John H. Allen ist das *Miasma* noch in derselben Stärke im Organismus vorhanden, nur seine *Wirkung* und *Arbeitsweise* wurde *aufgrund der Blockierung der ‚Krankheitsventile' in eine andere Richtung gelenkt!* – Die häufigste Form der Unterdrückung unserer Zeit ist medikamentöser Art (Antibiotika, Cortison, Fieberzäpfchen, sonstige immunsuppressive Behandlung etc.), gefolgt von chirurgischen Unterdrückungen (Operationen wie Entfernen von Mandeln, Polypen, Blinddarm etc.). Es gibt jedoch noch weitaus mehr Unterdrückungsformen, deren allgemeines Kennzeichen *organbe-*

zogene und lokal angewandte Therapiemethoden sind (z.B. rezidivierende Blasenentzündungen nach „erfolgreicher“ Behandlung einer chronischen Gastritis durch Bioresonanztherapie). Es ist zu beobachten, dass Unterdrückungen energetischen Ursprungs zunehmend häufiger vorkommen. Selbst homöopathische Arzneimittel können bei unsachgemäßer Handhabung der Homöopathie unterdrückend wirken!

Ein anschauliches Beispiel aus der Praxis: Antibiotische Behandlung der Angina eines 11-jährigen Mädchens durch seinen Hausarzt. Nach zwei Tagen alles „weg“. Eine Woche später starke Bauchbeschwerden. Erneut „massive“ Antibiotikum-Therapie, gleich zweimal, da zunächst Therapieresistenz. Dramatische Verschlechterung des Allgemeinzustandes mit akutem Nierenversagen (keinerlei Harnproduktion)! Diagnose und Therapie der Uni-Klinik: „Panarteriitis nodosa (als Autoimmunkrankheit)“; Dialyse (sog. Blutwäsche)!! Cortison (hochdosiert) und weitere Immunsuppression durch Zytostatika (Chemotherapie!), später blutdrucksenkende Mittel (aufgrund der starken Medikamentennebenwirkungen erforderlich) und vieles mehr. – Homöopathische Diagnose: *Mehrfache Unterdrückung durch Antibiotika.* Therapie nach Klärung der Zusammenhänge mittels Akutanamnese: Sulfur LM18, zweimal täglich drei Tropfen auf ein Glas Wasser, nur einen Löffel voll einzunehmen. Bereits nach ein paar Tagen langsames Wiedereinsetzen der Harnproduktion unter „Rückspulung“ der unterdrückten Bauchbeschwerden und Angina (vgl. Hering'sche Regel, Kapitel 2.10). Echte Ausheilung innerhalb von nur drei Wochen, was für alle beteiligten Klinikärzte vollkommen unverständlich war und ein wahres Rätsel blieb, da sie so etwas noch nie erlebt haben. (Eine ausführliche Darstellung dieses Beispieles findet sich in meinem zweibändigen Werk *„Klassische Homöopathie für die junge Familie“*.)

- **Homöopathische Erstverschlimmerung:**

  Ein typisches Phänomen bei homöopathischen Behandlungen ist die sog. *Erstverschlimmerung*, auch *homöopathische Verschlimmerung* genannt. Sie ist im Prinzip ein positives Zeichen und bedeutet, dass das verabreichte Arzneimittel passt. *Homöopathische Verschlimmerung bedeutet eine anfängliche Verschlimmerung der Symptome des Patienten unter Besserung seines Allgemeinzustandes.* Der Patient wird sich i.d.R. insgesamt besser fühlen, obwohl sich einige (lokale) Symptome deutlich verschlimmert haben. („*Meinem* Magen geht es schlechter.“ jedoch: „*Ich* fühle mich besser.“ oder: „*Mir* geht es besser.“) Mit anderen Worten: Der Patient verschlimmert sich weder insgesamt von seinem Zentrum her noch tauchen neue, bisher nicht vorliegende Symptome auf. Einzige Ausnahme: Sie gehören zum Mittelbild des Homöopathikums oder resultieren von früher, sind also quasi zum Rückspulungsprozess gehörig. Die Dauer einer Erstverschlimmerung sollte relativ kurz sein; ihr folgt dann zunehmende Besserung.

- **Nebenwirkungen von Medikamenten:**
Echte Nebenwirkungen gibt es nicht! Es gibt nur *Wirkungen eines Stoffes* oder einer Kombination von Stoffen (Medikament). – Dies sollte eigentlich spätestens seit den homöopathischen Arzneimittelprüfungen Hahnemanns am Gesunden bekannt sein! – In der Schulmedizin wird alles, was unerwünscht ist und nicht ins Konzept passt, als sog. Nebenwirkung deklariert und damit bagatellisiert. Jedoch – jeder Stoff hat seine nur ihm eigenen (typischen) Wirkungen; eine Vielzahl von Wirkungen! Davon sind manche sehr dominant; andere dagegen fallen zunächst weniger intensiv auf oder erst im Laufe der Zeit, sind aber dennoch vorhanden.

Bezogen auf die Impfungen ist folgendes zu sagen: *Jede Impfung kann alles machen!* Es gibt jedoch Impfungen, die noch gefährlicher sind als andere, doch – grundsätzlich gesehen – kann es nach jeder Impfung zu schweren Reaktionen und/oder Schäden kommen, je nach erblicher Belastung, nach aktueller Reaktionslage des einzelnen und vorherigen unterdrückenden Behandlungen.

A.5 Quellenverzeichnis

- Allen, H. C., „Nosoden“, 2. Auflage 1992, Barthel & Barthel Verlag, Berg
- Allen, J. H., „Die chronischen Krankheiten – die Miasmen“, 1987, Verlag Renée von Schlick, Aachen
- Bakker, G., „Positive Homöopathie (Kapitel Homöopathische Prophylaxis)“, 1960, Haug Verlag
- Bischof, M., „Biophotonen – Das Licht in unseren Zellen“, 8. Auflage 1996, Zweitausendeins Verlag, Frankfurt
- Bönninghausen, v., C., „Über die Heilkraft der Thuja gegen Menschenblattern“, Allgemeine homöopathische Zeitung 37, 1849
- Braun, A., „Mutmaßungen zur Iatrogenese der Pollinose“, Allgemeine Homöopathische Zeitung, Heft 5/1987
- Braun, A., „Mutmaßungen zur Iatrogenese der Pollinose und ihre therapeutischen Konsequenzen“, Deutsches Journal für Homöopathie, Heft 4/1987
- Bruker, M. O., „Unsere Nahrung, unser Schicksal“, Emu Verlag, Lahnstein
- Bruker, M. O., Gutjahr, I., „Biologischer Ratgeber für Mutter und Kind“, Emu Verlag, Lahnstein
- Buchwald, G., „Die Grippeschutzimpfung – ein Lotteriespiel mit 300 Möglichkeiten“, Der Naturarzt, Heft 10/1992
- Buchwald, G., „Gedanken zu Publikationen eines Impfgegners (Richtigstellung zur Veröffentlichung des Herrn W. Ehrengut)“, Naturheilpraxis, Heft 8/1989
- Buchwald, G., „Gefährliche Impfungen (Serie)“, Der Naturarzt, Hefte 2/1988 – 10/1988
- Buchwald, G., „Impfen – Das Geschäft mit der Angst“, 1994, Emu Verlag, Lahnstein
- Buchwald, G., „Impfen schützt nicht, Impfen nützt nicht – Impfen schadet!“, Der Gesundheitsberater, Heft 8/1988
- Buchwald, G., „Impfungen – Ein Verbrechen an unseren Kindern“, Erfahrungsheilkunde, Heft 2/1991
- Buchwald, G., „Impfungen: Geschäft, Nutzen oder Schaden?“, naturamed, Heft 4/1993
- Buchwald, G., „Impfungen und ihre Schäden am Beispiel der Pockenimpfung“, Medizinalpolitischer Verlag, Hilchenbach
- Buchwald, G., „Ist ‚Hyperaktivität‘ ein Impfschaden?“, Der Naturarzt, Heft 11/1990

- Buchwald, G., „Nützt Impfen? – Schützt Impfen? – Schadet Impfen?“, Deutsches Journal für Homöopathie, Band 11, Heft 2/1992
- Buchwald, G., „Über Todesfälle nach der Wundstarrkrampf-(Tetanus) Impfung“, Erfahrungsheilkunde, Band 37, Heft 1/1988
- Burnett, J. C., „Vakzinose und ihre Heilung mit Thuja“, 1991, Verlag Müller & Steinicke, München
- Conrad, J., „Entwirrungen – Über kosmische Gesetzmäßigkeiten und warum sie uns vorenthalten werden“, 2. Auflage 1997, Verlag Langenbruch, Lilienthal
- Coulter, H. L., „Impfungen – der Großangriff auf Gehirn und Seele“, 2. Auflage 1995, Verlag Müller & Steinicke, München
- Coulter, H. L., Fisher, B. L., „Dreifach-Impfung – Ein Schuss ins Dunkle“, 1991, Barthel & Barthel Verlag, Berg
- Cournoyer, C., „Impfen – ja oder nein? – Impftheorie nicht mehr haltbar“, 1994, Waldthausen Verlag, Ritterhude
- Delarue, F. u. S., „Impfungen – der unglaubliche Irrtum“, 5. Auflage 1995, Verlag Müller & Steinicke, München
- Delarue, S., „Impfschutz – Irrtum oder Lüge?“, 2. Auflage 1995, Verlag Müller & Steinicke, München
- Eichelberger, O., „Klassische Homöopathie“, 4 Bände, Haug Verlag, Heidelberg
- Eichelberger, O., „Rundbriefe zur Weiterbildung in Klassischer Homöopathie“, 1990–1995, München
- Ehrengut, W., „Gedanken zu Publikationen eines Impfgegners“, Naturheilpraxis, Heft 5/1989
- Eisfelder, H. W., „Orale Immunisierung bei Poliomyelitis“, Zeitschrift für Klassische Homöopathie, Heft 5/1959
- Enderlein, G., „Akmon – Bausteine zur Vollgesundheit und Akmosophie“, 3 Bände, 1955–59, Ibica Verlag, Aumühle
- Enderlein, G., „Bakterien-Cyclogenie“, 2. Auflage 1981, Semmelweis Verlag, Hoya
- Fehr-Knüppel, I., „Ärztin impft nicht mehr“, Homöopathie Kurier
- Finck, H., „Impfen – Ein Verbrechen an unseren Kindern?“, Natur & Heilen, Heft 3/1990
- Finck, H., „Leben ohne Impfungen – die gesündere Alternative“, Natur & Heilen, Heft 5/1990
- Finck, H., „Machen Massenimpfungen massenhaft krank?“, Natur, Heft 12/1990
- Fischer, J., „Impfungen aus anthroposophischer Sicht“, Therapeutikon, Heft 6/1992

- Flehmig, I., „Normale Entwicklung des Säuglings und ihre Abweichungen“, 4. Auflage 1990, Thieme Verlag, Stuttgart
- Gaublomme, K., „Internationale Impfnachrichten“, Magazin, Genk, Belgien
- Ghezzo, M. P., „Ein weiteres Opfer der Polio-Impfung – Das Drama von Kirsten“, Orizzonti, Heft 4/1993
- Ghezzo, M. P., „TB: Die große Illusion“, Orizzonti, Heft 4/1993
- Grätz, J.-F., „‚Absolute Sterilität‘ – unabdingbare Realität?“, Naturheilpraxis, Heft 10/95, Pflaum Verlag, München
- Grätz, J.-F., „BNS-Krämpfe – homöopathisch behandelt“, Naturheilpraxis, Heft 2/98, Pflaum Verlag, München
- Grätz, J.-F., „Impfen – Ein Affront gegen Naturgesetze. Betrachtungen aus Sicht der Klassischen Homöopathie und anderer Naturgesetzmäßigkeiten“, Impfkritiker-Konferenz, April 1997, Augsburg
- Grätz, J.-F., „Impfen – Eine Gefahr für die Gesundheit“, 4. Internationaler Kongress ‚Neuer Wissenschaftlicher Ausblick‘, Oktober 1995, Lindau
- Grätz, J.-F., „Impfen: Ja oder Nein? – Aspekte aus Sicht der Neuen Medizin und Klassischen Homöopathie“, 2. Congress ‚Medizin im Wandel‘, April 1995, Hamburg
- Grätz, J.-F., „Impfung aktiviert tuberkulinisches Miasma“, Naturheilpraxis, Heft 9/94, Pflaum Verlag, München
- Grätz, J.-F., „Klassische Homöopathie für die junge Familie – Kinderwunsch, Schwangerschaftsbegleitung und Geburt, Kleinkindbetreuung, Entwicklungsstörungen und Behinderungen, natürliche Entwicklung“, 2 Bände, 2. Auflage 2001/2003, Tisani Verlag, Oberhausen i. Obb.
- Grätz, J.-F., „Sanfte Medizin – Die Heilkunst des Wassermannzeitalters“, 2007, Tisani Verlag, Oberhausen i. Obb.
- Grätz, J.-F., „Wie sicher ist der neue Pertussis-Impfstoff?“, Naturheilpraxis, Heft 9/96, Pflaum Verlag, München
- Gunn, T., „Gedanken zu Impfungen“, Internationale Impfnachrichten 2/95, Genk, Belgien
- Günter, E., „Lebendige Nahrung“, 21. Auflage 1990, Verlag Ernst Günter, Thöringen
- Hackethal, J., „Der Meineid des Hippokrates – Von der Verschwörung der Ärzte zur Selbstbestimmung des Patienten“, 1992, Lübbe Verlag, Bergisch Gladbach
- Hackethal, J., „Der Wahn, der mich beglückt – Karriere und Ketzerei eines Arztes“, 1995, Lübbe Verlag, Bergisch Gladbach
- Hahnemann, S., „Die chronischen Krankheiten“, 2. Auflage 1835, Haug Verlag, Heidelberg

- Hahnemann, S., „Organon der Heilkunst“, 6. Auflage 1921, Haug Verlag, Heidelberg
- Hamer, R. G., „Kurzfassung der Neuen Medizin (Stand 1994)“, 1994, Amici di Dirk Verlagsgesellschaft, Köln
- Hamer, R. G., „Vermächtnis einer Neuen Medizin“, 3. Auflage 1991, Amici di Dirk Verlagsgesellschaft, Köln
- Harnack, H., „Weltgesundheitstag – Infektionskrankheiten – Impfproblematik“, Naturheilpraxis, Heft 7/97, Pflaum Verlag, München
- Hauptmann, H., „Homöopathie in der kinderärztlichen Praxis“, 1991, Haug Verlag, Heidelberg
- Heede, K. O., „Millionen könnten geheilt werden“, 1985, Verlag Mehr Wissen, Düsseldorf
- Hering, C., „Letter of Dr. Constantine Hering of Philadelphia on vaccination. Dedicated to the homoeopathic practitioners of Great Britain. 1830“, The American Homoeopath 6, 1880
- Herscu, P., „Die homöopathische Behandlung der Kinder“, 1993, Kai Kröger Verlag, Groß Wittensee
- Imhäuser, H., „Homöopathie in der Kinderheilkunde“, 8. Auflage 1987, Haug Verlag, Heidelberg
- Inglis, B., „Geschichte der Medizin“, 1966, Scherz Verlag
- James, W., „Impfstoffe: Wissen Sie, was drin ist?“, Internationale Impfnachrichten 2/94, Genk, Belgien
- Kent, J. T., „Zur Theorie der Homöopathie – Vorlesungen über Hahnemanns Organon“, 3. Auflage 1985, Verlag Grundlagen und Praxis, Leer
- Klammrodt, F., „Gewaltkriminalität bei Jugendlichen auf dem Vormarsch“, Beitrag aus einem Schriftwechsel 8/2011
- Knieriemen, H., „Impfen – dogmatisierter Irrweg“, Natürlich, Heft 4/1993
- Leick-Welter, C. „Der plötzliche Kindstod ist kein Schicksal“, raum & zeit, Heft 71/1994
- Lutze, A., „Die Schutzpocken-Impfung völlig unnütz und Verderben bringend – Ein Mahnruf allen Staatsgewalten ans Herz gelegt“, 1861, Cöthen
- Mendelsohn, R. S., „The Risks of Immunization and How to Avoid Them“, The People's Doctor Newsletter, 1988, Evaston
- Mendelsohn, R. S., „Trau keinem Doktor: Bekenntnisse eines medizinischen Ketzers – Über die enormen Gefahren der modernen Medizin und wie man sich davor schützen kann“, 3. Auflage 1993, Verlag Mahajiva, Holthausen/ü. Münster
- Nittinger, C. G. G., „Über die 50jährige Impfvergiftung des württembergischen Volkes“, 1850, Stuttgart

- N. N., „Der Homöopathie-Kurier“, 1987, Hefte 3 und 4, Seehausen
- N. N., „Die Impfkampagne gegen Masern, Mumps und Röteln – ein Zwangsszenarium ins Ungewisse. Ärztliche Bedenken zur Weiterführung der MMR-Impfkampagne in der Schweiz“
- N. N., „Impfen“, Separatdruck aus „Schweizer Hebamme 6/91“, Schweiz
- N. N., „Impfschäden: Schreckliche Bestätigung“, Orizzonti, Heft 9/1997
- N. N., „In der Konservenbüchse“, Süddeutsche Zeitung, 18.2.1993, Ressort Wissenschaft, München
- N. N., „Interview mit Dr. Archie Kalokerinos“, Internationale Impfnachrichten 2/95, Genk, Belgien
- N. N., „Neuer Hausschatz der Naturheilkunde“, 1936, Wiest Verlag, Leipzig/Köthen
- N. N., „Wenn Naturschützer übereifrig sind – Gegen Tollwut geimpfte Tiere aus der Serengeti sind gestorben“, Süddeutsche Zeitung, 26.11.1992, Umwelt – Wissenschaft, München
- Ostwald, G., „Von Pasteur hinters Licht geführt“, Der Tagesspiegel, 19.2.1993, Forschung & Technik, Berlin
- Pfeiffer, H., „Homöotherapie der Bewegungsstörungen im Kindesalter“, 1991, Verlag Maudrich, Wien
- Pfeiffer, H., „Impfungen und Homöopathie“, Therapeutikon, Heft 6/1992
- Pröll-Hölzl, I., „Skepsis: Impfen oder nicht impfen?“, SWF Presse-Archiv
- Quast, U., Thilo, W., Fescharek, E., „Impfreaktionen – Bewertung und Diffentialdiagnose“, 1993, Hippokrates Verlag, Stuttgart
- Risch, G., „Die Anfänge der Miasmen-Lehre Hahnemanns“, Naturheilpraxis, Heft 2/1995
- Risch, G., „Homöopathik“, 1985, Pflaum Verlag, München
- Rosenow, E. C., Journal of Infectious Disease, 1914, Volume 14, 1–32
- Ruesch, H., „Die Fälscher der Wissenschaft – Technischer Rapport“, 4. Auflage, Verlag Müller & Steinicke, München
- Ruesch, H., „Die Pharma Story – Der große Schwindel“, 6. Auflage 1994, Verlag Müller & Steinicke, München
- Ruesch, H., „Nackte Herrscherin – Entkleidung der medizinischen Wissenschaft“, 2. Auflage 1985, Civis Verlag, Klosters
- Ruf-Bächtiger, L., „Das frühkindliche psychoorganische Syndrom“, 2. Auflage 1991, Thieme Verlag, Stuttgart
- Rusch, R., „Zappelhannes“, 1988, Anrich Verlag, Kevelaer

- Sandler, B., „Vollwerternährung schützt vor Kinderlähmung und anderen Viruserkrankungen", Emu Verlag, Lahnstein
- Schär-Manzoli, M., „Das Tabu der Impfungen", 2. Auflage 1991, AG STG, Schweiz
- Schär-Manzoli, M., „Die Show der Impfungen", Orizzonti, Heft 1/1994
- Schär-Manzoli, M., „Geimpfte Kinder erkranken an Mumps!", Orizzonti, Heft 3/1993
- Schär-Manzoli, M., „Holocaust (aktuelle Tierversuche, Laboratorien)", 2. Auflage 1991, AG STG, Schweiz
- Schär-Manzoli, M., „Polio: Zauberei oder Fehler?", Orizzonti, Heft 4/1993
- Schreiber, D., „Gründe gegen die allgemeine Kuhpocken-Impfung", 1834, Eschwege
- Schütt, R., „Lathyrus und Polio-Schluckimpfung", Zeitschrift für Klassische Homöopathie, Heft 5/1962
- Seiler, B., „ZeitenSchrift", Heft 11/Juni 96, Berneck
- Seiler, B., „ZeitenSchrift", Heft 12/Sept. 96, Berneck
- Sellin, B., „ich will kein inmich mehr sein – botschaften aus einem autistischen kerker", 1993, Verlag Kiepenheuer & Witsch, Köln
- Strohmaier, K., „Verbot der Impfung gegen Maul- und Klauenseuche", Impfkritiker-Konferenz, April 1997, Augsburg, Auszüge aus diesem Vortrag in: Der Weiße Lotos – Zeitschrift für geistige Entfaltung, Heft Nr. 64, 10/97, Verlag Müller & Steinicke, München
- Tietze, H. G., „Botschaften aus dem Mutterleib – Pränatale Eindrücke und deren Folgen", 2. Auflage 1984, Ariston Verlag, Genf
- Ungern-Sternberg, M., v., „Homöopathisch behandelte Scharlachfälle", Detmolder Schriftenreihe, Bd. 1, August-Weihe-Institut für Homöopathische Medizin
- Unkelbach, J., „Das Impfproblem", Naturheilpraxis, Heft 10/1983
- Vermeulen, F., „Kindertypen in der Homöopathie", 1992, Sonntag Verlag, Stuttgart
- Verny, T., Kelly, J., „Das Seelenleben des Ungeborenen", 9. Auflage 1991, Ullstein Verlag, Frankfurt
- Voegeli, A., „Heilkunst in neuer Sicht", 5. Auflage 1983, Haug Verlag, Heidelberg
- Voegeli, A., „Homöopathische Therapie der Kinderkrankheiten", 5. Auflage 1989, Haug Verlag, Heidelberg
- Vojta, V., „Die zerebralen Bewegungsstörungen im Säuglingsalter", 5. Auflage 1988, Enke Verlag, Stuttgart

- Weber, E., „Die Impffrage und das Impfgesetz“, 1881, Dr. Willmar Schwabe, Leipzig
- Wolff, E., „Die Schlacht auf dem Zahlenberge – Impfgegnerschaft im späten 19. Jahrhundert – Das Beispiel Sachsens“. In: Münch, R., „Pocken zwischen Alltag, Medizin und Politik“, 1994, Verlag für Wissenschafts- und Regionalgeschichte, Berlin
- Wolff, E., „Medikalkultur und Modernisierung – Über die Industrialisierung des Gesundheitsverhaltens durch die Pockenschutzimpfung und deren Grenzen im 19. Jahrhundert“. In: Dauskardt, M., Gerndt, H. (Hrsg.), „Der industrialisierte Mensch“, 28. Deutscher Volkskundekongress in Hagen, 1991, Münster
- Wolff, E., „Prävention, Impfzwang und die Rolle der Medizinethnologie“, Curare, Vol.14, 1991

Der Autor:

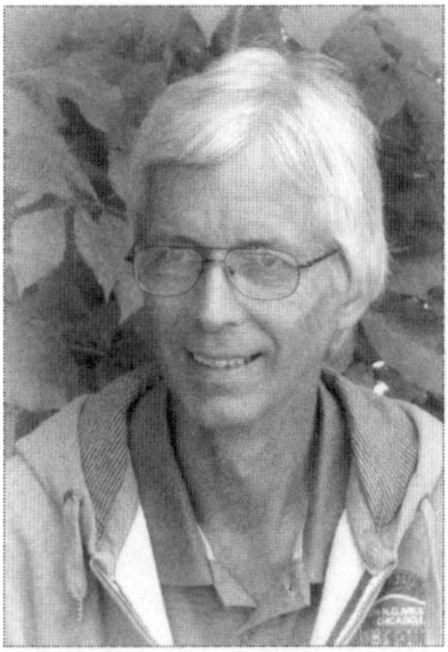

Der weit über die Grenzen Deutschlands hinaus bekannt gewordene Homöopath *Dr.-Ing. Joachim-F. Grätz*, verheiratet, drei Kinder, arbeitet ausschließlich *klassisch homöopathisch* unter Berücksichtigung der sog. *Miasmen* (chronische Grundkrankheiten, Krankheit hinter den Krankheiten) und hat weit mehr als 20 Jahre Erfahrung in der Behandlung *chronischer Erkrankungen.* Die Einzigartigkeit seiner Therapieform besteht darin, dass er durch seine ganzheitliche Weltsicht auch Erkenntnisse aus der Beschäftigung mit anderen *Naturgesetzmäßigkeiten* in sein homöopathisches Denken integriert. Dies ermöglicht ihm, *ursächliche Zusammenhänge* eines jeden Krankheitsgeschehens zu erkennen und entsprechend zu therapieren.

Die in der Homöopathie unabdingbare Auseinandersetzung mit der Impfthematik führte Dr. Grätz zu intensiver Arbeit an diesem Thema. Die *Impfberatung* junger Eltern, aber auch die *Behandlung* von *Impfreaktionen* und *Impfschäden* bei Kindern und Erwachsenen entwickelte sich zu einem der Schwerpunkte in seiner Praxis. Auch die homöopathische Schwangerschaftsbegleitung und Kleinkindbetreuung nehmen einen weiten Raum ein.

„Ein Purist" – ein Vertreter der reinen Lehre Hahnemanns, wie ein bekannter homöopathischer Arzt des „Krankenhauses für Naturheilweisen" im Süden von München einmal sagte, bzw. einer, *„der die Homöopathie in großartiger Weise verstanden hat"*, wie ihn Dr. med. Karl-Heinz Gebhardt vom „Deutschen Zentralverein homöopathischer Ärzte" seinerzeit vorstellte.

Der Autor von sechs wegweisenden Büchern engagiert sich – neben der Arbeit in seiner Praxis – sehr für diese sanfte Heilweise durch zahlreiche Veröffentlichungen in Fachzeitschriften sowie durch Vorträge bei Naturheilvereinen und auf Kongressen. Außerdem leitet er Arbeits- und Mütterkreise für Klassische Homöopathie.

Bücher vom selben Autor

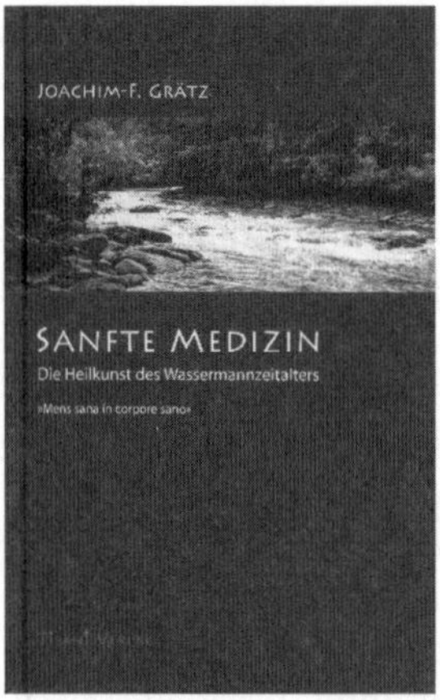

**Sanfte Medizin –
Die Heilkunst des Wassermannzeitalters**

oder „Der Schlüssel zu individueller und weltweiter Gesundheit und Harmonie“, wie dieses Buch vom Untertitel auch hätte heißen können, schafft ein umfassendes Bewusstsein für eine *neue Dimension in der Medizin.* Nach seiner Lektüre erkennen Sie die *wahren* Zusammenhänge von Gesundheit und Krankheit! Das einzigartige an diesem Werk ist, dass es sich hierbei um *Naturgesetzmäßigkeiten* handelt, welche Sie durch Selbstreflexion und eigene Beobachtungen selber überprüfen können, denn von Natur aus gesehen ist der Mensch dazu bestimmt, dauerhaft – bis ins hohe Alter – geistig sowie körperlich fit und gesund zu sein bzw. zu bleiben!

Dies ist aber nur möglich, sofern man weiß, worauf es ankommt, denn die Realität sieht heutzutage leider anders aus: Anhand von ausgewählten Schwerpunktthemen unserer Zeit, insbesondere hinsichtlich der so um sich greifenden degenerativen und chronischen Erkrankungen wie Infektneigung (z.B. Bronchitis, Mittelohrentzündungen, Paukenerguss, Mandel-, Nebenhöhlen-, Lungenentzündungen etc.), Neurodermitis, Psoriasis, Borreliose, Allergien, Heuschnupfen, Asthma bronchiale, Schwangerschaftsbeschwerden bzw. -komplikationen, Multiple Sklerose, Colitis ulcerosa, Morbus Crohn, Nierenversagen, Herz/Kreislauf-Erkrankungen, Hörsturz, Polyarthritis, Rheumatismus, Lupus erythematodes, Migräne, Hyperaktivität, Bandscheibenvorfall, Parasitenbefall, ADS, ADHS, Epilepsie, Entwicklungsverzögerungen, Behinderungen, Autismus, elektiver Mutismus, Burnout-Syndrom, (manische) Depressionen, Psychosen, Zwangserkrankungen, Aggressivität und Gewalttätigkeit und einigem mehr, welche bereits im zarten Kindesalter immer häufiger anzutreffen sind, Tendenz progressiv steigend, werden die Möglichkeiten von *echter Heilung* (in wahrsten Sinne des Wortes) – aber auch Prävention – klar und deutlich erarbeitet sowie mit eindrucksvollen und überzeugenden Fallbeispielen aus der Praxis verifiziert. – *Sanfte Medizin, eine Medizin der Zukunft, die für manche jetzt schon Wirklichkeit ist.*

Ein außergewöhnliches Buch! Ein Werk, welches nicht nur die Missstände unserer heutigen Zeit aufzeigt, sondern auch mit *Lösungen* aufwartet. Durch das schrittweise *Abtragen der erblich bedingten und/oder erwor-*

benen chronischen Miasmen – der Krankheit hinter den Krankheiten – gelingt es in der Regel, wieder vollkommene, ja sagar fast absolute Gesundheit zu erreichen. – Sie werden nie wieder glauben, dass sich Krankheiten per Zufall einstellen, dass man einfach von außen befallen wird, denn alles hat seinen Sinn, seine *Ursachen* und seine *innere Logik*!

Das *Gesundheitsbuch* der Zeitenwende. – Allgemeinverständlich geschrieben, gleichermaßen für interessierte Laien und Therapeuten. Ein *Muss* für jedermann in unserer heutigen Gesellschaft, denn Gesundheit ist unser höchstes Gut, und Sie selbst können einen erheblichen Beitrag dazu leisten!

„Ich habe jahrelang keine Bücher mehr lesen können wegen Konzentrationsmangel und einer sehr starken körperlichen Schwäche. Aber Ihr Buch ‚Sanfte Medizin' kann ich lesen! Ich habe es sogar innerhalb einer Woche durchgelesen, wie einen Krimi, nachts im Bett. Ich konnte es einfach nicht aus der Hand legen. Andere Bücher gehen leider immer noch nicht." (Uschi K. aus U.)

„Dr. Grätz' Buch ist ein Wegweiser in eine Zukunft der sanften Medizin. Es sollte für jeden Medizinstudenten und jeden praktizierenden Arzt zur Pflichtlektüre erklärt werden. Die Zeit für einen Paradigmenwechsel in der Medizin ist gekommen." (Lars-Ulrich S., freier Journalist, Berlin)

„Ich denke, es ist die ‚Bibel' der Medizin, umfassend, kompetent, faszinierend und bis ins letzte Detail die Wurzeln von Gesundheit und Krankheit erfassend." (Peter Steffen, bekannter Journalist, Graz, Österreich)

2007, 608 Seiten, gebunden, Format 15×23
ISBN 978–3-940382–00-9
www.tisani-verlag.de

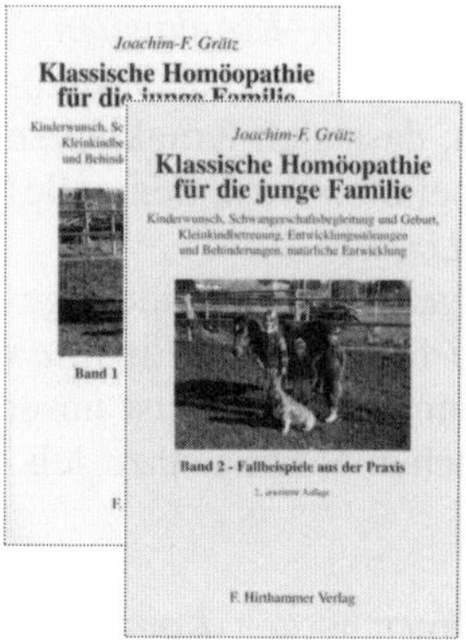

Klassische Homöopathie für die junge Familie – Kinderwunsch, Schwangerschaftsbegleitung und Geburt, Kleinkindbetreuung, Entwicklungsstörungen und Behinderungen, natürliche Entwicklung

Bd. 1: Grundlagen und Praxis
Bd. 2: Fallbeispiele aus der Praxis

welches ursprünglich „Die homöopathische *antimiasmatische Behandlung* der jungen Familie" heißen sollte, ist aus der homöopathischen Praxis heraus entstanden und somit hochgradig verifiziert. Dr. Joachim-F. Grätz widmet sich mit diesem Werk schwerpunktmäßig der jungen Generation und zeichnet die *homöopathischen Naturgesetzmäßigkeiten chronischer Erkrankungen* in allgemeinverständlicher Form auf. Zahlreiche anschauliche, zum Teil sehr ausführliche Fallbeispiele aus der Praxis untermauern die erarbeiteten Zusammenhänge.

Es geht im Wesentlichen um Fragen wie

- warum schon unsere Kinder von Generation zu Generation immer kränker werden
- warum chronische Krankheiten – wie z. B. Allergien – stetig auf dem Vormarsch sind
- warum immer mehr junge Frauen nicht schwanger werden können
- warum Schwangerschaften häufig so beschwerlich verlaufen (beispielsweise Schwangerschaftserbrechen, Erschöpfungssyndrom, genitale Pilzinfektionen, Blasen- und Nierenentzündungen etc.)
- warum es bei vielen Schwangerschaften zu Komplikationen kommt (z. B. Blutungen, vorzeitige Wehen, tiefliegende Plazenta, Eileiterschwangerschaften, Aborte, Früh- und Totgeburten, Gestosen etc.)
- warum die modernen Routineuntersuchungen und Arzneiroutine während der Schwangerschaft nicht ohne weiteres als unbedenklich eingestuft werden können
- warum die sog. U-Untersuchungen im Säuglings- und Kleinkindalter hinterfragt werden sollten
- warum beispielsweise Blähungskoliken, Windeldermatitis und Säuglingsverstopfung nicht das biologisch Normale sind, sondern deutliche Vorboten späterer chronischer Erkrankungen
- warum Vitamin D, Fluor, Impfungen, Tuberkulinproben etc. Ihr Kind nachhaltig gesundheitlich gefährden können

- warum immer mehr Kinder verhaltensauffällig sind und/oder Lernstörungen haben (z. B. ADHS)
- warum es zu entwicklungsgestörten und/oder behinderten Kindern kommen kann
- warum herkömmliche medizinische Maßnahmen (wie z. B. der schnelle Griff zu Antibiotika oder Cortison, Operationen etc.) gesundheitlich verheerende Auswirkungen haben können
- warum Kinderkrankheiten nicht verteufelt werden sollten
- warum eine homöopathische Schwangerschaftsbegleitung sinnvoll und eine grundlegende homöopathische Betreuung von Mutter und Kind von Anfang an so wertvoll sind
- warum der Grundstein für Gesundheit im Alter gesunde Kinder sind
- warum sich heutzutage bei den meisten im Alter immer mehr chronische Krankheiten einstellen (z. B. Rheumatismus, Vergesslichkeit, Demenz etc.)

und vieles mehr

und schließlich: welche therapeutischen Konsequenzen sich aus alledem ableiten lassen.

In diesem Werk zeigt Dr. Grätz auch tragfähige Lösungsmöglichkeiten auf, zum einen vorbeugend, und zum anderen in praxi, wenn „das Kind bereits in den Brunnen gefallen ist“. Mit Hilfe der *Klassischen Homöopathie*, insbesondere durch das schrittweise *Abtragen der erblich bedingten und/oder erworbenen chronischen Miasmen – der Krankheit hinter den Krankheiten* – gelingt es in der Regel, wieder vollkommene, ja sagar fast absolute Gesundheit zu erreichen. – *Für jeden einzelnen Fall gibt es stets eine innere Logik, eine Idee, einen roten Faden! Es geschieht nichts durch Zufall.*

Ein Positivwerk, welches auf dem internationalen Büchermarkt seinesgleichen sucht. Ein *Muss* für jedermann, der gesund werden/bleiben möchte. Gut verständlich geschrieben; gleichermaßen für interessierte Laien und Therapeuten geeignet.

2. Auflage 2001/2003, 339/191 Seiten, broschiert, Format 15×23
Band 1: ISBN 978–3-940382–05-4
Band 2: ISBN 978–3-940382–06-1
Band 1+2: ISBN 978–3-940382–07-8
www.tisani-verlag.de

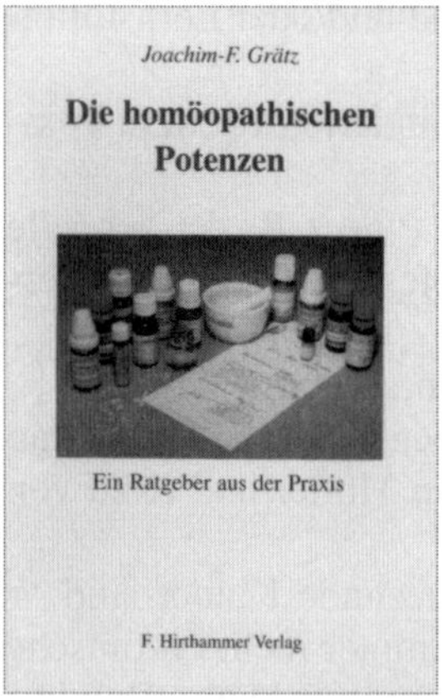

Die homöopathischen Potenzen – Ein Ratgeber aus der Praxis

Die sanfte Heilweise mit homöopathischen Arzneimitteln findet in breiten Bevölkerungskreisen immer mehr Anklang. Bei *akuten Beschwerden* (wie Erkältungen, Kopfschmerzen, Übelkeit etc.) und bei Verletzungen oder nach Operationen wird in der Selbstbehandlung gerne auf „Kügelchen" zurückgegriffen, bevor allopathische Medikamente zum Einsatz kommen. Bei der homöopathischen antimiasmatischen Therapie *chronischer Erkrankungen* können mit diesen sog. Potenzen unglaubliche Heilungserfolge erzielt werden.

Doch was versteht man unter dem Begriff *Potenz* wirklich? Was verbirgt sich hinter Bezeichnungen wie D6, C30, CH200, CK1000, LM18 oder Q9? In welcher *Dosierung* sind homöopathische Arzneimittel einzunehmen und wann dürfen sie wiederholt werden? Wie ist das bei Erwachsenen, Kindern und Säuglingen? Wie bei Schwangeren, stillenden Müttern und gestillten Säuglingen? Wann kann es zu unerwünschten Nebeneffekten kommen? Was muss man beachten, wenn man sich bereits in einer homöopathischen Therapie befindet? – Und vieles mehr.

Für eine erfolgreiche homöopathische Behandlung ist neben der *Arzneimittelwahl* auch die *passende Potenz* und Dosierung von entscheidender Bedeutung. Aus diesem Grunde ist es wichtig, die Wirkungsweise der verschiedenen Potenzarten und Potenzen genau zu kennen.

Anschaulich, gut verständlich und mit übersichtlichen Fallbeispielen aus der Praxis geht Dr. Joachim-F. Grätz in diesem einzigartigen Werk sowohl auf die *Herstellung der einzelnen Potenzarten* ein, als auch auf die *grundlegenden Unterschiede* zwischen *Tief- und Hochpotenzen*, deren Wirkungsweise und *Anwendung bei der Akutbehandlung* oder einer *homöopathischen chronischen Kur*, sowie bei *akuten Zwischenbehandlungen* während eines *„laufenden" chronischen Arzneimittels*. Im Anhang befindliche Hinweise zur Selbstbehandlung, wichtige Arzneimittel für den Aufbau einer eigenen Haus- und Urlaubsapotheke sowie einer Kinder-Notfallapotheke runden diesen Ratgeber ab.

Ein wertvolles *Grundlagenwerk für jedermann* – Therapeuten und interessierte Laien. Auch bei der homöopathischen Behandlung von Tieren sehr hilfreich!

2003, 95 Seiten, broschiert, Format 15×23
ISBN 978-3-940382-11-5
www.tisani-verlag.de

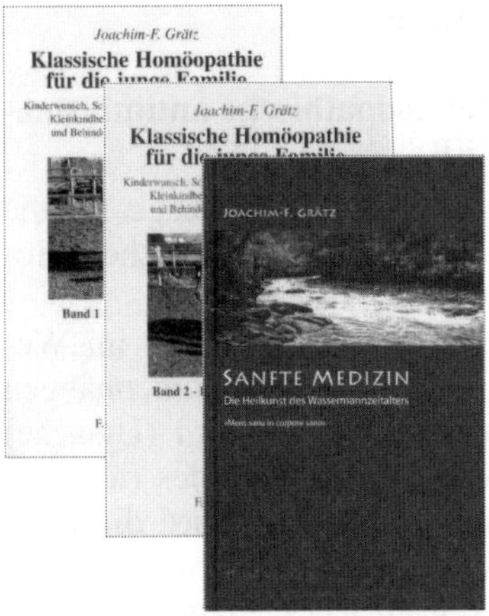

Für Therapeuten: **Das Miasmen-Paket**

Drei einzigartige hoch-karätige Bücher zur miasmatischen Weiterbildung für angehende und erfahrene Homöotherapeuten

- **Sanfte Medizin – Die Heilkunst des Wassermannzeitalters**
- **Klassische Homöopathie für die junge Familie (2 Bände)**

Neben dem Theorieteil ca. 180 detaillierte komplex-miasmatische Fallbeispiele, teils mit ausführlicher Anamnese, Repertorisation und Folgeverschreibungen; weltweit einzigartig.

„Diese drei grundlegenden Werke geben Ihnen einen tiefen Einblick in die homöopathische Praxis von Dr. Joachim-F. Grätz, der es seit über 20 Jahren meisterhaft versteht, nicht nur konsequent und sehr erfolgreich die Miasmen bei der Behandlung chronischer Erkrankungen incl. Impfschädigungen umzusetzen, sondern auch systemübergreifend zu denken und zu handeln. Sie bilden den Grundpfeiler eines komplexen homöopathischen Know-how-Transfers unserer Zeit und geben Ihnen praktische Hilfsmittel an die Hand, auch Ihre homöopathische Praxis noch erfolgreicher zu gestalten." – N. N.

„Ich bin niedergelassene Ärztin; Hauptarbeitsgebiet (auditive) Wahrnehmungs- und Verarbeitungsstörungen bei Kindern. Ihre Bücher haben mich sehr betroffen gemacht und lassen mich ahnen, worauf manche meiner ‚Therapieversager' zurückzuführen sind." – Dr. med. M. G., homöopathische Ärztin.

Die Kasuistik dieser Werke ist hinsichtlich Komplexität und Schweregrad der Erkrankungen so ziemlich einzigartig in der homöopathischen Literatur. Sie umfasst eine Menge sehr ausführlicher Fallschilderungen gravierender, mehr-miasmatischer chronischer Erkrankungen (teils mit Repertorisation), die vielfach schulmedizinisch unheilbar sind und nur mit Hilfe der strikten Anwendung der *Miasmenlehre Hahnemanns* zum Erfolg führen.

ISBN 978–3-940382–08-5
www.tisani-verlag.de

Homöopathische Fragebogen vom selben Autor

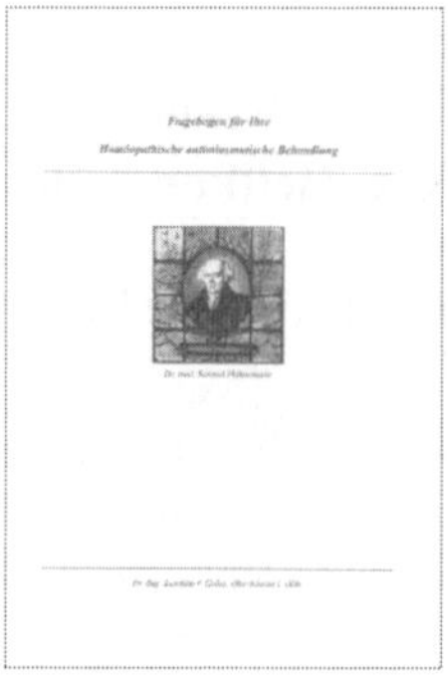

Fragebogen für Ihre homöopathische antimiasmatische Behandlung (EFB)

Fragebogen (für Erwachsene) als Grundlage für die Behandlung nach den Regeln der Klassischen Homöopathie.

In der Klassischen Homöopathie geht es im Wesentlichen um das Sammeln von Zusammenhängen und Fakten, um die *miasmatische Causa* (Ursache) erkennen zu können, was für die Wahl des richtigen Arzneimittels bedeutsam ist. Gesucht wird die *Idee*, die innere *Logik des Krankheitsgeschehens.*

Mit dem Fragebogen allein ist kein homöopathisches Arzneimittel bestimmbar! Das Wichtigste bleibt immer das persönliche Gespräch. Der Fragebogen dient nur der zusätzlichen Sicherheit und hat im Wesentlichen drei Vorteile:

- Vorbereitung des Patienten auf das Anamnesegespräch mit dem Therapeuten
- Vorbereitung des Therapeuten, um wichtige Querbezüge/Zusammenhänge erkennen zu können und ggf. auf Dinge aufmerksam zu werden, die dem Patienten unwichtig erscheinen oder an die er sich schon lange gewöhnt hat
- Anstoß an das Unterbewusstsein des Patienten, um sich mit der Zeit an längst vergessene Gegebenheiten zurückerinnern zu können

5. Auflage 2007, 32 Seiten, 36 Fragenblöcke, DIN A4, geheftet
ISBN 978–3-940382–01-6

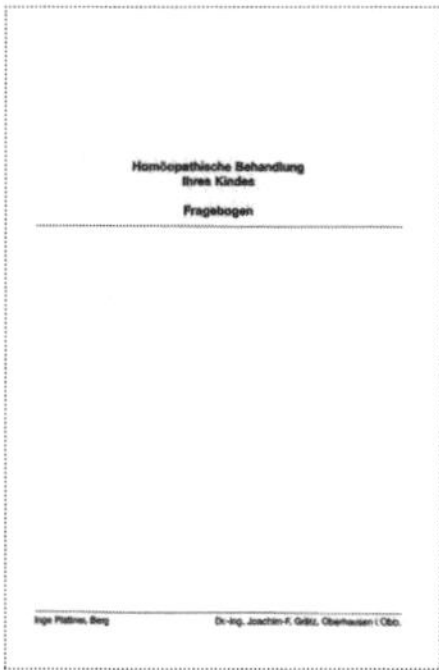

Homöopathische Behandlung Ihres Kindes – Fragebogen (KFB)
(Mitautorin: Plattner, Inge)

Fragebogen (für Kinder) als Grundlage für die Behandlung nach den Regeln der Klassischen Homöopathie.

In der Klassischen Homöopathie geht es im Wesentlichen um das Sammeln von Zusammenhängen und Fakten, um die *miasmatische Causa* (Ursache) erkennen zu können, was für die Wahl des richtigen Arzneimittels bedeutsam ist. Gesucht wird die *Idee*, die innere *Logik des Krankheitsgeschehens.*

Mit dem Fragebogen allein ist kein homöopathisches Arzneimittel bestimmbar! Das Wichtigste bleibt immer das persönliche Gespräch … (analog zum EFB, siehe oben)

Auch Software-unterstützt mit dem Computer-Repertorisations-Programm ComRep; Entwicklung und Vertrieb: ComRep GmbH, Franz Simbürger, Eching; www.comrep.de

7. Auflage 2010, 16 Seiten, 35 Fragenblöcke, DIN A4, geheftet
ISBN 978–3-940382–02-3

Dieselben Fragebogen auch auf Englisch erhältlich:

Questionnaire for Your Homoeopathic Anti-Miasmatic Treatment
ISBN 978–3-940382–09-2

Questionnaire for the Homoeopathic Treatment of Your Child
(Mitautorin: Plattner, Inge)
ISBN 978–3-940382–10-8